OBJECTIF BONHEUR

JOSH SILVER

OBJECTIF BONHEUR

Traduit de l'anglais (Royaume-Uni) par Luc Rigoureau

hachette
ROMANS

Traduction de l'anglais (Royaume-Uni) par Luc Rigoureau

L'édition originale de cet ouvrage a paru chez Rock the Boat,
an imprint of Oneworld Publications, sous le titre :
HappyHead

Hachette Livre, 58 rue Jean Bleuzen, 92170 Vanves.

POUR DRD

Personnel et confidentiel

Objectif Bonheur
Engagement. Développement. Reconnaissance

À l'attention de Sebastian Seaton

Félicitations !

Nous avons le plaisir de vous informer que vous avez été sélectionné pour participer à la session inaugurale du projet Objectif Bonheur.

Basé sur les recherches du Dr Eileen Stone et encadré par des professeurs de renommée internationale, notre cursus est le premier dans son genre. Notre programme de pointe donnera à ses participants l'occasion de trouver une joie durable. Pour peu qu'ils mènent l'expérience jusqu'à son terme, ils découvriront l'ensemble de leur potentiel et les outils nécessaires à leurs succès futurs.

Pendant deux semaines, vous vous engagerez à subir des évaluations, une thérapie et une légère intervention sans conséquences. Pour les besoins d'une immersion totale, vous n'aurez durant cette période aucun contact avec votre famille et vos amis. L'accès à des téléphones et à des ordinateurs vous sera interdit tout le long de votre séjour.

Nous vous prions d'apporter les éléments suivants :

- une paire de baskets (sans lacets) ;
- votre traitement médical actuel (si vous en suivez un) ;
- un objet personnel de votre choix qui vous est cher sans pour autant vous définir. Vous le placerez dans le coffret scellé fourni à cet effet.

Le programme commence le 1er septembre, sachant que votre lycée ou votre université vous accordera une autorisation d'absence pour cette période. Merci de vous présenter avant 18 heures. Veuillez trouver ci-joint un questionnaire, les différentes options de transport pour rallier notre établissement, une notice explicative et un formulaire de consentement à faire signer par vos parents ou tuteurs.

Nous vous prions de répondre le plus honnêtement possible au questionnaire.

Dans l'attente de vous accueillir au sein d'Objectif Bonheur,

Sincèrement vôtre,

Professor Manning

Professeur Manning ☺

1

UN CIEL À LA BOWIE

— Je crois que c'est par ici, suggère maman.

— On a déjà pris ce chemin, râle papa.

— Non, c'est une autre route, regarde.

— Elles se ressemblent toutes.

— Non, celle-ci est plus étroite.

— Que dit le GPS ?

— Il ne fonctionne pas. Il croit qu'on est au milieu d'un champ.

— Ce n'est pas faux, intervient Lily.

L'horreur ! L'anniversaire de mes dix-sept ans, voilà huit heures que j'ai le nez collé à la vitre de la voiture, pendant que mes parents et ma sœur jacassent comme des pies. Ils tenaient à me dire au revoir. J'ai eu beau leur signaler qu'ils pouvaient très bien le faire sur le seuil de la maison, ils m'ont objecté que ça ne suffisait pas.

Je ne suis pas d'accord. Je me serais largement contenté de prendre le train afin de m'épargner cette épreuve. J'aurais vu Shelly hier soir pour prendre congé d'elle au lieu d'être réveillé aux aurores par mon père qui secouait une boîte de céréales au chocolat devant mon visage, son idée d'un dernier petit plaisir avant mon départ.

Ma mère est en train de répéter que le projet Objectif Bonheur me fera un bien fou, et que je devrais être reconnaissant d'avoir été sélectionné. Reconnaissant ? Je rêve.

— C'est une aubaine. (Elle adore ce mot.) Vraiment, insiste-t-elle en croisant mon regard dans le rétroviseur. Tu es tellement sensible, n'est-ce pas, mon chéri ?

Elle attend sincèrement une réponse à cette question ? Lily ricane.

— Je…

— Nous adorons ce trait de caractère, Seb. Tu as toujours ressenti les choses si profondément.

Bon sang !

— Non que ce soit mal. C'est… dans ta nature. Ça te rend unique.

J'ai envie d'ouvrir la portière pour sauter dans les buissons du bas-côté.

— Seulement, parfois, je m'inquiète pour toi. La vie n'est pas facile.

Voilà un moment que mes parents et mes profs estiment que j'ai besoin d'un coup de fouet si je tiens à aborder convenablement « la prochaine étape de ma vie ».

Ils étaient tous super enthousiastes quand la lettre est arrivée.

Objectif Bonheur est la solution.

Forcément.

Tous étaient d'accord sur ce point.

La voiture est blindée par mes affaires, une valise bourrée à craquer nous sépare, Lily et moi. Tant mieux, même si je me la prends dans les côtes dès que mon père freine un peu brutalement, ce qu'il n'arrête pas de faire. C'est ma mère qui a insisté pour que j'emporte toutes mes fringues. Quand je lui ai opposé que c'était inutile, vu la liste imposée, elle a répondu qu'on n'est jamais trop prudent.

— Mais où on est ? grogne Lily.

— On y est presque, dit ma mère, guère convaincue. Ces routes écossaises sont juste un peu compliquées. Tâchons de profiter du voyage.

C'est ça.

Shelly avait promis de dégoter une bouteille de vodka et de l'herbe, son oncle acceptait de nous accueillir dans la salle du fond de son pub et de nous fournir en verres gratos.

Je lui ai texté : *Réveil à 4 h 30. Pas poss, si je veux survivre au trajet. Dsl.*

Alors que j'avais super envie d'aller au pub. Sérieux.

Nul, a-t-elle répondu. *C'est ton foutu anniv, mec, et tu t'en vas pour quinze jours. Tu te prétends indépendant, mais ils te tiennent en laisse, Sebastian. Tu as peur d'eux. Comme toujours. Salut. J'espère sincèrement que tu te feras des amis là-bas pour que je ne sois pas la seule à supporter tes conneries.*

J'ai laissé pisser. Shelly adore me servir de longues phrases et utiliser mon prénom complet quand elle estime que je me dégonfle. En plus, elle est injuste, car il m'arrive de ne pas obéir à mes parents. Même si c'est plus simple de le faire, parce que je tolère mal leur déception et les « Ça ne te ressemble tellement pas, Seb ». Par ailleurs, j'ai déjà fumé de l'herbe, et ça n'a pas été concluant. J'ai failli m'évanouir et j'ai gerbé dans la douche.

Shelly n'a pas reçu de courrier de la part d'Objectif Bonheur.

J'ai été le seul de mon bahut à en avoir un.

Le seul.

Si ça se trouve, elle est jalouse.

Ma mère a rouvert la brochure vantant les mérites de l'établissement, maintenant couverte de taches de café et menaçant de partir en lambeaux.

— Oh, Seb ! Tu as été *sélectionné* !

— Pur hasard, m'man.

Elle n'a pas lâché ce machin depuis qu'il est arrivé dans notre boîte. Elle l'a lu si souvent qu'elle le connaît presque par cœur et me régale parfois de citations choisies, telles que « la culture de ses forces intérieures » et « la piste d'athlétisme ».

On crève de chaud, dans l'habitacle.

— Ils ont dû déceler quelque chose en toi, Seb. Logique. Ils ont certainement utilisé des espèces de… des critères de sélection, hein, Richard ?

Papa garde le silence.

— Ils ne me connaissent pas, m'man.

Elle s'enferre :

— Tu avais bien besoin d'un petit coup de pouce, chéri, non ? Avec tes résultats qui ont dégringolé…

— Ouais, m'man, c'est super.

Se tournant vers moi, elle m'adresse un sourire plein d'espoir.

— J'ai signé les autorisations. Tu as bien rempli le questionnaire, hein ?

J'opine.

— Parfait. Ça, ils sont organisés ! Comme l'armée…

Je m'efforce de ne pas entendre ce que ses intonations impliquent – « Je t'en supplie, mon fils, ne bousille pas cette chance. » Soudain, la vieille boule au ventre familière se manifeste. Je tire un bonbon du paquet rangé dans ma poche. Je le porte à mes lèvres ; ma main tremble.

— On peut mettre *Hunky Dory* ? je demande.

Lily soupire avec une exagération dramatique. Selon elle, je n'aime pas vraiment David Bowie, c'est juste une posture pour me rendre intéressant. C'est faux.

— Fan de mes deux, marmonne-t-elle.

— Une minute, Seb, on a besoin d'un peu de silence pour réfléchir.

Ma mère coupe la radio d'un geste sec, et le groupe The Lighthouse Family se tait.

Je n'ai jamais éprouvé la nécessité d'expliquer mon goût pour M. Bowie, surtout pas à ma débile de petite sœur ; elle est persuadée que je cherche à me distinguer, vue mon « insipidité congénitale ». Ce n'est pas le cas.

C'est Bowie qui m'a trouvé.

Elle ne comprendrait pas l'importance de la première fois où, à treize ans, j'ai vu l'éclair maquillant son visage sur la pochette du CD de la mère de Shelly.

Ni que je l'ai piqué.

Ni que, quand je l'ai écouté, j'ai dansé dans ma chambre, affublé des bottes à talons de maman, au bord des larmes.

Inutile de lui confier ça.

Inutile aussi de lui avouer qu'il a été le premier homme pour qui j'ai éprouvé de l'attirance.

Grave.

Genre bourdonnement incessant dans ma tête, impossible de me concentrer, de penser à autre chose, parler à sa photo sous les draps, prêt à m'ouvrir le torse pour apaiser la douleur brûlante de ne pas être avec lui loin des cœurs froids de ceux qui n'ont jamais ressenti ça.

L'odeur des chips fromage-oignon que grignote mon père sans lâcher le volant flotte jusqu'à mes narines. Soulevant le paquet, il en verse directement le contenu dans sa bouche.

— Zut !

— Regarde la route, chéri.

— Désolé.

Les écouteurs de Lily braillent la musique naze qu'elle aime. D'après elle, je n'y pige rien. De la pop chrétienne ! Elle en raffole, ce pour quoi mes parents la récompensent en la gâtant, en la conduisant à ses cours de danse freestyle quatre soirs par semaine, en lui donnant des billets de vingt. À quinze ans, elle est plus riche que la plupart de mes connaissances. Ça m'échappe mais, apparemment, ça fonctionne comme ça, avec Dieu.

— Baisse le son, Lily ! On a bien stipulé quels médicaments prend Seb, Richard ? J'ai peur qu'on ait oublié. On les a oubliés ? Ils tiennent sûrement à le savoir. Et le Diazépam de l'an dernier ? Richard ?

— On a tout mis, m'man.

Je me surprends à chercher un bouton qui m'éjecterait de mon siège. Lily hausse alternativement les épaules en une espèce de trépidation street dance qu'elle a dû choper pendant toutes ses heures d'entraînement.

— Et le vaporisateur à la lavande pour son oreiller, pépie-t-elle, ça les intéresse aussi ?

Ma mère jette un coup d'œil anxieux à mon père.

— Très drôle, Lily, je réplique. Comment ça se passe, au hip-hop ? J'ai l'impression que tes cours en valent la peine.

— Tête de nœud.

— Pardon ? Je ne t'ai pas entendue. Plus fort, Lily.

Elle lève les yeux au ciel, réitère l'insulte du bout des lèvres et ajoute :

— S'il y a bien quelqu'un qui devrait comprendre, c'est toi, mon vieux.

Sur ce, elle regarde ma mère avec un mince sourire sournois. Elle menace toujours de me balancer. Une ado de quinze ans me fait chanter, j'hallucine. Elle adore ça, la petite sadique. D'un geste nonchalant, elle me signale de ne pas la titiller. Elle cherche à me mettre mal à l'aise.

Ça m'est égal. Ils sont au courant. Ils ne peuvent que l'être.

J'appuie mon front sur la vitre froide, qui s'embue aussitôt sous l'effet de mon souffle.

Je me concentre sur les champs jaune vif.

Le ciel est bleu électrique, aujourd'hui.

Un ciel à la Bowie.

Lily gonfle une de ses joues avec sa langue.

— Tu vas être comme un poisson dans l'eau, là-bas, Seb, me chuchote-t-elle. Avec d'autres têtes de nœud comme toi.

On y sera bientôt. J'aurai la paix.

Deux semaines loin de tout ça.

Ma sœur se rencogne sur la banquette, l'air d'avoir remporté la mise.

— On a parlé de ton énurésie d'enfance ? lâche ma mère.

— Oui, m'man. On n'a rien omis. Arrête ça, merde !

La voiture tressaute, je me cogne contre le carreau.

— Surveille ton langage ! s'énerve ma mère.

Lily a un sourire satisfait.

Papa freine si brutalement que la ceinture de sécurité me scie le torse.

— P'pa ! piaule ma sœur. Je ne veux pas mourir maintenant ! La fête d'anniversaire de Lola a lieu la semaine prochaine.

— Désolé, tout le monde, s'excuse-t-il.

Je contemple le gros bouquet de roseaux dans lequel nous avons failli finir. Voilà une heure que nous sommes perdus au milieu des roselières.

J'ai les pieds engourdis, mal aux fesses, et une méchante envie de pisser me tord la vessie.

— On se croirait dans *Le Projet Blair Witch*, commente Lily en observant les plantes qui s'agitent.

Je gobe un bonbon. Ma mère engueule mon père :

— Tu comptes traîner ici longtemps ?

L'horloge du tableau de bord annonce 17 h 30. Le ciel s'est assombri, zébré de mauve et de rose comme un hématome.

— On est censés être là-bas avant 18 heures, je dis.

C'était stipulé dans le courrier. « Merci de vous présenter avant 18 heures. »

— On sait, Seb, répond maman.

Ouvrant la boîte à gants, elle fixe un paquet de pastilles à la menthe comme si une carte routière allait en surgir. Le silence s'installe un instant, rompu seulement par le vent qui secoue les roseaux et les reniflements agacés de Lily. Je tire mon portable de mon sac à dos. Shelly m'a envoyé un message :

Amuse-toi bien, Sebastian. Tu vas t'en sortir comme un chef.

Elle emploie encore mon prénom complet, mais elle a l'air de s'être un peu calmée. Je lui texte :

Cimer. Pas sûr d'y arriver. Ce foutu voyage risque de me tuer avant même que je me pointe là-bas. C'était comment, hier soir ?

Soudain, on frappe au carreau.

— Bordel de merde ! hurle ma sœur.

— Lily ! s'offusque maman.

Elle se retourne et voit alors ce que nous contemplons : le visage d'un mec qui nous reluque de l'autre côté de la fenêtre de Lily.

2

TOURNESOLS

— Bonsoir ! nous lance le visage avec un grand sourire.

Le type a les dents super blanches. Se reculant, il nous montre la poche avant de sa salopette où, sous la broderie d'un soleil éclatant, s'étalent en lettres vert vif les mots « Objectif Bonheur ».

— Oh, formidable ! s'écrie ma mère. (Elle baisse sa vitre et se dévisse le cou.) Il semble que nous nous soyons un peu égarés, reprend-elle de cette voix faussement snob qu'il lui arrive d'utiliser.

L'homme contourne la voiture par-devant et, dans la lumière des phares, sa tenue jaune fluo m'éblouit.

— Normal, rigole-t-il, ce n'est pas facile à trouver. Toute la petite famille est là, ajoute-t-il en se baissant, dardant la tête juste au-dessus des genoux de maman.

— Madame Seaton, se présente-t-elle en tendant la main.

Il s'en empare et, durant une seconde, je me dis qu'il va l'embrasser. Maman aussi, j'imagine, car elle pousse une sorte de couinement étouffé. Il se borne cependant à la lui secouer avec enthousiasme.

— Ah ! La mère de Sebastian.

— Oui ! s'extasie-t-elle.

— Bonsoir, me lance-t-il. Tu as réussi.

Il émane de lui une odeur d'antiseptique qui me rappelle la pommade blanche dont maman nous a enduits quand nous avons eu la varicelle.

— Salut, je réponds.

Ses cheveux lourds de gel sont coiffés en banane, comme les gars des T-Birds dans *Grease*. Ses pommettes saillantes projettent une ombre sur le bas de son visage.

— Je prends le relais, madame Seaton, annonce-t-il. Nous ne sommes pas loin de la grille.

— Extra ! Merci. On est arrivés juste à temps, hein ?

Papa hoche la tête. Lily se contente de toiser l'inconnu.

— Allez, Sebastian, rassemble tes affaires, m'enjoint-il.

— Ça marche.

Une boule de chaleur se répand dans mon ventre, j'ai la nausée. Je m'empare de mon sac à dos et descends de la voiture. Quand je claque la portière, une bourrasque froide s'infiltre à l'intérieur de mon sweat-shirt à capuche, et je frissonne.

— Tu as tout là-dedans ? me demande Antiseptique.

— Oui.

— Ton traitement médical ?

— Euh, oui.

À présent, le ciel est d'un gris de cendre.

— Ton objet personnel ?

— Oui ! piaille ma mère. Dans cette drôle de petite boîte.

— En sécurité ? chuchote-t-il.

— Pardon ? je réponds en reculant d'un pas, parce que, tout à coup, il est tout près de moi. Euh, oui.

Il soutient mon regard. Ses yeux sont très noirs. Je ne sais pas trop comment réagir.

— Parfait ! s'exclame-t-il enfin. Allons-y, ajoute-t-il avec un clin d'œil complice et une tape dans mon dos.

Son sourire est revenu.

— Mais ses valises ? proteste maman. Il risque d'avoir besoin…

— Il n'aura besoin de rien.

Antiseptique se poste devant les phares de la voiture, salopette jaune étincelante et dents éclatantes.

— Excusez-moi, dit Lily, mais qui êtes-vous ?

— Ne sois pas grossière, Lily ! se récrie ma mère, horrifiée. Désolée, lance-t-elle au mec.

— On n'est même pas sûrs qu'il bosse pour eux, insiste ma sœur.

— Pas de souci, s'exclame l'homme. Vous avez raison, Lily. Tenez, ma carte d'identité. (La tirant de sa poche, il la plaque contre le pare-brise, et mes parents se penchent pour la déchiffrer.) On m'a demandé de récupérer les retardataires, enchaîne-t-il. La plupart des élèves viennent en train ou avec notre navette. Nous avons deviné que certains rencontreraient des problèmes d'orientation. Ce serait gentil de votre part de nous en informer ultérieurement. Une carte routière vous serait sans doute utile, la prochaine fois, n'est-ce pas ?

— En effet, admet maman, toute rouge, en louchant sur sa pièce d'identité. Merci, Mark.

— On tenait à lui dire au revoir, plaide papa d'une toute petite voix, comme s'il se rendait compte seulement maintenant que huit heures de trajet n'en valaient pas la peine. On ne peut pas vous accompagner jusqu'à la grille ?

— Inutile. D'ici, ce n'est rien. Pas vrai, champion ?

Champion ?

— Ben j'imagine, ouais.

Je rejoins Antiseptique à l'avant de la voiture. Quand j'en scrute l'intérieur, j'ai une brusque envie de remonter à bord. Je serre les dents.

— Merci de m'avoir amené jusqu'ici, je lance aux miens avec un geste d'au revoir.

— Viens, la nuit tombe, intervient Antiseptique en me tirant par l'épaule.

— Un instant ! crie maman.

S'extirpant de son siège, elle s'approche de moi, bras tendus. Je l'enlace, elle me serre contre elle et embrasse le sommet de mon crâne.

— Fais de ton mieux, murmure-t-elle. Ce programme va beaucoup t'aider.

— Ta mère a raison, acquiesce Antiseptique.

Papa m'adresse un signe de la main par la fenêtre.

— Bonne chance, fiston.

L'homme presse de nouveau mon épaule. Sur la banquette arrière, Lily a remis ses écouteurs et hoche la tête en cadence, sûrement une chanson pop aux paroles ultra moralisatrices. Sentant mon regard, elle me lance un au revoir sonore avant d'articuler « tête de nœud » en silence.

Je me détourne, tiré plus fort par Antiseptique, j'entends une portière se refermer et le moteur vrombir.

— Pas facile, la famille, hein, champion ?

Comme je ne sais que répondre à cette remarque, j'ai un geste évasif. Le klaxon retentit, les phares nous balaient et les pneus écrasent le gravier.

Ça y est, ils sont partis.

Antiseptique accélère le pas.

— Ce n'est pas loin, dit-il. À peine une demi-heure.

— Mais je croyais que…

— Avance.

— Une minute ! Mark ? Il faut que j'y aille.

— Quoi ?

— J'ai envie de pisser. Le trajet a été interminable.

Il ne réagit pas tout de suite, son dos se soulève et s'abaisse, tandis qu'il inspire profondément. Il finit par me faire face, tout sourire.

— Bon, alors vas-y. Dépêche-toi.

Il montre les roseaux sombres qui froufroutent.

— Là-dedans ?

— Tu vois un meilleur endroit ?

— Tant pis, j'attendrai.

Le bonhomme s'approche de moi.

— Tu vas devoir apprendre l'endurance, Sebastian. C'est important.

— D'accord…

— La solution de facilité n'est pas de mise à Objectif Bonheur.

Il me fixe sans ciller. Je jette un dernier coup d'œil aux roseaux.

— Merci, Mark. L'urgence est passée.

— Bien. Tu pourras y aller quand nous serons aux tournesols. Ils sont moins denses.

Une fois que nous y sommes, il fait nuit, ou presque. Je distingue à peine les centaines de rangées de fleurs qui courent jusqu'à un haut grillage.

— Vas-y, m'intime Mark en braquant sa lampe sur le champ.

Ma vessie est douloureuse, au point que des étoiles dansent devant mes yeux. Me mordant les lèvres, je me glisse entre deux rangs de tournesols qui me dépassent en taille. La silhouette de Mark se dessine sur le ciel. Il tient ce qui ressemble à un talkie-walkie.

— Bientôt, dit-il. Oui, ils se sont perdus. Sebastian est avec moi.

Je réussis à me cacher derrière une des plantes et me soulage. Un frisson me secoue la colonne vertébrale, de la vapeur monte.

Pas exactement ce à quoi je m'attendais.

Non que je sache à quoi je m'attendais, parce que la brochure ne contenait pas de photos, mais je ne m'imaginais pas en train d'uriner au milieu des fleurs. Tout ça ressemble un peu trop au prix international du duc d'Édimbourg, pour lequel je ne me suis évidemment pas porté volontaire.

— Tu as fini ?

Nom de Dieu ! Je sursaute.

— Une seconde.

Je regarde derrière moi. Dans l'obscurité, les tournesols ont des allures de têtes humaines qui flottent. Qui montent la garde. Frissonnant de nouveau, je me dépêche de terminer, les yeux rivés sur mes nouvelles Vans blanches. Puis je regagne vivement le chemin.

Mark a dû s'apercevoir que je surveillais les alentours, parce qu'il me dit :

— Inutile de t'inquiéter.

Je me fends d'une grimace comme s'il tirait des conclusions hâtives.

— Allons-y, reprend-il. Ce serait ballot d'arriver en retard pour les présentations.

3

REGARD POLAIRE

Il fait si noir que je ne distingue que la brume. Voilà au moins trois quarts d'heure que nous avons franchi la grille.

Sans beaucoup discuter.

Je suis presque sûr que, à un moment, nous avons traversé un pont. Je n'en suis pas totalement certain, parce que le seul éclairage provenait de la lampe d'Antiseptique. Mais j'ai entendu de l'eau couler.

Quand nous arrivons enfin au bâtiment, je devine qu'il est immense, même si je n'en vois pas l'ensemble, qui se perd dans l'obscurité. Les murs blancs luisent comme du plastique. Toute la longueur de la façade est percée de petites fenêtres rondes, tels les hublots d'un paquebot.

— Ton mobile, mon pote, lâche soudain Antiseptique. T'as juste le temps pour un dernier texto.

De mon sac à dos, je sors mon téléphone auquel pendouillent mes gros écouteurs à réduction de bruit. Shelly leur reproche d'être vieillots. Ce à quoi je rétorque qu'ils sont utiles.

— Eux aussi, je les prends, précise Mark.

Ai-je reçu des vœux d'anniversaire ? Un nouveau petit mot de Shelly ? D'un camarade de classe ?

L'écran n'affiche qu'un seul message.

De ma mère.

Je l'ouvre : *Bonne chance ! Mark m'a paru sympa !!! Heureuse de savoir que quelqu'un veillera sur toi. N'oublie pas tes cachets !!!*

Antiseptique consulte sa montre.

Promis, je réponds.

— C'est bon ?

— Ouais.

— On est un peu en retard pour la réunion d'accueil, mais personne ne s'en apercevra.

Il place mon téléphone et mes écouteurs dans une pochette en plastique qu'il a sortie d'une banane fixée à sa salopette, puis dirige le faisceau de sa lampe sur le mur. Les contours discrets d'une porte apparaissent, ainsi qu'un digicode. Après qu'il y a tapé un code, un bruit métallique résonne, suivi d'un sifflement.

— Cool, je dis. C'est un sas pressurisé ?

Il me dévisage sans comprendre. J'abandonne.

— Cet endroit a été construit exprès ? je demande.

— Juste pour que tu sois au courant, il arrive que les gens se montrent un peu nerveux. Tu connais les ados.

J'ai un rire embarrassé, comme si je n'avais jamais vraiment réfléchi à la question.

Nous entrons dans une vaste salle, qui me rappelle le gymnase du lycée, si ce n'est que tout est blanc et qu'il n'y a aucune fenêtre. Devant nous, une estrade blanche, un pupitre blanc et un micro blanc font face à cent chaises blanches. À l'exception de l'une d'elles, elles sont occupées par des personnes de mon âge dont l'expression reflète divers degrés d'étonnement, d'enthousiasme ou de nervosité. Quand la porte se referme dans mon dos, les échos du bruit rebondissent à l'intérieur de mon crâne.

Le sas siffle.

Tout le monde se tourne vers moi.

Quatre-vingt-dix-neuf paires d'yeux sont braquées sur moi.

Antiseptique a pourtant affirmé qu'on n'attirerait l'attention de personne.

Antiseptique est un menteur.

Je vis mon enfer personnel. J'ai envie de me recroqueviller comme une sangsue qui agonise, de me faufiler sous la porte et de ramper dans la direction opposée aussi vite que mon corps de pitoyable sangsue me portera. Antiseptique se poste contre le mur et me désigne l'unique chaise vacante au premier rang.

— Vas-y, me souffle-t-il.

D'autres gens en salopette jaune sont alignés sur le pourtour de la salle et tous sourient en affichant les mêmes dents étincelantes, comme s'ils n'avaient été programmés que pour ça. Un peu comme les animateurs qui adorent organiser des courses en sac et installer des piscines à balles pour les gamins qu'ils sont chargés de divertir.

Ayant croisé mon regard, une femme à queue-de-cheval blonde m'adresse un clin d'œil et des saluts de la main si énergiques que je crains qu'elle se blesse. Antiseptique me pousse doucement. Je baisse la tête en priant pour que ça me rende invisible.

Dois-je saluer ?

Juste un vague signe ?

Sûrement.

Je lève le bras.

Quelqu'un ricane.

Quelqu'un d'autre émet des bruits de langue désapprobateurs.

Non.

Pas de salut.

Oublie.

Je laisse retomber ma main.

J'ignore depuis combien de temps l'assistance poireaute, mais ça doit faire un bail, parce que je sens un niveau élevé d'hostilité à mon encontre. La fille qui a ricané exprime maintenant son irritation avec de tels reniflements qu'une vague de rires se répand autour d'elle, comme si elle était l'épicentre d'un tsunami d'agressivité. (Je connais bien le phénomène, qui est courant en territoire scolaire. Il exige l'intervention d'un petit futé et d'une bande de lèche-culs prêts à soutenir de leurs rires ses commentaires désobligeants. Généralement adressés à une cible. En l'occurrence, moi.)

« Ne vous inquiétez pas, mon trésor ! Et asseyez-vous ! » C'est ce que me souffle Queue-de-Cheval en silence.

— Grouille-toi, pauvre débile ! chuchote un bel esprit quelque part dans la foule.

J'ai affreusement chaud. Je me rends compte que je n'ai pas respiré depuis un moment. Ma mère soutient que, dans ces cas-là, je dois en appeler à ma « confiance intérieure ». Je n'ai jamais pigé ce que ça signifie. Peut-être que je suis censé lancer un truc génial et charmant, comme « Du calme, pas de panique, Seb est là, et ces deux semaines vont être tout simplement géantes !!! » puis sauter sur l'estrade et effectuer un shablam qui déclenchera les cris délirants de l'assemblée, laquelle me pardonnera et fera aussitôt de moi son chouchou.

Au lieu de quoi je me traîne jusqu'à ma chaise et m'y affale, le visage en feu. Je fixe mon sac à dos que j'ai posé sur mes genoux, comme un parachute que je m'apprêterais à utiliser pour sauter de l'avion. Dessous, je vois mes Vans neuves désormais couvertes de boue et parsemées de petites éclaboussures jaunes dues au pipi dans les tournesols.

Eh merde.

Une rigole de sueur froide dégouline dans mon dos. Aussi discrètement que possible, j'essuie mes chaussures sur les revers de mon pantalon en espérant que la nana sur ma gauche, celle à la frange tirée au cordeau, ne soupçonne rien. Les taches ne partent pas. Ma voisine me reluque de la tête aux pieds. Rien qu'à sa tronche, je devine qu'elle sait que je me suis plus ou moins pissé dessus. Elle me dévisage, en quête d'une explication. En retour, je lui souris, à défaut de mieux. Elle arque les sourcils comme si je venais de lui proposer de nous envoyer en l'air dans une poubelle, grogne et se concentre sur l'estrade, les mains sur sa jupe plissée aussi compassée que sa coupe de cheveux.

Je contemple Antiseptique sans trop savoir pourquoi. Pour qu'il m'aide, sans doute. Il sourit.

Une drôle d'énergie plane sur la pièce.

Je ne suis pas du genre à ressentir les énergies, contrairement à Shelly, mais celle-ci est tellement intense, aussi épaisse que de la colle, que je ne peux pas la louper.

De l'impatience.

Alentour, ça marmonne sec.

— Quand est-ce que ça va commencer ?

— Dire que je rate un séjour entre filles à Mykonos rien que pour ça !

— Où est-ce qu'on a le droit de fumer ?

Quelque part, une nana claironne à qui veut l'entendre qu'elle s'appelle Eleanor et qu'elle est super excitée d'être ici, dans la toute première cohorte de ce projet.

— Je suis trop contente, pérore-t-elle. Il faut qu'on transpire la positivité pour réussir.

Quelqu'un acquiesce mollement.

— En attendant, y en a qui transpirent de la teucha, gronde une voix aux accents rocailleux du Nord, juste derrière moi.

Je me retourne. La première chose que je vois, c'est le tatouage sur la peau mate, dans son cou.

Une aile d'oiseau.

Le type porte un long pull foncé trop grand, troué à l'épaule.

Ses cheveux d'un noir de jais lui tombent devant les yeux.

Qu'il lève sur moi. Ils sont d'un bleu glacé.

Grand. Anguleux comme un personnage de manga.

Vernis à ongles noir.

Il serre les mâchoires, une veine de son cou gonfle et l'aile bouge.

Shelly m'a conseillé d'essayer de me faire de nouveaux amis. Je devrais peut-être dire bonjour à ce type.

Une petite cicatrice sur sa pommette attire la lumière.

— Quoi ? aboie-t-il.

Je me dépêche de pivoter vers l'estrade. À présent, mon tee-shirt est trempé de sueur.

— Hé, mec, cool, le tatouage, dit le voisin du gars.

— Lâche-moi la grappe, ducon.

De colle, l'énergie se transforme en mélasse.

— T'as un problème, mec ?

— Ne me parle pas.

— C'était juste histoire de discuter.

— J'ai l'air d'avoir envie de discuter ?

— Putain, non ! s'exclame l'autre, avant d'ajouter plus bas : Par contre, tu pourrais avoir envie d'une douche.

J'entends racler les pieds d'une chaise. Avant que j'aie le temps de me retourner, Queue-de-Cheval fonce sur eux.

— Répète un peu ? gronde Regard Polaire, qui est debout.

— L'ambiance est un peu électrique, les gars, intervient Queue-de-Cheval. Une petite pause, ça vous tente ? Monsieur Blake ? Finneas ?

Elle s'exprime d'une voix chantante, faussement joyeuse, comme si elle se croyait dans une comédie musicale. Regard Polaire l'ignore.

Son voisin s'est levé lui aussi. C'est un sacré costaud, tout en muscles.

— Répète ! insiste Regard Polaire.

Armoire à Glace renifle, sur la défensive.

— J'ai dit que tu puais l'urinoir.

Une ombre froide fige les traits de Regard Polaire. Il lève le poing, prêt à l'expédier dans la figure de l'autre, sauf que, rapide comme l'éclair, Queue-de-Cheval l'attrape par le poignet, le lui tord et l'entraîne. Ils filent vers le fond de la salle et disparaissent derrière une porte. Si vite qu'on pourrait croire qu'ils n'ont jamais fait partie des nôtres.

Des chuchotements confus résonnent.

— Minable, décrète Eleanor.

Je regarde Armoire à Glace, qui, avec un petit rire, lâche :

— Quelle gonzesse, ce type !

Sur ce, il se rassied et croise les bras devant lui. Antiseptique se poste devant nous.

— La journée a été longue, je sais, mais rappelez-vous que vous devez être bienveillants les uns envers les autres.

Ses intonations douces et apaisantes évoquent une espèce d'appli pour adeptes de la méditation.

— C'est ce connard qu'a commencé, plaide Armoire à Glace.

— Oublions ça pour l'instant, répond Antiseptique en levant une main devant le visage du costaud.

Il reste ainsi un tout petit peu trop longtemps, comme s'il lui jetait un sortilège thérapeutique.

Le silence s'est installé.

Lentement, Antiseptique regagne sa place près du mur.

J'observe les Salopettes. Qui nous surveillent. Et sourient.

Je pense à mes bonbons.

Je pense à Finneas.

Si ça se trouve, nos bons bergers sont en train de lui parler devant une tisane.

Le bourdonnement du silence envahit mes oreilles.

— Bienvenue ! rugit soudain une voix dans le micro.

Les lumières s'estompent. Des « chut ! » se font entendre.

— Pas trop tôt ! râle quelqu'un.

Une femme a surgi sous un projecteur qui inonde l'estrade. Elle n'est pas en jaune, mais en noir. Elle porte un long manteau élégant. Ses cheveux gris sont coupés court, et ses lunettes en demi-lune sont perchées sur le bout de son nez. Son regard pétille.

— Soyez les bienvenus à Objectif Bonheur, reprend-elle d'un ton posé et ferme.

Calme. Assuré. Durant une seconde, je me demande si nous devons applaudir. Je ne suis pas le seul, car ma voisine à la frange bien droite esquisse un geste. Mais les Salopettes nous devancent en répondant comme un seul homme :

— Bonsoir, madame Manning. L'engagement, le développement et la reconnaissance mènent au bonheur.

Silence.

C'est peut-être maintenant qu'il faut applaudir ?

— Exactement, acquiesce Mme Manning en tapotant le pupitre. Nous subissons une épidémie. Une épidémie de malheur. Les données prouvent que, sans intervention, vous, les jeunes de notre pays, courez de multiples dangers, à commencer par celui que vous représentez pour vous-mêmes. Plus que jamais, il est évident que vous avez besoin d'aide. Pour vous en sortir.

C'est un brin lugubre, mais pas faux.

— Mes amis, j'ai une bonne nouvelle pour vous : Objectif Bonheur a la solution.

Pour la première fois, la femme sourit. Ça ne lui va pas très bien.

— Notre programme inédit et révolutionnaire a pour but de *vous* placer au cœur de votre cheminement vers l'âge adulte et de vous fournir les outils nécessaires afin de maximiser vos existences d'êtres humains heureux. Nous souhaitons non seulement transformer vos vies mais également les sauver. Vous tous ici, jeunes privilégiés, avez été sélectionnés dans l'ensemble du pays et êtes ainsi devenus les premiers. Les premiers à expérimenter notre méthode. Chacun de vous est donc spécial.

Manning recule d'un pas.

Une chanson retentit.

« Shiny Happy People », du groupe R.E.M. Je la connais, parce que mon père la passe parfois dans la voiture, quand ma mère l'autorise à choisir la musique.

Sur un geste de Mme Manning, un grand écran descend du plafond.

La salle est plongée dans le noir, et un film débute.

Vues aériennes d'un immense bâtiment blanc perdu au milieu de la campagne.

Des tournesols.

De l'herbe.

Une rivière.

Des ados qui courent entre des arbres. Qui jouent au foot. Soleil étincelant. Sourires.

« Bienvenue à Objectif Bonheur, récite une voix off à l'accent américain, comme celles qui accompagnent les bandes-annonces de films hollywoodiens. Les deux prochaines semaines compteront parmi les plus importantes de votre vie. »

Des jeunes à l'air triste qui disent au revoir à leurs parents.

Qui défont leurs sacs dans des chambres.

Qui dînent ensemble dans un réfectoire.

Qui rient.

Qui s'enlacent.

« À Objectif Bonheur, vous suivrez un programme mis au point par les meilleurs spécialistes qui soient. »

Le soleil emblématique apparaît.

« Parce que nous pensons à *vous.* »

Un homme hilare en costard pointe le doigt sur nous.

« Vous ferez équipe par groupes de quatre. »

Des ados qui se tapent dans la main. Se font des checks. S'esclaffent. J'imagine que ce sont des acteurs qui s'efforcent d'afficher un max d'enthousiasme.

« Vous serez soumis à un certain nombre d'exercices d'évaluation. »

Des ados sous une tente.

Des ados qui suivent un parcours du combattant.

« Et nous vous observerons. »

Des Salopettes qui tapotent comme des dingues sur leur tablette.

« Nos contrôleurs chevronnés seront toujours à l'affût, veillant à ce que vous soyez à l'endroit *précis* où vous êtes censés vous trouver et vous préparant pour votre futur envol. Mme Manning est entourée de la professeure Lindström, notre psychiatre en chef, dont la réputation internationale n'est plus à faire, et du formidable professeur Fernsby, notre expert en exercices physiques ! »

Trois personnes en noir sont assises derrière un vaste bureau. Manning est au milieu. La femme sur sa gauche a des allures évaporées, avec ses cheveux blonds flottants et son vaste caftan. L'homme sur sa droite, vêtu d'un costume strict, a des lunettes à monture épaisse. Son visage exprime la sagesse. Il sourit.

« Tâchez cependant d'ignorer leur présence. Votre tâche est d'accomplir chacun de vos défis au mieux de vos capacités. »

Une fille franchit la ligne d'arrivée d'une course à pied et lève les bras avec allégresse.

« Par ailleurs, n'oubliez jamais d'être *honnêtes.* »

Un garçon pleure. Une psychologue lui tend une boîte de mouchoirs.

« Nous vous demandons de nous faire confiance. »

Le mec en prend un et sourit.

« De façon que nous puissions vous aider. »

La psy acquiesce d'un air approbateur.

« Vous serez logés dans notre couloir de la transformation. Pour ceux qui apprécient les faits, ce corridor est l'un des plus longs du pays. Il dessert cent chambres, toutes numérotées ! »

La caméra dévale les lieux à toute allure.

Des nombres surmontent des portes.

100.

99.

98.

97…

« Tous les matins, un écran placé en face de votre chambre vous indiquera un autre numéro. Vous devrez déménager dans la pièce correspondante. À chaque nouveau jour sa nouvelle chambre ! »

Un mec scrute l'écran fixé au-dessus de sa porte.

« Pourquoi ce changement ? Bonne question. »

Des Salopettes hilares dans le couloir de la transformation.

« C'est l'un des aspects de votre évaluation. Il nous permet de jauger vos *capacités d'adaptation.* »

Dans sa nouvelle piaule, le gars range ses affaires et fait le lit.

« Il nous permet de suivre les progrès de chacun. Du coup, désolé, mais vous devrez vous lever tôt. »

Un réveil indique 5 heures et demie. Une nana bâille puis saute sur ses pieds. En souriant.

« Nous tenons également à tester votre *esprit d'initiative* et votre *ingéniosité.* »

Une fille aiguise un couteau en pleine forêt.

« Votre *intelligence.* »

Un garçon résout un Rubik's cube en un rien de temps.

« Votre force *physique* et *émotionnelle.* »

Une ado contemple son amie en larmes qui soulève des poids.

« Et, bien sûr, votre capacité au *travail d'équipe.* »

Un groupe de mômes joyeux autour d'un feu de camp, une boisson chaude entre les mains.

Suivent d'autres vues aériennes. Champs, herbe et tournesols.

Le bâtiment blanc.

« Quelques règles destinées à assurer votre sécurité. »

Zoom sur la forêt et un grillage.

« Vous aurez peut-être remarqué notre clôture. L'idée est d'éviter les intrus. Inutile de vous en approcher. »

Des gens chantent devant un feu de joie.

« Autre aspect concernant la sécurité : l'amélioration de votre *santé physique.* »

Un gars perché sur un vélo stationnaire. Une nana sur un tapis de course.

« Nous souhaitons vous évaluer au plus près. Voilà pourquoi nous allons insérer une petite puce électronique dernier cri à l'extrémité de votre clavicule. Juste ici. »

Une infirmière au visage plein de bonté montre l'endroit visé.

« L'opération nécessite une légère incision qui cicatrise *très* rapidement. Grâce à cette puce, nous serons en mesure d'intervenir si vous avez besoin d'aide. »

Un type a une crise d'asthme au sommet d'une colline. Un hélicoptère se pose près de lui. Des Salopettes en descendent et lui tendent un inhalateur. Il essuie son front d'un revers de la main. « Ouf ! »

« Gardez vos affaires personnelles dans votre sac. Nous vous rendrons votre téléphone lors de votre départ. Malheureusement, notre projet implique que vous n'ayez aucun contact extérieur. Le but est d'évaluer votre mental lorsqu'il est concentré à cent pour cent. »

Des jeunes contemplent le crépuscule en se tenant par la taille.

« Vous adorerez notre espace détente. Lors des pauses, vous aurez la possibilité de bavarder avec vos équipiers afin de mieux les connaître, sous la surveillance de nos merveilleux observateurs. »

Des jeunes jouent au billard devant des Salopettes rigolardes.

« Enfin, nous vous rappelons que nous serons toujours là pour vous. Ce programme a été conçu *spécialement* pour vous. De façon que, à votre départ, vous soyez heureux. »

Ultime image sur des mômes retrouvant leurs parents. Embrassades. Sourires.

Le soleil se couche.

Le film s'arrête.

La musique aussi.

Fondu au noir.

L'écran remonte en ronronnant. J'ai des fourmis dans les pieds. Personne ne parle. L'Amerloque a-t-il vraiment évoqué l'insertion d'une puce sous ma peau ?

Le projecteur se rallume sur Manning. Qui se met à applaudir. Imitée par l'ensemble des Salopettes. Vacarme.

— Formidable, non ? lance-t-elle.

Les Salopettes poussent des cris de joie.

À neuf ans, je suis parti en week-end avec l'école. Je me souviens d'avoir cru que je ne reverrais jamais mes parents et d'avoir pleuré comme un veau. Bizarrement, le moment présent me remémore celui-là.

— Saluons nos premières recrues d'Objectif Bonheur, dit Manning.

— Bienvenue ! entonnent les Salopettes avec des grands gestes du bras.

— Avant que nous commencions, je veux vous présenter la personne la plus importante de ce bâtiment. La raison de votre présence ici. La raison de la chance qui vous est accordée. Merci de vous lever afin d'accueillir ma très chère amie, le génial Dr Eileen Stone !

Raclements de chaises.

Nous nous dressons comme un seul homme.

Le sas s'ouvre en chuintant.

Une dame apparaît sur le pas de la porte. Elle s'appuie sur une canne dont le martèlement résonne entre les murs blancs. *Toc.*

Elle avance, ses yeux doux nous dévisageant l'un après l'autre, clignant comme ceux d'une tortue qui émergerait d'une hibernation de plusieurs années. Elle s'arrête et, lentement, très lentement, retire son imperméable, qu'elle remet à Antiseptique. Dessous, elle arbore un gilet multicolore cousu de différentes pièces tricotées main. Ses deux longues nattes gris acier tombent devant, telles des cordes noueuses.

Ce n'est pas à moi de décider mais, à leur place, c'est maintenant que je déclencherais les applaudissements.

La révélation. L'icône.

Les gens se contentent de la fixer en silence.

Elle a au moins soixante-dix piges. Elle est chaussée de bottes en caoutchouc.

— C'est la tarée de service, chuchote Armoire à Glace.

— Chut !

Elle progresse d'un pas hésitant vers l'estrade, sous nos regards à la fois impressionnés et craintifs. Guettant son prochain mouvement. Des Salopettes baissent même la tête à son passage, avec des sourires chaleureux. L'admiration qui entoure cette déesse rurale plane sur nous. Antiseptique la devance, grimpe sur la scène et lui tend la main. Elle s'en empare.

Elle est un peu… branlante. Ses bottes trouvent difficilement le bord des marches et la hissent, l'une après l'autre, vers son but. Dans la salle, tout le monde retient son souffle. Je le sens. Je *l'entends.*

Quand elle parvient enfin sur l'estrade, un soupir de soulagement collectif résonne.

Attrapant une chaise, Antiseptique la place dans le cercle lumineux. La femme l'observe un instant avant de se tourner vers nous. Elle ferme les paupières durant un moment légèrement trop long pour signifier qu'elle s'imprègne de l'ambiance. Est-elle en train de prier, de lancer un sort ou s'apprête-t-elle à nous demander de nous joindre à elle pour une mélopée méditative ?

— Merci, madame Manning, finit-elle par dire.

Son accent irlandais est doux et tendre. Presque sexy. Bon, d'accord, peut-être pas. Chaleureux, plutôt.

— Je vous en prie, rasseyez-vous. Tous. Je vais vous expliquer.

Nous obéissons, comme envoûtés.

Elle a des yeux couleur ambre pleins de bonté. J'y aperçois… des larmes.

Eh oui, elle pleure. Pour de vrai.

— Vous courez tous un grave danger.

Super.

— La science repose sur des faits. Les preuves sont indéniables. Nous assistons à un dérèglement émotionnel de plus en plus criant au sein de notre jeunesse, qui se traduit par des comportements extrémistes très inquiétants. Le niveau des agressions à l'encontre d'autrui et de soi-même augmente. De même que la dépersonnalisation et la déréalisation. Les domaines des relations et de la communication sont particulièrement touchés. Peu à peu, vous cédez à un phénomène d'invalidation émotionnelle, y compris envers vous-mêmes. Vous êtes coincés. Perdus. Dans certains cas, le sentiment de solitude vous affecte à un tel point que vous ne savez plus comment vous comporter en société.

Pourquoi me fixe-t-elle tandis qu'elle prononce ce laïus ?

— J'ai conscience que mes paroles sont incroyablement morbides.

C'est elle qui le dit.

— Mais, de votre côté, vous êtes conscients du changement qui s'est opéré ces dernières années. Votre génération traverse une crise. Je ne souhaite pas vous effrayer. Nous ne vous reprochons rien. Vous êtes des victimes. Or les autorités, dans leur tentative pour résoudre cette crise, n'ont pas obtenu beaucoup de résultats. Jusqu'à aujourd'hui, puisqu'elles ont enfin accepté de soutenir notre projet, Objectif Bonheur. Lequel est né il y a longtemps d'une idée d'une simplicité évidente en théorie, mais qui, dans la pratique, est susceptible de se révéler extrêmement complexe. D'où votre présence ici. (Elle s'interrompt une seconde.) Chacun de vous est unique, comme l'a démontré la science. Que ce soit par votre constitution génétique, par votre prédisposition à ressentir les choses à des degrés différents, à des *températures* variables. Ce sont notre vie, notre histoire, nos circonstances personnelles qui décident. Nous sommes l'arme, et nos expériences appuient sur la gâchette. Dans ces conditions, comment un traitement unique serait-il en mesure d'aider tout un chacun ? Nous sommes bien trop complexes pour ça. Les tests avec cases à cocher et autres exercices standard ne suffisent plus. La solution doit être taillée à vos mesures. Ici, nous apprendrons à vous connaître. Ainsi, nous pourrons vous *pousser*. À vous accepter. À cultiver le désir de changer. À découvrir vos talents et vos progrès, à vous reconnecter. À entrer préparés dans l'âge adulte. C'est une question de survie. Sinon, comment profiter à fond de son existence ?

Silence.

S'attend-elle à une réaction de notre part ?

Je suis de plus en plus nul pour deviner si mes interlocuteurs veulent ou non une véritable réponse. Je ne crois pas que ce soit le cas, en l'occurrence.

— Vous êtes au début d'un voyage remarquable. Ma chère amie Mme Manning sera avec vous sur le front en gérant notre projet avec ses contrôleurs. Personnellement, je ne serai pas sur place, mes bureaux se trouvant un peu à l'écart dans la forêt, mais Mme Manning a accepté de me tenir au courant de l'évolution des choses. J'aime être en pleine nature. J'y trouve réconfort et inspiration.

Manning la rejoint dans le cercle de lumière, souriant avec fierté.

— Il est toujours difficile d'arracher le docteur à ses travaux. Nous ne tenons pas à la déranger plus longtemps.

Elle est plus grande, plus alerte, plus affûtée que la vieille dame. Toutes deux forment un couple étrange, et pourtant complice. Elles sont liées comme deux sœurs pourraient l'être.

Manning agrippe le pupitre.

— Le Dr Stone n'a cessé de perfectionner son programme aux qualités *entièrement scientifiques*. C'est elle qui a défini le contenu de vos évaluations, qui commenceront demain. Les contrôleurs et moi-même les mettrons en pratique avec l'aide de notre formidable équipe d'observateurs (elle désigne les Salopettes). Demain matin, après l'insertion de la puce, nous commencerons par un rapide entretien individuel, puis vous ferez la connaissance de vos coéquipiers. Merci, docteur Stone.

L'interpellée acquiesce.

— J'ai été heureuse de vous rencontrer. Vous êtes entre les meilleures mains qui soient. Je confierais ma propre vie à Mme Manning. Soyez tous les bienvenus à Objectif Bonheur.

Manning attrape les doigts de la scientifique et les serre d'une façon qui amène mon ventre à tressauter malgré moi. Stone nous contemple comme si elle avait retrouvé ses enfants prodigues, ravale quelques larmes puis se traîne hors de l'estrade. Le martèlement de sa canne emplit le silence ambiant. Antiseptique l'aide à descendre et l'enveloppe doucement dans son imperméable. Elle gagne le sas.

Chuintement.

Les pans de son manteau claquent derrière elle. Notre Jedi en imper et bottes de pluie.

La porte est sur le point de se refermer quand j'aperçois Regard Polaire, dehors, retenu par Queue-de-Cheval. Stone s'approche de lui et pose la main sur l'une de ses épaules.

Chuintement.

— Et maintenant, reprend Manning, allez directement dans vos chambres. Enfilez le survêtement qui sera votre tenue durant tout votre séjour. Je vous verrai demain. Bonne chance. Et n'oubliez pas : « L'engagement, le développement et la reconnaissance mènent au bonheur. »

Elle nous sourit puis s'éloigne rapidement dans la travée centrale.

Je vis la suite dans une sorte d'hébétude.

Les gens se lèvent peu à peu. Les Salopettes nous appellent par notre nom et nous invitent à nous diriger vers les sorties. Elles me disent des choses, m'orientent dans diverses directions, me conduisent dans des corridors blancs différents, me font traverser de multiples portes blanches et défiler devant des pièces en face desquelles sont fixés des écrans. Je note les prénoms de leurs futurs locataires et les couleurs qui leur sont associées. Autant de nuances de vert. Olivia : vert bouteille. Freyor : vert poireau. Jimmy : vert avocat. Ola : vert forêt. Paula : vert mousse. Ahmad : vert menthe.

On m'abandonne devant une porte.

Numéro 27.

— C'est la vôtre, Sebastian. La couleur est celle de votre équipe. Reposez-vous, vous devez être crevé.

Des mots s'affichent sur mon écran :

Sebastian : vert acide.

Vos équipiers seront :

Eleanor Banks

Ashley Chanda

Finneas Blake

Regard Polaire.

Demain : 8 heures.

Évaluation individuelle : méditation guidée.

Bonne chance, Sebastian.

☺

Dans le couloir, mes camarades consultent eux aussi leur écran avant d'entrer tour à tour dans leur chambre. Je perçois des sanglots, mais le corridor est si long qu'il m'est impossible de distinguer qui pleure. Je pénètre dans mon nid.

Tout y est immaculé.

Un lit simple dans un coin. Un plateau comportant une assiette de saumon et de haricots verts ainsi qu'une pomme est placé sur un bureau, sous le hublot, près d'un réveil digital dont les chiffres rouges luisent. Des couverts en plastique. Une tenue verte – sweat-shirt à capuche et jogging – est soigneusement pliée sur la chaise. Le sol est recouvert d'une douce moquette blanche. Une modeste salle de bains flanque la pièce : toilettes, douche, lavabo et miroir.

Je vide mon sac sur le lit. Mon inhalateur et mes quinze jours de cachets tombent par terre. Je les ramasse et avale une pilule. L'arrière-goût amer que je connais bien emplit ma bouche.

Parfois, une chanson de Bowie m'obsède. Ce n'est pas ma préférée, mais je n'arrive pas à l'empêcher de résonner encore et encore dans ma tête.

Il s'agit du cinquième titre de l'album *Heathen*. Je ne me rappelle pas vraiment les paroles. Elle évoque la peur. Et la solitude absolue.

M'asseyant sur le pieu, j'attends.

Quoi ? Je n'en sais trop rien.

4

ZEN ATTITUDE

La même chanson de R.E.M. bêle – gens heureux et étincelants qui se tiennent par la main. Ouvrant les yeux, je repère un haut-parleur blanc accroché au plafond, dans un coin de la pièce. Le bruit se répercute inlassablement contre les murs. Je suis trempé de sueur.

Peu à peu, la blancheur de mon environnement s'impose à moi. Ainsi que les vêtements verts pliés sur la chaise. Le réveil indique 5 heures et demie.

Ça me revient. Je suis *ici*.

Je tâtonne, en quête de mon portable. En vain.

Sans lui, mes mains semblent en proie à une agitation bizarre. Pas d'Instagram à l'envi. Pas de gouffres TikTok où me perdre. Pas de messages de Shelly. Rien pour me distraire de mes pensées.

Rien que cette chambre immaculée. Voilà qui risque d'être intéressant.

Je me sens… plus vide. Pas vidé. Plus léger.

Debout, Seb.

Ici, personne ne me connaît. On ne sait rien de moi.

Je me lève et jette un coup d'œil par le hublot, sur un terrain de sport en gazon artificiel couvert d'une rosée qui luit sous le soleil matinal. Au-delà s'étend une forêt. Nous sommes assez haut. Peut-être au dernier étage.

Je dessine un smiley sur la buée du carreau.

Soudain, je suis pris de vertige et dois agripper le rebord de la fenêtre.

Entendant des gens dans le couloir, je me dirige vers la porte.

Tout va bien. Très bien.

Je tire le battant.

Découvre l'écran en face.

Bonjour, Sebastian.
Merci de prendre votre petit déjeuner
et de vous rendre à la chambre 75.
Premier déménagement !
☺

Sur le sol, un plateau avec un verre de lait, une banane et un grand bol contenant une mixture grise – du porridge ? Ma voisine de gauche, cachée sous la capuche de son sweat-shirt, me contemple d'un regard vitreux. Son maquillage de la veille a bavé, lui donnant des airs de panda souffrant d'une gueule de bois.

— Pourquoi ?

C'est tout ce qu'elle dit. Je n'ai pas de réponse.

Des mots clignotent en rouge sur son écran.

On ne discute pas avec les autres dans le couloir
de la transformation, Annabel.
☺

— Pff ! râle-t-elle. Conneries !

Ramassant son plateau, elle tourne les talons et claque sa porte.

Elle est plutôt sympa.

De retour dans mes pénates, je m'installe au bureau et engloutis mon repas aussi vite que possible.

Je n'ai jamais été très doué pour rencontrer de nouvelles personnes. On m'a reproché (le « on » consistant en la majorité de mes connaissances) de me montrer parfois un peu trop « réservé » et « intense », ce qui est susceptible d'embarrasser les autres.

« Flippant. » C'est ainsi que Lily le résume.

Telle n'est pourtant pas mon intention.

Shelly me recommande d'être plus zen.

Ma poitrine se serre.

Détends-toi.

C'est le pire conseil qu'on puisse m'adresser. Comme si on demandait à un pyromane de bien vouloir rendre son lance-flammes. C'est inconcevable.

L'appétit coupé, je lâche ma cuillère, enfile mon survêtement vert, défais le lit et dépose les draps en boule près de l'entrée. Dans le tiroir du bureau, je déniche des lingettes et des draps propres. Ayant un faible pour l'hygiène, j'éprouve un bref instant de plaisir quand, une lingette en guise de gant, je frotte le matelas en plastique.

Ensuite, je mets mon sac à dos, dont j'ajuste les sangles au maximum, et je sors.

Au revoir, Sebastian.

☺

Au revoir, écran.

À présent, le couloir est bondé, et l'air vibre d'une certaine énergie. Je tourne à droite en suivant la progression des numéros, me mêlant à la foule d'ados qui ressemblent à des concombres désorientés et vaguement excités. Je croise les regards de ceux qui vont dans la direction opposée à la mienne. Tous expriment la même interrogation : « Que se passe-t-il ? »

Tous sans exception.

— Soyez sages et taisez-vous, s'il vous plaît ! Vous aurez tout le temps de faire connaissance avec vos nouveaux amis plus tard !

C'est Queue-de-Cheval, qui a du mal à contenir son enthousiasme.

Je n'ai pas besoin de nouveaux amis. J'ai besoin de mes bonbons.

Je finis par atteindre la chambre 75.

Sur le trajet, je n'ai pas vu Regard Polaire. Finneas.

D'après son accent, je dirais qu'il est de Manchester.

Ma nouvelle piaule est identique à la 27, à quelques différences près. Plus petite. Plus terne. Plus sombre. Aveugle. Étouffante. Confinée. Elle a des allures de cellule. Son précédent occupant a laissé son lit en l'état, ce que je trouve impoli mais sans doute de bonne guerre.

Affirmation de soi.

Capacités d'adaptation.

À l'aide des lingettes, je retire les draps et refais le lit.

C'est mieux.

Propreté égale sécurité.

Sans me laisser le temps de souffler, une Salopette déboule.

— Ce n'est que moi, Sebastian ! s'exclame-t-elle, joyeuse comme un gosse le jour de Noël. Comment va-t-on, ce matin ?

Frapper à la porte avant d'entrer est un concept inconnu, ici ?

Apparemment, oui.

OK. Parfait.

Notant le lit refait, elle acquiesce et tapote quelques mots sur sa tablette.

— Bonjour, je dis. Ça va. On crève de chaud.

— C'est vrai ! Il arrive que certaines chambres soient un peu surchauffées. Vous vous habituerez.

Sa bonne humeur me tape sur le système.

— Et maintenant, enchaîne-t-elle, il est l'heure de vous insérer votre puce !

— À ce propos, justement, je...

— Chut ! Je travaille mieux dans le silence. Ça ne vous gêne pas, monsieur Seaton ?

— Euh...

— Sebastian est un très joli prénom, mais vous me donnez envie de vous appeler « Monsieur ». Ça vous convient ?

Non. Sauf que, comme je ne sais pas quoi dire, je hoche la tête.

— Extra ! On n'en a que pour une minute. Retirez votre haut.

J'obéis.

D'après son badge, elle répond au prénom de Misty. Ce qui explique sûrement pourquoi elle est d'une intolérable jovialité. Elle se met à fredonner un air qui évoque « Crazy », de Gnarls Barkley, mais je pourrais me tromper. Ouvrant sa sacoche, elle en tire une longue aiguille et un scalpel.

— N'ayez pas peur de ces chéris. Ils ont l'air méchants mais ne mordent pas.

J'ai peur. Comme toujours, mon ventre réagit en se gonflant. Elle s'en rend compte quand je le cache avec mon bras.

— Ne faites pas l'enfant ! rigole-t-elle.

Elle enfile des gants chirurgicaux qui claquent puis s'empare de l'aiguille.

— Bien, enchaîne-t-elle, juste une légère incision.

En réalité, c'est une véritable torture. Elle enfonce l'aiguille de quelques centimètres au-dessus de mon téton, la douleur m'irradie avant de se transformer en un drôle d'engourdissement.

— Bon Dieu ! je siffle entre mes dents.

— Surveillez votre langage, monsieur Seaton, me réprimande Misty, sourcils froncés, lèvres plissées, scalpel brandi. Il n'y en a plus pour longtemps, ajoute-t-elle après avoir consulté sa montre en fredonnant. C'est parti !

Elle m'adresse un immense sourire tout en pratiquant une incision verticale juste sous ma clavicule. Sous le choc, je recule, mais elle m'a crocheté le bras. D'une poigne de fer.

— Ne bougez pas ! Merci, monsieur Seaton. L'anesthésique est en place.

Elle fouille dans sa sacoche sans se presser. Je sens une rigole de sang dégouliner sur mon ventre pâle, jusqu'à mon nombril.

La pièce tangue.

Misty finit par se retourner, tenant entre les branches d'une pince à épiler un petit carré métallique qui ressemble à une carte SIM verte.

Qui clignote.

Et bipe.

— Ça marche ! se réjouit-elle.

D'un mouvement vif, elle fourre le bazar dans ma plaie ouverte. Une nausée si violente s'empare de moi que ma bouche s'emplit de salive et que je me mets à baver. Je presse fort mes paumes l'une contre l'autre, seule façon que je vois de ne pas vomir sur les Crocs jaunes de la dame.

— Très courageux, commente-t-elle, tandis que je me plie en deux.

Elle me redresse et entreprend de me recoudre.

— Un… petit… point… et… c'est fini ! (Concentrée, elle tire la langue avant de reculer pour s'extasier devant son boulot.) Vous voyez comme ça a été facile ?

Coudes sur les genoux, je me prends la tête entre les mains.

— Dans combien de temps…

Je n'arrive même pas à terminer ma phrase.

— L'anesthésique cessera-t-il de faire effet ? Oh, sûrement cet après-midi. Ça risque de picoter un peu au milieu de l'un de vos exercices, rien de grave.

Elle me relève et essuie le sang sur mon bide, colle un pansement sur la cicatrice et remballe ses affaires, avec autant de désinvolture que si elle prenait congé d'une copine avec laquelle elle vient de partager une tasse de thé et un biscuit.

— J'ai été ravie de vous rencontrer, monsieur Seaton. J'espère vous revoir très souvent.

— C'est ça, je marmonne en renfilant prudemment mon tee-shirt et mon sweat-shirt. Merci.

— Oups ! Un instant. J'ai failli oublier.

Elle replonge la main dans sa sacoche, et je tressaille, mais elle en sort seulement un pin's. Un soleil qui sourit. Elle l'épingle près de la fermeture Éclair de mon haut, juste à l'endroit où elle m'a charcuté.

— Là… Maintenant, vous êtes des nôtres. Soyez fier de votre badge. Vous devez être à 8 heures dans la salle d'évaluation numéro 3. Méditation individuelle. Ne vous mettez pas en retard !

Sur ce, elle disparaît de ma vue d'une démarche presque dansante. Je me rue dans la salle de bains afin de rendre mon porridge grisâtre dans la cuvette des toilettes.

Je ne nie pas que ma rencontre avec Misty m'ait un peu secoué, mais j'ai quand même l'impression, tout compte fait, de m'en être bien tiré. J'espère seulement qu'elle a remarqué que j'ai réussi à ne pas m'évanouir (mourir) devant elle. Il se trouve que mon seuil de tolérance à la douleur physique est très bas. C'est ainsi que j'ai eu droit à un très bref séjour aux urgences après m'être cogné le gros orteil dans un pied de table. Bref, j'estime avoir commencé à m'améliorer.

Développement personnel.

Me fiant aux écrans fixés sur les murs, je mets un moment à localiser les lieux, vu que tout se ressemble, ici : c'est blanc et brillant. Le temps de dégringoler trois volées de marches et de parcourir un long couloir jusqu'à la salle d'évaluation numéro 3, un nouvel écran m'apprend qu'il est 7 h 55.

Je marque une pause.

Méditation.

Me tenir assis face à d'autres gens dans un silence pesant est l'une de mes plus grandes frousses. Elle occupe le haut de ma liste, au côté des arts créatifs et de l'acteur et chanteur Michael Ball. Déguerpir n'est pas une option. Et d'une, je suis encore patraque d'avoir été lacéré à vif ; et de deux, je n'ai pas la moindre idée de l'endroit où je suis.

Veuillez entrer, Sebastian.

☺

La serrure s'ouvre en cliquetant, je la pousse.

La première chose que je note, c'est l'odeur. Identique à celle qui vous assaille dans un magasin Lush. À la fois sucrée et engageante, mais également un tantinet suspecte. Comme si on tentait de masquer la puanteur de cadavres planqués sous le plancher.

— Bonjour ?

Au milieu du carrelage blanc est installé un grand coussin entouré de plantes vertes. Sur une table en bois, un diffuseur crache de petites bouffées de vapeur. Une contrôleuse et une Salopette sont installées derrière. L'ambiance qui règne correspond peut-être à ce que visait ma mère quand elle a placé un bol de galets près de la cheminée, afin de rendre notre salon plus zen.

Le zen m'inquiète. Je m'en méfie.

Je pourrais tourner les talons et décamper. Me perdre au milieu des tournesols ne serait pas si mal. J'apprendrais à vivre dans la nature, comme ce gamin recueilli et élevé par une meute de loups. Je crois que j'assurerais.

— Bonjour, Sebastian. Je m'appelle Lindström.

Je la reconnais pour l'avoir vue dans le film de bienvenue. Cheveux blonds longs et ondulés, traits fins et doux, genre mannequin qui ferait la pub d'un après-shampooing bio. La Salopette, c'est Queue-de-Cheval. En bonne élève, elle affiche un sourire tellement large qu'elle a l'air d'une dingue.

— Bienvenue à votre séance de méditation guidée, enchaîne Lindström, dont les intonations scandinaves accentuent l'atmosphère de la pièce. Merci de vous déchausser et de rejoindre l'espace, Sebastian.

— Euh…

— Vous ne risquez rien, Sebastian.

Je ne suis pas d'accord, si vous permettez.

— Tranquillisez-vous. La solution, c'est d'être ouvert.

Je regarde la fenêtre, des fois qu'elle ait entendu et que je puisse sauter dehors.

Ce n'est pas le cas, malheureusement.

Les deux femmes me fixent comme si elles essayaient de me faire bouger par la seule force de leurs yeux. Retirant mes chaussures, je franchis le cercle de végétation et montre du doigt le coussin.

— Euh… Je m'assieds ?

— Que vous dicte votre instinct ?

De me servir du coussin pour amortir ma chute quand je bondirai par la fenêtre.

— De m'asseoir.

Ma réponse enchante Queue-de-Cheval, apparemment. Sur le bureau, il y a une tablette où figure mon nom. Ayant remarqué ma curiosité, Queue-de-Cheval s'empresse de la cacher sous son bras.

— Je vous en prie…

Pliant les jambes, je laisse mon cul s'abaisser. À l'instant où il entre en contact avec le coussin, je lève la tête vers mes deux mentors. Je me sens minuscule et idiot. Personne ne parle.

— Très confortable, je dis pour rompre le silence.

— Bien, acquiesce Lindström. Comme c'est votre première évaluation, Sebastian, nous allons nous efforcer de la rendre aussi sereine que possible.

Génial.

— Il s'agit d'un bref entretien qui nous permettra de mieux vous connaître. Je n'entre pas dans les détails, car ce sont vos réactions qui nous intéressent.

Voilà six ans que je n'ai adressé de prière à personne (sauf à Bowie), mais pitié, Seigneur, sortez-moi de là. Ma gorge commence à se serrer.

— La méditation a fait ses preuves. Réduction du stress. Augmentation de la compassion. La pleine conscience donne accès à des compétences susceptibles de diminuer l'anxiété et d'améliorer le bien-être. Les recherches du Dr Stone impliquent que chaque patient se familiarise avec les bases de cette technique avant d'aller plus loin. Pose la première pierre, si vous voulez. Avez-vous déjà médité, Sebastian ?

— Euh… pas de façon professionnelle.

Les deux femmes partent d'un petit rire qui me donne l'impression d'être idiot.

— Le professionnalisme n'a rien à voir là-dedans, Sebastian. Il s'agit d'un procédé.

— Ah, euh, d'accord. Non, je n'ai jamais médité. J'ai essayé, genre, de respirer, vous savez… quand je suis anxieux… ou que j'ai du mal à… parler… aux autres… Deux personnes, ça va… Plus, c'est compliqué…

Ferme-la, crétin !

— J'évite de me ridiculiser, vous voyez ?

Apparemment, non.

Je rigole, comme si, moi non plus, je ne voyais pas.

— Se concentrer sur sa respiration est un excellent début, Sebastian. Ça aide à être zen.

Bon Dieu, ce mot !

— Oui, oui.

— Des questions avant que nous commencions ?

— Non. Oui. Comment je fais pour réussir l'exercice ?

— Il n'est pas question de réussir ou pas. Pas aujourd'hui. Réagissez juste comme votre instinct vous y pousse. Nous n'attendons rien de plus.

— OK.

L'instinct.

— Bien. Lumières.

Queue-de-Cheval tripote sa tablette. L'obscurité s'installe, à l'exception du plafond où brillent des étoiles. Je crois d'abord que ce sont des autocollants comme j'en avais, plus jeune, sur le cadre de mon lit, puis je remarque qu'elles changent lentement de taille et qu'elles passent du bleu au jaune et au blanc. J'entends du vent. Du vent qui agiterait des branches.

— Détendez-vous.

Sérieux ?

— Placez vos mains sur le sol, le long de votre corps, et fermez les yeux. C'est ça. Et maintenant, suivez ma voix.

Les doigts de Queue-de-Cheval courent sur son écran, et je me demande pour quelle raison mes paupières closes déclenchent une telle salve de notes.

— Concentrez-vous sur votre souffle.

Ce dernier semble coincé dans ma gorge. Comme une paille en papier qu'on mâchonne avant de tenter de boire avec.

— Inspirez, expirez. Bien.

Mes mains tremblent. Mais c'est courant, chez moi. Est-ce que je le dis ? Je les déplace pour les cacher derrière mes genoux.

— Décrivez-moi votre respiration.

— Euh…

— Êtes-vous détendu ?

— Non.

— Vous réconforte-t-elle ?

Non.

— Ouais, ouais.

— Utilisez un mot.

Pardon ?

— Décrivez-la-moi.

D'accord. Un mot, Seb.

— Forte.

— Forte ?

Merde.

— Prêt. Je me sens prêt.

Tapotement des doigts sur la tablette.

— Parfait. Nous sommes dans une forêt. Une très belle forêt.

OK. Une forêt… une forêt. Réfléchis.

— À quoi ressemble-t-elle ?

— De grands arbres.

Trouve mieux.

— Le soleil joue dans les branches, ça sent le bois et la terre.

— Merveilleux ! Ça a l'air super.

— Ça l'est…

— Quelqu'un vous rejoint.

Soudain, Regard Polaire surgit de derrière un tronc. Le bleu de ses iris tranche sur le vert des feuilles.

« Salut », articule-t-il.

Mon ventre tressaille.

Je lui souris.

Il m'adresse un clin d'œil.

Je me sens rougir.

J'essaie de lui rendre son bonjour.

« Viens avec moi », me disent ses yeux.

J'avance d'un pas, une brindille se brise sous mes pieds, j'hésite. Il écarte une mèche de cheveux.

Son regard étincelle. « Qu'est-ce que tu as ?

— Je… »

La voix de Lindström interrompt mon délire.

— Cette personne, vous ne l'avez jamais rencontrée.

Oh.

Au revoir, Regard Polaire.

Il s'évanouit.

— Elle porte un costume. Elle a l'air fiable. Responsable. Elle vous dit qu'elle vous connaît. Que vous pouvez lui faire confiance. Imaginez-la, Sebastian. Mentalement. Vous y arrivez ?

Un homme sans visage remplace Finneas sous les rayons du soleil.

— Oui. Désolé.

— Pourquoi vous excusez-vous ?

— Pour rien.

Tapotement des doigts sur la tablette.

Arrête de tout gâcher. Concentre-toi, merde !

— Cette personne va vous accompagner comme votre ombre. Vous marchez. Respirez.

L'odeur du menthol qui s'échappe du diffuseur me chatouille les narines.

— La sentez-vous à vos côtés ?

J'acquiesce.

— Fantastique ! Devant, vous apercevez un ruisseau. Vous en suivez le cours jusqu'à la lisière de la forêt. Vous parvenez au bord de la mer. Vous vous postez sur la grève. Les reflets du soleil dansent sur les vagues. Fixez-les. Adaptez votre respiration à leur rythme. Inspirez, expirez. Chaque vague vous apporte la paix.

Ah bon ?

J'ai envie de me gratter le nez, mais j'ai peur de ce que ça risque de déclencher.

— Les vagues incarnent votre force, votre capacité à maîtriser votre attention. Prenez conscience de vous-même. De tous vos sens. Soyez en contact avec vous. Le vent se lève, la mer devient grise. Vous devez la traverser, Sebastian. Il y a une île que vous devez atteindre. Mais une tempête se prépare, l'obscurité tombe. Vous avez deux possibilités. La première : utiliser la barque sur votre droite. Elle est petite, il n'y a de place que pour un passager. Ça signifie que vous serez obligé d'abandonner votre compagnon. Vous voyez la barque ?

Je regarde. Je la vois.

— Oui.

— La seconde option, c'est de demander à votre compagnon de vous montrer un autre passage. Il affirme en connaître un et vous répète de lui faire confiance.

— Compris.

— La mer est de plus en plus agitée. Le ciel est zébré par des éclairs, le tonnerre gronde…

Malgré moi, je sursaute.

Du calme, rien de cela n'est réel.

— Que ressentez-vous ?

— Je… Euh… Pas top.

— Expliquez-moi.

Bon Dieu !

— Je suis seulement… j'ai peur.

— Que souhaitez-vous faire ?

— Ficher le camp !

— C'est impossible.

— Pour de vrai ?

— Oui. Qu'est-ce que ça vous inspire ?

À ton avis ?

— Je…

Je suis au bord de la panique.

— Je déteste cet exercice.

Oups !

— Comment ça ?

Prudence…

— C'est juste que je n'aime pas être devant vous les yeux fermés. Je trouve ça bizarre, je me sens bizarre. Très mal à l'aise. Je n'aime pas entendre ma respiration et je n'aime pas cette mer métaphorique.

— Ce n'est pas une métaphore. La mer est réelle.

— Ben voyons !

Les vagues m'assaillent, s'enroulent autour de mes genoux.

Je flotte.

Près de moi, la barque semble minuscule.

Je n'en vois pas les rames.

Je me balance en avant.

— C'est… Je… Je me sens idiot. Désolé.

— Avez-vous l'impression de ne pas pouvoir continuer, Sebastian ?

Visage de ma mère. « Je t'en supplie, ne bousille pas cette chance. »

— Si, si. Mais…

— Je vous écoute.

— Je ne veux pas la barque.

— Votre compagnon, alors ?

À présent, je tourbillonne dans l'eau.

— Je ne sais pas. Il est né de mon imagination. En laquelle je n'ai pas franchement confiance.

— Il n'est pas imaginaire. Pas ici. Il a peut-être la solution. Alors, que décidez-vous ? Il ne vous reste guère de temps. Votre salut est de gagner l'île.

— Je vais lui poser la question.

Il est là, près de moi, sans visage. Il me tend la main.

— Aidez-moi ! Au secours !

J'ai crié.

Il attrape ma main.

— Ouvrez les yeux, Sebastian. Nous en avons terminé.

J'obéis.

— C'est fini ?

Je halète. Je transpire.

Bien joué, Seb !

— Vraiment ?

Queue-de-Cheval continue de tapoter sur sa tablette. Les étoiles ont disparu, les lampes se sont rallumées. Au milieu des plantes, j'ai l'impression d'être à poil. Exposé. En danger.

— Oui. Merci. Nous avons tout ce qu'il nous faut.

Donc, je me lève et je m'en vais ?

Queue-de-Cheval tape et tape. Bon, OK.

Je me redresse, enfile mes Vans et me dirige vers la porte.

— Vous avez menti, au début, lance soudain Lindström.

Je me retourne.

— Pardon ?

— Vous avez affirmé être prêt. Vous ne l'étiez pas. Votre système nerveux sympathique s'était déjà activé. Votre rythme cardiaque indiquait que vous étiez en réponse combat-fuite-paralysie.

— Ah. Comment avez-vous…

— Votre puce.

Oh !

— Mais ensuite, ça s'est amélioré. Quand vous avez accepté de vous laisser consumer.

— Hein ?

— Cette étape est très prometteuse.

— Excusez-moi, je ne…

— Ce qui, à la base, nous intéresse, c'est l'ouverture d'esprit. Elle nous sera extrêmement utile. Le Dr Stone estime que, pour y accéder complètement, chacun doit commencer par être honnête. D'une « honnêteté absolue », selon ses termes. La plupart des gens ont été formés à faire semblant. À mentir. La société nous apprend à nier nos propres vérités, c'est un système de défense. Mais vos réactions ont fini par coller à votre langage corporel.

L'incision se rappelle à moi quand mon tee-shirt frotte dessus.

— Que vous ayez détesté l'expérience n'a aucune importance. Ce qui en a, c'est que vous nous l'ayez avoué. Vous avez été honnête. En grande partie. Ça vous étonnera peut-être, mais bien des gens ont du mal à l'être. Félicitations.

— De plus, intervient Queue-de-Cheval, vous avez demandé de l'aide à votre compagnon. Il est bien d'avoir confiance en ceux qui vous en proposent.

Elle sourit. Lindström aussi.

Elles ont l'air sincères.

— D'accord. Merci.

— Inutile de nous remercier. Maintenant, vous allez rencontrer vos coéquipiers. Bonne chance. Et *restez zen*.

Lindström lève le pouce, toute contente de sa petite formule.

— Laissez-moi vous raccompagner, Sebastian, dit Queue-de-Cheval en ouvrant la porte. Vous avez rendez-vous dans la salle d'évaluation numéro 12 après le déjeuner.

— Monsieur Seaton ? me lance Lindström au tout dernier moment. Continuez ainsi. C'est très encourageant.

Le réfectoire ne ressemble pas à celui du lycée. Des haut-parleurs diffusent de la flûte de pan, et on nous distribue des bouteilles d'eau dont on nous garantit qu'elles sont recyclables et ne contiennent pas de microplastiques. Je ne vois pas la différence avec celles de d'habitude.

À l'entrée, nous sommes priés de nous tenir devant un écran.

— Le scanner identifiera votre puce et vous indiquera vos carences alimentaires. Un repas spécifiquement destiné à vos besoins vous sera ensuite servi.

Quels besoins ? J'ai juste besoin de bonbons et de malbouffe. Je croise les doigts.

— Sebastian ?

— C'est moi !

— Devant le scanner !

L'engin a un accent américain :

« Ne bougez pas, Sebastian. »

Je me fige.

« Un esprit sain dans un corps sain. »

Une lampe envoie son faisceau rouge en plein sur l'endroit où on m'a implanté la puce.

« Déficiences : zinc, vitamine B5, vitamine M, vitamine B12, vitamine E, vitamine D et calcium. »

Rien que ça !

« Prescription : poulet, avocat et céréales. Jus de chou kale. Dessert : agrumes et yaourt probiotique avec fruits à coque et graines. »

Moi qui espérais un cordon-bleu et des Smarties ! Mais bon, je laisse filer, parce que j'ai l'impression de figurer dans un film de SF et que j'adore les films de SF. J'ai toujours pensé que je m'en sortirais super bien en cas de catastrophe apocalyptique. Shelly n'est pas d'accord.

Une Salopette me conduit dans une pièce immense où s'alignent des dizaines et des dizaines de tables blanches étincelantes, pareille à une salle d'examen pour robots. Elle m'entraîne jusqu'à la dernière rangée et m'ordonne de m'asseoir.

— Votre déjeuner personnalisé arrive.

— Merci.

Comme si tout cela était normal. Les tables se remplissent peu à peu. La plupart des gens marquent une pause à leur arrivée, comme s'ils étaient pris d'un accès de stress post-traumatique scolaire.

Je me surprends à chercher Finneas. Qu'est-ce que le Dr Stone a bien pu lui dire, quand le sas s'est refermé sur eux ?

Des bavards essaient de converser, mais les Salopettes patrouillent et exigent le silence.

— Le réfectoire est une zone de calme. Vous êtes censés rester concentrés sur votre chemin thérapeutique pendant que vous mangez. Pleine conscience.

C'est ainsi que je vis mon déjeuner le plus mutique, étrange et clinique de mon existence. Lorsque j'ai vidé mon assiette, ma puce émet un bip approbateur. Un type en jaune m'annonce qu'il est temps que je fasse la connaissance de mes coéquipiers.

5

LE SEAU

L'extérieur de la salle d'évaluation numéro 12 est identique à celui de la numéro 3, sinon qu'une fille se tient près de la porte. Ses cheveux, maintenus par deux barrettes roses, sont tellement tirés en arrière que son front ne se plisse pas quand elle arque les sourcils.

— Eleanor Banks, se présente-t-elle.

Je me rends compte que c'est elle qui s'est montrée super enthousiaste pendant la réunion d'accueil.

— Salut, je réponds en levant la main.

— Sebastian ?

— Euh, oui. Comment as-tu…

— Tu as une tête à t'appeler Sebastian.

— Merci.

Merci de quoi, mec ?

— Ashley ! hurle Eleanor en regardant par-dessus mon épaule.

Son exclamation absolument ravie me donne un peu l'impression qu'elle vient de me gifler.

— Ash tout court, annonce la nouvelle venue.

Elle me dévisage comme si elle attendait quelque chose.

— Salut, je suis Seb.

— C'était vraiment dégueu, dit-elle en montrant sa clavicule.

— Ça ne m'a pas gênée, pérore Eleanor. Je préfère qu'ils surveillent ma santé de près. Et puis, on doit leur montrer qu'on est capables d'endurance.

Elle incline la tête sur le côté, genre étirement de yoga.

— Oui, peut-être, marmonne Ash sans grande conviction.

— J'ai vomi, je précise par solidarité.

Ce qui me vaut un coup d'œil dégoûté d'Eleanor.

— Comment s'est passée ta séance de méditation ? je demande à Ash.

— On n'est pas censés en parler, Seb, rétorque Eleanor. Où est Finneas ? ajoute-t-elle avec une grimace exaspérée. Quand j'ai vu qu'il ferait partie de l'équipe vert acide…

— Tu le connais ? je m'enquiers.

— Ben non, mais je l'ai vu s'énerver hier. Un vrai homme des cavernes. Comment va-t-on pouvoir s'éclater avec…

— Un homme des cavernes ? répète une voix grave derrière nous.

Nous nous retournons. L'intéressé est tapi contre le mur, à quelques mètres de là. Ses yeux bleus perçants nous inspectent.

— On ne m'avait encore jamais traité d'homme des cavernes, enchaîne-t-il.

Mal à l'aise, nous nous trémoussons.

— Quoi ? J'ai gâché l'éclate ?

C'est comme s'il avait craché ce dernier mot, avec des intonations qui confirment ce que je soupçonnais : il est de Manchester. Eleanor émet des claquements de langue réprobateurs. Les prunelles de Finneas sont injectées de sang. Des tics agitent son visage. Il émane de lui une sorte de… fébrilité. De tension. Comme un ressort prêt à péter.

— Je m'appelle Ash, lui dit cette dernière avec un sourire timide.

Il la gratifie d'un hochement de tête.

— Salut, moi, c'est Seb.

Ma voix déraille, je me mets à tousser, puis répète mon prénom.

— Oui, oui, je me souviens, répond-il en tendant son index dans ma direction.

Vert acide. Tous réunis. Une petite famille pour les quinze prochains jours.

À expérimenter Objectif Bonheur.

À nous fabriquer des souvenirs.

Si ça se trouve, on finira par devenir les meilleurs amis du monde, avec groupe WhatsApp et week-ends en camping, histoire de raviver notre passé commun. Je m'y vois déjà. Ma mère a peut-être raison quand elle affirme que ce séjour me sera bénéfique.

Je crois que je suis en train de reluquer Finneas. Mieux vaudrait que j'arrête, si ce n'est que j'aperçois l'ombre bleuâtre d'un hématome à la naissance de ses cheveux. Il n'avait pas ça hier. Je m'entends lui demander s'il va bien. Quand il me toise, une chaleur picote ma peau.

— Oui, affirme-t-il sans me quitter des yeux. Et toi ?

Quoi ?

Eleanor m'empêche de répondre en reprenant la parole.

— Évite d'être en retard, à l'avenir, grogne-t-elle en rajustant l'une de ses barrettes. Un de nos coéquipiers a déjà l'estomac fragile (elle me toise), inutile de nous encombrer en plus d'un absentéiste.

Finneas se mord la lèvre comme s'il ravalait une réplique. Eleanor pousse la porte de la salle numéro 12 à l'instant même où l'horloge indique 14 h 30.

À l'intérieur se trouvent deux Salopettes. L'une d'elles est Antiseptique, l'autre une petite bonne femme aux boucles brunes soyeuses et aux joues roses qui fait penser à une peluche. Entre eux, le contrôleur en costard de la vidéo. L'expert en exercices physiques. Fernsby.

Debout derrière une longue table, contre le mur du fond, tous les trois sont en doudoune.

Bizarre.

Au milieu de la pièce, juché sur un support métallique, il y a un grand seau en plastique de la taille d'une poubelle. Drôle de truc. Je me demande s'il s'agit d'une espèce d'installation d'art abstrait. Eleanor, Ash et moi hésitons sur le seuil, un peu hébétés. En retrait, Finneas fixe le sol.

— Bienvenue à vous, vert acide. Avancez, je vous prie.

Fernsby a un accent snobinard et n'a pas daigné relever la tête de sa tablette.

Nous obtempérons.

— Je serai l'un de vos principaux contrôleurs. Nous vous avons associés car nous avons estimé que vos profils respectifs étaient susceptibles de mettre en valeur des traits de caractère positifs chez chacun de vous quatre. Je ne doute pas qu'il sera fascinant d'observer votre évolution commune.

Avec un reniflement discret, Eleanor jette un coup d'œil dubitatif à Finneas.

— Votre première évaluation de groupe va commencer. Elle se nomme le Seau.

— Elle est super amusante, pépie Peluche.

Entre sa coiffure et le gilet qu'elle porte sous sa salopette, elle a quelque chose de vaguement sophistiqué, ce que son regard inquiet dément. On dirait une prof remplaçante jetée dans l'arène.

— Il s'agit de découvrir les bases de la vie humaine, reprend Fernsby. L'eau et la nourriture sont au cœur de notre bien-être.

Le Dr Stone croit aux bienfaits d'une thérapie reposant sur la résolution des difficultés. Nos capacités d'adaptation sont un élément vital de notre progression. Vous devrez considérer les problèmes auxquels vous vous heurterez au cours de votre existence comme des défis et non comme des obstacles. Les règles sont très simples : votre tâche est de conserver autant d'eau que possible à l'intérieur du seau durant les vingt prochaines minutes.

Il désigne l'objet de l'exercice, et je remarque alors qu'il est percé d'une quinzaine de trous de tailles différentes qu'obturent des bouchons en liège attachés à des ficelles.

— C'est simple comme bonjour, enchaîne Fernsby. Vous avez compris ?

Personne ne moufte. Antiseptique nous regarde par-dessus sa tablette.

— Je suis désolée, murmure Ash en levant la main. Juste pour que ce soit bien clair…

— Évitez que ça se vide ! piaille Peluche, les yeux presque exorbités.

On devrait sans doute la laisser s'y coller. Visiblement, elle en meurt d'envie.

— D'accord, acquiesce Ash, encore plus perplexe.

— Bien, opine Fernsby.

Sans attendre, il adresse un signe aux Salopettes, qui s'approchent et retirent les bouchons. *Pop, pop, pop.* Des geysers commencent à se déverser par terre.

Soudain, un klaxon retentit. Je sursaute, tandis qu'Ash pousse un cri étouffé.

Fernsby consulte sa montre, boutonne sa doudoune et s'assied, jambes croisées. Ses comparses le rejoignent. Peluche enfile des gants et un bonnet.

Le compte à rebours s'enclenche sur une horloge murale.

20 h 00.

19 h 59.

19 h 58.

Ce cauchemar est bien réel.

Dans la pièce, la température s'effondre d'un coup.

— Qu'est-ce que… balbutie Ash en rajustant son sweat-shirt.

Nous levons la tête. Des valves se sont ouvertes au plafond et projettent un air glacé droit sur nous.

Manquait plus que ça !

Eleanor se démène déjà, plaquant ses paumes sur deux des orifices. Les trois adultes l'observent et tapotent sur leur tablette avec frénésie. Quelque part dans mon cerveau résonne la voix maternelle : « Fais de ton mieux. »

— Bordel de Dieu, chuchote Finneas près de moi. Cet endroit est carrément zarbi.

Il recule.

L'eau s'accumule, de petits glaçons flottent à sa surface en direction de mes pieds.

— Vous comptez m'aider ? braille Eleanor.

Elle retire une de ses mains et la secoue, grimaçant quand la cascade l'inonde. Ses doigts sont marbrés de taches rouges.

— Hé oh ! insiste-t-elle.

Lindström a dit que j'avais franchi une étape prometteuse. Je recèle un potentiel de « promesses ».

— Sers-toi de ton sweat, je suggère en avançant. Tords-le et fourre-le dans les plus gros trous.

— Quoi ?

À présent, elle essaie d'utiliser le dos de ses mains. Ash l'imite. Je réfléchis tout haut :

— C'est une sorte de casse-tête. On doit remplacer les bouchons.

Retirant mon sweat-shirt, j'entreprends de le rouler. Merde, le tissu est trop épais. Mon tee-shirt sera mieux.

Je me retourne. Finneas boude dans son coin, bras croisés, le visage caché sous sa capuche. L'ignorant, je me déshabille en évitant de frotter ma cicatrice, puis je m'empresse de remettre mon sweat et d'en remonter la fermeture Éclair.

Ensuite, je roule mon tee-shirt en boudin et en fiche chaque extrémité dans un trou. Je m'écarte.

Ça a marché.

Ça a marché !

Ai-je gagné ?

Un coup d'œil dans le seau m'apprend qu'il est déjà plus qu'à moitié vide et que le niveau continue de baisser.

— Ça te gênerait de nous donner un coup de main, Finneas ? aboie Eleanor.

L'interpellé se met à faire les cent pas en se rongeant les ongles. Il ne cesse d'observer les adultes à la dérobée avec nervosité.

— Pas question, marmonne-t-il.

À la périphérie de mon champ de vision, je constate qu'Ash enserre le plastique entre ses bras. Je fais de même, la force de l'eau qui jaillit repousse mes mains. Le froid me donne l'impression qu'on m'enfonce des aiguilles dans la peau.

— Ça ne suffit pas, je constate.

— Non, tu crois ? râle Eleanor, les mâchoires frémissantes. Si *tout le monde* s'y mettait, aussi !

Elle a pris un ton de chef d'équipe.

— S'il te plaît, lance Ash à Regard Polaire.

Elle tremble de tout son corps, se tortille pour plaquer une de ses hanches contre un orifice gros comme une grappe de raisin.

Finneas ne bouge pas.

— Franchement, c'est quoi ton problème ? l'engueule Eleanor.

— Baisse d'un ton, l'avertit-il d'une voix calme.

— Il y en a trop ! gémit Ash.

— Tes chaussettes ! je crie.

— Hein ?

— Utilise-les comme bouchons.

Après un hochement de tête d'Eleanor, Ash s'écarte pour retirer ses chaussures. Aussitôt, des cascades de flotte gelée la trempent comme une soupe. Haletant, elle tousse, crachote, bat des bras puis se dépêche de plaquer à nouveau ses paumes sur le seau. Fernsby écrit un truc sur sa tablette.

— Comment on va s'en sortir ? souffle Ash.

Concentre-toi, Seb.

— Finneas ? je dis. Tu nous filerais ton tee-shirt ? Tu n'es pas obligé de t'approcher.

Il me fixe sans ciller.

Une décharge secoue mon corps.

Des yeux d'un bleu à la Bowie. Bleu électrique.

— Oublie-le, Seb, siffle Eleanor. Il nous fait perdre du temps. On est capables d'y arriver sans lui.

— S'il te plaît, j'insiste doucement. Contente-toi de me le passer, sans venir plus près.

Il rejette une mèche de son front.

— C'est débile, ronchonne-t-il avec colère.

— Absolument, j'admets en espérant que Fernsby ne m'aura pas entendu.

Je n'avais d'ailleurs pas l'intention de le formuler à haute voix. Ash gémit tout en continuant à s'acharner.

— On va réussir, je plaide. On a seulement besoin de toi, Finneas.

— Tu parles ! râle Eleanor.

Il soutient mon regard, et une sensation de picotement monte jusqu'à mes joues.

— OK, cède-t-il enfin.

Se tournant vers le mur, il se débarrasse de son tee-shirt, dévoilant son dos.

Un dragon tatoué crache du feu par-dessus son omoplate gauche.

Ses muscles se tendent quand il frissonne dans le froid.

Il remet son sweat-shirt. Le dragon disparaît.

J'inspecte le seau. Il ne contient plus qu'un quart de son eau, maintenant.

— Il ne va pas tarder à être complètement vide, commente Eleanor, qui, comme Ash, s'est adossée contre les rebords.

— Patience, je chuchote.

Roulant son vêtement en boule, Finneas me l'envoie. Le projectile passe juste à côté de ma tête, et je hume une vague odeur de renfermé et de déodorant. Je tente de l'attraper, rate mon coup.

Ce qui me vaut un reniflement réprobateur d'Eleanor.

— C'est OK, je l'ai.

Du pied, j'essaie de ramener le tee-shirt vers moi et dérape, manquant de tomber. De l'eau me coule dans le dos et s'infiltre dans mon pantalon.

Nom d'un chien ! C'est un calvaire.

Soudain, je sens une présence près de moi. Finneas se penche et me chuchote à l'oreille :

— Pourquoi cherches-tu à plaire à ces guignols ?

Il récupère le tee-shirt, entortille les extrémités et les fourre dans deux trous.

Je me redresse.

— Bien, lâche Eleanor sans le regarder. Que tout le monde protège ses mains avec ses manches, c'est moins douloureux. Oubliez les trous du haut, concentrez-vous sur ceux du bas.

Finn avance.

Il a l'air… bouleversé.

— Tu n'es pas obligé, je lui souffle.

Quand il me fixe, je distingue une brève expression sur ses traits. Difficile à déchiffrer. La confusion, l'échec, la souffrance – un mélange des trois peut-être ? Puis il écarte une mèche de son front et se colle aux dernières fuites.

— C'est bon, marmonne-t-il.

Il ferme les yeux. Ne tressaille pas sous l'assaut mordant du froid.

— Merci, Finneas, dit Ash au bout d'un moment.

— Finn, la corrige-t-il avec un hochement de tête.

Tous les quatre, nous nous plaquons contre le seau, membres entremêlés, bras étirés comme si nous priions quelque dieu aquatique bizarroïde.

Le flux ralentit, les cascades sont remplacées par des ruisselets.

Je pousse un soupir.

Le soulagement envahit le visage d'Ash, dont le nez goutte. « Quel bordel ! » articule-t-elle.

— Bien joué ! je crie, pour que Fernsby entende mes encouragements.

Ça tapote sec sur les tablettes.

Concentrée, Eleanor compte les secondes.

— Ça devrait le faire, diagnostique-t-elle.

Elle a raison.

Je consulte l'horloge.

05 h 23.

05 h 22.

05 h 21.

Les paupières closes de Finn frémissent.

Comment a-t-il récolté ce bleu ?

Eleanor ronchonne à propos de ceux qui se croient mieux que les autres. L'atmosphère est glaciale à plus d'un titre. Le groupe vert acide n'a pas brillé par ses talents de communication, mais ce n'est pas grave. C'est même mieux, car ça nous donne la possibilité de progresser. Oui, nous allons pouvoir travailler sur nos caractères incompatibles.

Plus que quatre minutes.

Les adultes ont cessé de prendre des notes. Bon ou mauvais signe ?

Mauvais, sûrement.

Qu'est-ce qu'ils attendent de nous ? De la complicité ?

Sans doute. Il faut que je tente d'établir un lien.

— Et si on profitait de la situation pour mieux se connaître ? je suggère.

Eleanor me couve d'un regard si méprisant que je me retiens de sauter dans le seau.

Ash me sourit avec un brin de pitié.

— C'est un peu compliqué de discuter en ce moment, répond-elle en claquant des dents.

— Ah, oui, pigé.

Mes bras sont complètement engourdis.

Est-ce que Shelly compte aller au pub, ce soir ?

Trois minutes.

Je me récite mentalement un maximum des paroles de « Hunky Dory ». Dans un instant d'égarement, je vais même jusqu'à en fredonner l'air pour ne plus penser au froid, sauf qu'Eleanor décrète que j'aggrave la situation.

J'ai l'impression que mon corps ne m'appartient plus.

00 h 03.

00 h 02.

00 h 01.

Klaxon.

Dieu soit loué !

— Ne bougez pas, le temps que nous mesurions le niveau de l'eau, annonce Fernsby.

Les Salopettes s'en chargent. Il reste peu de flotte. Quelques centimètres au mieux.

Tap, tap, tap font les doigts sur la tablette.

— Vous pouvez reculer.

Nous nous exécutons, et le seau se vide avec des glouglous minables.

J'ai mal partout.

— Bravo à tous ! je lance.

Personne ne m'écoute. J'agite les bras pour tenter de les réchauffer. Ash s'écroule par terre, hors d'haleine. Finn regagne son endroit préféré, contre le mur. Eleanor est raide comme la justice, à croire qu'elle n'éprouve rien.

Dans un cliquetis, les bouches d'aération se referment.

— Combien ? demande Fernsby.

— Deux cent cinquante-trois millilitres, répond Antiseptique.

— Je vois.

Fernsby nous observe en claquant de la langue. Il réfléchit. Impossible de savoir s'il est impressionné par la performance de vert acide.

— Il est intéressant de constater que vous n'avez pas tenté de remettre les bouchons en place, finit-il par dire. Mais l'idée des tee-shirts était divertissante.

Eh merde !

Je n'ose regarder Eleanor, mais je devine qu'elle est fumasse.

— Passons à la suite de l'évaluation.

Parce qu'il y a une suite ?

— Par ici, je vous prie.

Fernsby désigne une porte encastrée dans un mur que je n'avais pas encore remarquée. Sans vraiment piger ce qui se passe, vu que mon cerveau a désormais la consistance d'une vieille compote, je suis les autres dans une pièce adjacente. Au milieu trône une cage, au-dessus de laquelle une ampoule nue se balance doucement.

Finn recule.

La cage semble juste assez grande pour qu'on y tienne tous les quatre en se tassant.

— Entrez, nous invite Fernsby.

Aucun de nous ne bouge.

— Combien de temps ? demande Eleanor.

— Jusqu'à la fin de la journée.

— Pardon ? hoquette Ash.

Fernsby consulte sa montre.

— Un peu moins de cinq heures, en l'occurrence. Il s'agit d'un test d'endurance.

Antiseptique et Peluche nous rejoignent. Cette dernière tient une bouteille à moitié remplie de ce qui a l'air d'être l'eau du seau.

— Deux cent cinquante-trois millilitres exactement. Pour vous aider à tenir le coup.

Logique.

— Je vous avais bien dit que ce serait amusant ! ajoute-t-elle.

Finn longe les murs sans cesser de se gratter le crâne.

— Ce n'est pas si terrible, décrète Eleanor.

— Ça vous donnera l'occasion de jouer aux devinettes, renchérit Peluche avec un clin d'œil.

— Mais… objecte Ash en frissonnant. Je suis claustrophobe.

Elle affiche une mine terrorisée.

— Nous souhaitons observer votre capacité à gérer des situations difficiles, précise Fernsby.

Je perçois le tic-tac de la montre d'Antiseptique, lequel me scrute. « La solution de facilité n'est pas de mise », m'a-t-il prévenu dans les tournesols. Ses doigts s'agitent sur son bras, Eleanor contemple la cage.

— Moi, j'y vais, déclare-t-elle.

— Et si moi, je refuse, intervient Ash, ce sera considéré comme un échec ?

— Il n'est pas question de réussite ou d'échec, répond Fernsby.

— Alors, marmonne-t-elle, gênée, tête basse, je crois que je vais laisser tomber. Désolée, vous autres.

— Bien, commente Fernsby avec un coup sec sur sa tablette. Et vous, messieurs ?

Je regarde Finn, qui écarte ses cheveux humides d'une main tremblante.

Bon Dieu !

Cinq heures.

Les visages de mes parents m'apparaissent. Pleins d'espoir. Anxieux.

— D'accord pour tenter l'expérience, je dis.

— Non, murmure Finn, les yeux rivés sur la cage.

— Entendu, acquiesce Fernsby en inscrivant un truc sur son écran.

Avant que j'aie le temps de me raviser, Peluche entraîne Ash et Finn dehors. Je me glisse entre les barreaux, Eleanor derrière moi.

Antiseptique verrouille notre prison.

Tandis que l'ampoule luit faiblement au-dessus de nous, je ressens un petit élancement dans la clavicule.

6

ÉTERNITÉ

Du bout des doigts, je caresse la peau de ma main, où des sillons forment une sorte de quadrillage. Je repense à la séance de méditation de ce matin. J'inspire et expire aussi lentement que possible dans le but de calmer les palpitations de mon cœur. Rester zen. Vous voyez, j'apprends.

Le ventre d'Eleanor gronde. Se redressant, elle avale une gorgée d'eau avant de se rallonger. Je l'entends respirer, tout près de moi. Elle sent bon. Un arôme fleuri.

Depuis combien de temps sommes-nous ici ?

Deux heures. Un jour. Une éternité.

Dans la pénombre, mes pensées défilent, comme dans un film. Je me concentre dessus, histoire d'oublier l'engourdissement de mon corps.

Une fois, j'ai embrassé une fille.

Il serait exagéré d'affirmer que nous sommes sortis ensemble, mais il nous est arrivé de nous retrouver seuls dans une pièce à plusieurs reprises.

J'avais quinze ans.

Chloe me plaisait drôlement.

Je ne me rappelle pas comment nous avons fini par échanger ce baiser. Pas dans les détails, du moins. Elle me fixait comme si j'allais prendre l'initiative. Comme si elle *attendait* que je la prenne. Chacune de mes paroles déclenchait une expression sur ses traits qui, clairement, indiquait qu'elle ne m'écoutait pas mais se disait : « Putain, Seb, décide-toi ! »

Je me souviens de ce que le baiser a provoqué en moi. Même si c'est difficile à décrire.

Essayons.

Ça a un peu ressemblé à un épisode d'une émission de téléréalité que j'avais vu par hasard. Ma mère passe son temps à s'en gaver, bien qu'elle soutienne le contraire. À la suite d'un pari, un des mecs devait embrasser une nana qui le laissait de marbre. Quand il s'y est résolu, tout son corps s'est tendu, signifiant qu'il n'avait pas envie d'être là. Son corps le tirait dans la direction opposée, si bien qu'il se penchait, presque cassé en deux. Il gardait les mains dans le dos et pinçait les lèvres. Je n'oublierai jamais la force avec laquelle il serrait les paupières. À croire qu'il vivait un enfer. Lorsqu'il a rouvert les yeux, il est resté planté là, le regard dans le vide.

Puis une espèce de jubilation a envahi son visage.

Un soulagement. Il l'avait fait. Il avait réussi.

C'est ça que j'ai ressenti moi aussi.

Chloe me texte encore à l'occasion. Un jour, elle m'a demandé si je l'avais réellement appréciée. Aujourd'hui, elle a un vrai petit copain qui bosse comme mécanicien dans le garage de son paternel.

Une fois, j'ai également embrassé un garçon.

Ça a été plutôt différent du baiser avec Chloe. Première chose : quand on a eu fini, je n'ai pas éprouvé de soulagement. J'avais envie de recommencer. Deuxième chose : ma frangine m'a vu et l'a raconté à la Terre entière. Troisième chose, et pas des moindres : le type ne m'a jamais recontacté.

Mes doigts ont la texture de prunes talées, comme quand on nage trop longtemps. Je les serre. Ils sont insensibles.

Tout l'est.

Mes vêtements sont trempés.

Eleanor n'arrête pas de gigoter.

— Ça va ? je lui souffle.

— Bien sûr.

— Tu imagines, si on était quatre là-dedans ?

— Je n'en reviens pas qu'ils aient renoncé.

— Ouais, on aurait été plus au chaud.

— Non, râle-t-elle. Ça m'énerve, c'est tout.

Bien que je ne réponde pas, elle enchaîne :

— Je ne comprends pas ceux qui n'essaient même pas.

Mon coccyx est plaqué contre un barreau, et une douleur fulgurante descend le long de mes jambes.

— Chacun son truc, je plaide. Tout le monde ne tient pas forcément à réussir une épreuve d'enfermement.

— En tout cas, je suis certaine qu'ils auront une mauvaise note.

Pardon ?

— Qu'est-ce que tu veux dire ? je murmure. On ignore ce qu'ils écrivent, j'ajoute en désignant de la tête les trois tablettes qui luisent dans l'obscurité. Si ça se trouve, c'est aux deux idiots qui ont accepté le défi qu'ils flanquent une sale note.

Elle bouge un bras et se cogne.

— Aïe ! (Elle plaque sa paume sur sa bouche pour étouffer son cri, puis secoue son bras.) C'est le problème de notre génération. Aucune ténacité. Tout le monde opte pour la solution de facilité. Ça me rend dingue. Ash est claustro, donc je comprends. Mais ce Finn, c'est un loser absolu… (Elle s'interrompt, pour respirer un bon coup.) Quoi qu'il en soit, c'est toi et moi qui récolterons tous les lauriers.

À part mes parents, je n'ai jamais entendu quelqu'un parler comme ça.

— Dans quelle chambre es-tu ? me chuchote-t-elle.

— Euh… la 75.

— Pas étonnant.

— Comment ça ?

— Plus on se rapproche de la 1, meilleur on est.

Sur ce, elle me tourne le dos.

— Hein ?

Silence.

Le temps s'écoule, indéfinissable. À un moment, nous épuisons notre réserve d'eau.

Ma vision se brouille, je tombe dans une sorte de stupeur et me roule en boule. Je tremble de tous mes membres de manière incontrôlable. Je m'efforce de ne pas réfléchir à ma vie, à la façon dont j'en suis arrivé là. Je dois somnoler par à-coups, car je suis en train de danser avec David Bowie lors d'un bal masqué quand un klaxon retentit et que les lumières se rallument avec une violence qui me transperce les rétines. Je me cache le visage entre les mains.

Eleanor est déjà accroupie, prête à se lever.

Fernsby se tient devant la porte.

— Réjouissez-vous, votre évaluation est terminée.

Il me sourit et hoche la tête, comme un prof fier d'un élève qui a brillamment réussi un examen. Ou pulvérisé un record sportif.

— Regagnez vos chambres. Dépêchez-vous. Reposez-vous, vous le méritez.

Nous sortons en frissonnant dans le couloir brillamment éclairé.

Dans ma piaule, j'ai du mal à avaler ma soupe brûlante, tant mes doigts tremblent.

Je regarde le réveil.

20 h 04.

Soudain, l'écran s'éteint. Posant ma cuillère, je m'apprête à secouer l'appareil, lorsqu'une inscription s'affiche :

Attention, Sebastian... votre puce nous indique que votre corps est en hypothermie. Il est temps que vous preniez une douche bien chaude. ☺

Je m'empresse de finir mon repas, retire mes vêtements trempés et les suspends au radiateur. Sous le jet d'eau, je me détends peu à peu.

Enfin un peu de chaleur, bordel !

Les cinq dernières heures s'estompent. La flotte s'engouffre dans la bonde, souillée par la saleté qui se mélange au savon. En haut de mon torse, le point de suture est encroûté de sang noirci. Sous la peau, un petit flash vert clignote par intermittence.

Tout ça est un brin… comment dire ? Complètement taré.

Il n'empêche, je progresse. Je suis porteur de promesses.

C'est la première fois de ma vie. À ma connaissance.

Quelque part dans mon cerveau résonne la voix de ma mère. « Tout va bien, Seb. Arrête de te prendre la tête. »

Je reste sous la pluie de la douche jusqu'à en avoir les épaules écarlates. Je me sèche puis essuie la buée sur le miroir et contemple mon reflet. Mes cernes sombres semblent tirer mon visage vers le bas.

Beurk.

Je détourne le regard, attends que la glace s'embue à nouveau, puis me brosse les dents. Ensuite, j'avale mon cachet, m'enroule dans la couverture et m'assieds sur le lit.

Me revient soudain en mémoire la réaction de mon père lorsque je lui ai annoncé que je ne voulais pas jouer dans l'équipe de foot locale. Sa réelle inquiétude pour mon « développement ». Sa déception quand il a dit : « Ne te bile pas, on te trouvera un sport dans lequel tu seras bon. »

Si ça se trouve, Objectif Bonheur va être ce dans quoi je suis bon.

Je suis réveillé par un fracas.

Une porte qui claque. À l'extérieur. Un gars qui braille.

Je me redresse. Dans le noir, je n'y vois rien.

Silence.

Peut-être un mauvais rêve. Peut-être…

Des pas dans le couloir.

Quelqu'un court.

Me levant, je gagne la porte sur la pointe des pieds. J'entrouvre le battant, inspecte les alentours.

Au loin, des ombres. Un éclat jaune. Des gens qui entrent dans une chambre. Impossible de les dénombrer.

— Sortez-moi de là ! hurle une voix.

Je pousse la porte un peu plus.

— C'est un cauchemar, Finneas. Essayez de vous calmer.

Lui.

Regard Polaire.

Mon ventre se noue.

— Non. Non !

— Ça suffit, maintenant, Finneas ! Au lit !

Une silhouette en jaune se retourne et commence à remonter le couloir au petit trot, dans ma direction. Je me calfeutre sans bruit, le cœur battant, envahi par la peur.

La peur de quoi ?

Je regagne mon lit, tire la couverture sur ma tête.

Les bruits étouffés se poursuivent. Un cri de détresse. Un autre de révolte.

Je ne sais pas combien de temps ils mettent à s'arrêter.

Ils finissent par le faire, cependant.

7

CECI EST MA TÊTE

La chanson débile retentit.

5 heures et demie. Le goût aigre de la fatigue s'attarde sur ma langue.

Me tirant du lit, j'ouvre la porte. L'écran me salue d'un bip.

Bonjour, Sebastian. Prenez votre petit déjeuner et rendez-vous à la chambre 32.

☺

32. Voilà qui me rapproche de la 1. Quels ont été les mots d'Eleanor, déjà ? « Plus on se rapproche de la 1, meilleur on est. »

À mes pieds, des céréales, des tranches de melon et un yaourt. Ma mère validerait les repas qu'on me sert. Non que j'aie mon mot à dire. Elle a souvent souligné que mon instinct me poussait vers de la nourriture beige. Ici, les couleurs sont plus variées.

Je suis affamé, soudain. J'engloutis mon plateau, défais le lit, l'essuie avec des lingettes, puis m'empare de mon survêtement, à présent sec. Une fois habillé, je sors dans le couloir.

Ce matin, il est un peu plus animé qu'hier. Tournant à gauche, je le remonte, croisant d'autres ados en vert qui se dirigent vers leur nouvelle chambre.

L'un d'eux raconte qu'il s'en est super bien sorti lors des évaluations de la veille. Son contrôleur a interrompu l'équipe et l'a prié de montrer sa technique à ses potes. Il s'en est senti gêné mais aussi ravi d'aider. Un type lui demande de quel exercice il s'agissait, quand une Salopette leur ordonne de la boucler. Une fille explique qu'elle a été ultra satisfaite de la séance de méditation. Ce qui ne l'a pas étonnée, car elle a de l'entraînement, vu que sa mère est coach personnel.

— Ces trucs, ça me dépasse, ronchonne timidement un garçon.

L'engeance de la coach hausse les épaules et poursuit son chemin.

D'autres marchent la tête baissée, l'air d'avoir honte d'eux-mêmes.

Je n'entends parler ni d'un seau, ni d'une cage.

— Bravo à tous pour vos premiers exercices ! nous félicitent les Salopettes sur notre passage.

Un type apostrophe l'une d'elles :

— C'est une blague ? J'ai refusé d'entrer dans cette connerie de labyrinthe de cristal.

— La frustration est une émotion humaine parfaitement respectable, acquiesce l'interpellée. Ne vous laissez pas submerger par elle, acceptez-la. Ça ne dépend que de vous.

Interloqué, le gars la contemple un instant puis, en soupirant, repart dans le couloir.

La chambre 32 est bien plus vaste que la 75, avec sa grande fenêtre. Il y a même un fauteuil. Tout est blanc et étincelant. La douche à l'italienne est immense. J'ai l'impression d'être en vacances dans un hôtel de luxe à Ibiza.

Ça me défrise de l'admettre, mais Eleanor avait raison. C'est cool.

L'écran remet ça :

Bonjour, Sebastian. Merci de rejoindre l'équipe vert acide dans la salle d'évaluation numéro 18 à 10 heures. Nous ne tolérons pas de retard à Objectif Bonheur.

☺

Eleanor est déjà là quand j'arrive, en train de s'étirer. Identique à elle-même, fraîche et reposée, embaumant les fleurs sauvages.

— T'as une sale gueule, me dit-elle.

Parfois, un simple bonjour suffit.

— Oui. La journée d'hier a été rude.

— Je l'ai trouvée super.

Tu m'étonnes.

— Prêt pour aujourd'hui ?

— Je crois. Et toi ?

— Toujours prête !

Bon sang ! Cette fille me fout les jetons.

— Où sont les autres ?

Avant qu'elle ait le temps de me répondre, l'horloge indique 10 heures, et le battant pivote, dévoilant Mme Manning en personne qui nous accueille, les bras grands ouverts.

— Bonjour, Sebastian et Eleanor. Entrez.

Elle porte un strict tailleur noir. Malgré la formalité de ses paroles, je distingue une certaine chaleur sous les pattes d'oie fines qui encadrent ses yeux gris.

— Dépêchez-vous de rejoindre vos coéquipiers, s'il vous plaît.

Ash et Finn sont en effet déjà là.

Au centre de la pièce, quatre chaises en plastique blanc équipées de tables à abattant sont installées en cercle. Sur chaque bureau sont posés une feuille de papier et un crayon. Dans un coin, Ash nous adresse un regard d'excuse, sans doute rapport à la culpabilité qu'elle éprouve de nous avoir laissés tomber hier lors de l'épreuve de la cage. Je lui souris pour signifier que ce n'est pas grave, mais Eleanor me flanque un coup de coude comme pour m'interdire de l'encourager.

Près de la fenêtre, Finn contemple le terrain de sport et, au-delà, la masse des arbres qui s'étend jusqu'à l'horizon. Je traverse la salle d'un pas aussi nonchalant que possible et regarde des Salopettes qui patrouillent sur la piste de course.

Finn ne dit rien.

L'hématome sur son front a foncé.

La fatigue tire ses traits.

Il a fourré ses mains dans les poches de son sweat-shirt. Il émane de lui une espèce de… radiation. Une énergie. Il paraît à la fois pensif et… en colère ?

Si Shelly était là, elle saurait décrypter son attitude.

Je manque de lui confier que, moi aussi, je fais des cauchemars. Je m'en abstiens. Devinant que je le fixe, je me détourne.

Antiseptique est arrivé. De même que Peluche. Sans surprise, ils sourient de toutes leurs dents. Ils nous saluent, et Peluche arque un sourcil avec enthousiasme. Manning se place au milieu de la pièce.

— Si vous voulez bien ?

Nous nous asseyons, sauf Finn, qui ne bronche pas.

— Finneas ? insiste Manning au bout d'un instant.

— Je suis très bien où je suis, merci.

— S'il vous plaît, Finneas, tente Peluche. Nous sommes ici dans un lieu de tolérance et de bienveillance.

— Vraiment ? rétorque-t-il en la dévisageant avec intensité.

Elle ne réussit pas à soutenir son regard. Manning pose une paume sur son bras.

— Ne vous en faites pas, Barbara.

Parce que, évidemment, tel est son prénom.

— S'il se sent plus en sécurité là-bas, qu'il y reste.

Je n'ai pas besoin de me tourner vers Eleanor pour percevoir qu'elle fulmine.

— Aujourd'hui, enchaîne Manning, nous allons pratiquer un exercice simple mais d'une utilité merveilleuse. La thérapie par le dessin.

Oh que non ! Merci bien.

Finn ricane.

Ash lève les yeux au ciel.

— L'art est susceptible de puiser dans notre inconscient et de nous aider à partager nos émotions lorsque nous avons du mal à les verbaliser. Commencez par dessiner ce à quoi ressemble le bonheur, pour vous. Vous avez cinq minutes.

Je contemple ma feuille blanche.

— C'est parti !

Déjà, les mines de crayon crissent sur le papier.

Je suis tellement occupé à observer Finn en douce que, quand Manning reprend la parole, je me rends compte que j'ai gribouillé ma version du bonheur sans y prêter attention. Lorsque je vois le résultat, j'essaie aussitôt de le dissimuler sous mon coude. Avec un peu de chance, on aura le droit de brûler nos œuvres en un geste libératoire ou je ne sais quoi.

— Le délai est écoulé. Montrez-nous ça.

Merde.

— À vous, Eleanor.

Cette dernière se lève.

— Mon dessin est à appréhender en deux parties, explique-t-elle d'une voix extrêmement satisfaite d'elle-même. Là, c'est moi, qui viens de remporter un trophée. Comme vous le voyez, je suis sur la plus haute marche du podium.

Du doigt, elle indique une fille très bien esquissée. Les deux silhouettes bâton occupant la deuxième et troisième place pleurent.

— Mais, ainsi que vous le voyez là, je remets mes gains à quelqu'un d'autre.

Elle s'est littéralement dessinée en train de tendre un billet de dix à une personne.

— Être en mesure de donner à autrui, de soutenir les moins chanceux que moi, voilà qui me rendra vraiment heureuse. C'est ce que je veux.

Si elle pouvait saluer, elle le ferait. Je note qu'elle s'est représentée avec un regard un peu dérangé. La ressemblance avec la réalité est frappante.

— La générosité est essentielle dans la quête du bien-être, acquiesce Manning. Très bien, Eleanor. Ashley ?

— Euh… oui, marmonne celle-ci en brandissant sa feuille d'un air penaud. C'est plutôt abstrait. Je suis avec ma famille. Dans une espèce de champ… Une sorte d'Eldorado, je suppose. Avec des fleurs. Les tulipes sont les préférées de ma mère. Tout est calme. Le soleil brille… (Elle s'interrompt une seconde.) Désolée, c'est assez basique.

— Ça me plaît, Ashley. J'aime l'énergie qui en émane. Bien joué.

Ash a un sourire contraint.

— Sebastian ?

Lentement, je me lève et montre mon chef-d'œuvre.

— Je constate que vous avez… Est-ce vous ? Votre… votre *cerveau* ? Auriez-vous l'amabilité de vous expliquer ?

Contemplant mon dessin, j'ai soudain envie de le rouler en boule, de l'avaler et de m'enfuir.

— Ben, oui. Ceci est ma tête. Mon cerveau. C'est le bazar, dedans. Un nuage noir annonce un orage. Un corbeau. Et ça…

Oui, je crois bien que ce sont des cafards, un arbre mort et… Euh… Un fil de fer barbelé.

Qu'est-ce que j'ai foutu, bon sang ?

— Mais vous voyez, le bazar tombe par terre.

Imitant Eleanor, je tends le doigt comme si j'étais un conférencier.

— Donc, ceci est votre cerveau qui tombe de votre tête ?

Manning me couve d'un regard où se mêlent pitié et fascination.

— Euh… Je crois, oui. (Je tente d'alléger l'atmosphère.) Tous mes soucis disparaissent !

— Intéressant, commente-t-elle.

Elle marque une pause, nous la dévisageons.

— Dans leur idée du bonheur, Eleanor et Ashley se sont représentées avec d'autres personnes. Pas vous. Serait-il exagéré de ma part d'avancer que vous avez souffert de solitude ?

Tout à coup, je sens que Finn me scrute. Serait-il exagéré de ma part de me planter mon crayon dans l'œil ?

Ayant remarqué l'intérêt de Finn, Manning l'interpelle :

— Il est vraiment dommage que vous refusiez de participer, Finneas. Voyez un peu les formidables résultats auxquels nous sommes parvenus.

Il ricane de nouveau, ce qui me donne l'impression d'avoir cinq ans.

— Grâce à cet exercice, nous avons appris des choses sur vos coéquipiers.

Il continue de me fixer.

— Oui, intervient Peluche. C'est très instructif.

— J'ai conscience que vos débuts ont été plutôt intenses, reprend Manning. Le professeur Fernsby m'a signalé que, durant la session d'hier, certaines anxiétés se sont manifestées. Comme nous allons travailler ensemble, j'estime que c'est le moment idéal pour débriefer et apaiser les tensions de façon thérapeutique. Il ne s'agit pas de juger. Ne vous sentez pas coupable ou honteux. Je vous invite à démarrer une discussion où tout le monde est l'égal de l'autre. Êtes-vous d'accord ?

Pour moi, ça roule. Pas la peine d'en parler. Alors, par pitié, fermez-la, vous autres.

Eleanor agite la main.

Je rêve !

— Oui, Eleanor ?

— J'aimerais juste vous remercier. J'ai déjà l'impression de beaucoup apprendre et de mûrir. Surtout après la journée d'hier. J'ai compris que j'étais capable de m'adapter à un environnement nouveau et de réfléchir rapidement. Et aussi que je suis prête à relever les défis auxquels nous serons soumis. Pour moi, il est positif que nous découvrions toutes les facettes de l'équipe. Ça ne pourra que nous rendre plus forts.

Bon Dieu.

— Merci, Eleanor, commente Manning avec un sourire.

Avant de se tourner vers moi.

Seigneur, non ! Non, non, non. Je vous en supplie, ne…

— Sebastian, vous avez quelque chose à ajouter ?

C'est bon. Je peux le faire.

— Euh, oui, bien sûr. Merci. Je…

Ne suis pas du tout prêt à ça. Souhaite que ça se termine le plus vite possible. Suis à court des mots dont j'ai besoin.

— Euh… je vous suis… reconnaissant.

Ça suffit ? Dites oui, s'il vous plaît.

— Nous apprécions la gratitude, Sebastian. Le Dr Stone y a attaché une importance particulière quand elle a élaboré son programme. La gratitude nous aide à nous ouvrir, à sortir de nous-mêmes, ce qui est forcément bénéfique à tout le monde.

Ouf !

— Ashley ?

Elle non plus n'a pas l'air d'avoir très envie de participer.

— Je regrette d'avoir été nulle hier.

— C'est oublié, Ashley ! lance Eleanor, incapable de tenir sa langue.

— Vous n'avez pas été nulle, lâche Antiseptique avec un sourire chaleureux. Il est normal que chacun de vous se cherche, à ce stade.

— Merci, Mark, approuve Manning. Bien que ce ne soit pas facile pour vous, nous sommes incroyablement fiers de la façon dont votre groupe participe à Objectif Bonheur. Mais creusons un peu. Soyons *analytiques*. En quoi auriez-vous pu faire mieux, Eleanor ?

Une lueur de surprise – très furtive – traverse les yeux d'Eleanor, qui, se ressaisissant, sourit et prend une mine réfléchie, comme si elle étudiait attentivement la question.

— J'aurais pu être plus sûre de moi, dit-elle. Il me semble que je devrais suivre mon instinct et prendre les rênes quand les autres tournent autour du pot.

« Tournent autour du pot » ? Carrément ?

— Certains membres de notre équipe ont besoin d'être dirigés, enchaîne-t-elle.

— Qui ? l'interrompt Manning.

— Eh bien, il est évident que Finneas doit comprendre… (Elle tord la bouche, comme si elle s'efforçait de trouver une formulation plus acceptable à ses idées.)… qu'il ne risque rien à participer.

Elle est douée, la vache !

— Pourquoi ça ?

— Il résiste. Il a peut-être peur.

— Dans quel sens ?

— Il donne l'impression de vouloir s'isoler. C'est idiot. Il est bon de rencontrer de nouveaux amis et de leur faire confiance.

— Ne parle pas à ma place, intervient-il sèchement.

Manning se tourne vers lui. Nous aussi.

— Si vous avez quelque chose à dire, Finneas, joignez-vous à nous. Ou, si c'est plus simple, dessinez vos émotions.

Silence.

Je déteste ça. Réellement. Je préférerais encore qu'on m'enterre vivant.

Ash nous sauve la mise :

— Il est sans doute nécessaire, avant tout, que nous apprenions à mieux nous connaître. Quand on y réfléchit, c'est sûrement une bonne chose que chacun de nous soit différent, non ?

— L'analyse est indispensable à notre développement. Que vous reprochez-vous à propos d'hier, Ashley ? Dans un esprit d'analyse, s'entend ?

— Bah… Je ne suis pas du genre leader. Je suis réservée.

Les doigts manucurés de Manning courent sur sa tablette.

— C'est mal ? marmonne Ash.

— Je n'aime pas ce mot. Demandons-nous plutôt si c'est *utile.*

— Euh…

— Ça ne l'est pas. Votre avis compte, Ashley. Soyez plus sûre de vous.

Ash essaie d'enfouir son visage sous sa capuche, comme si elle voulait se volatiliser.

— Ça n'est pas facile, poursuit Manning, mais c'est nécessaire à votre évolution. Pour grandir et changer, nous devons comprendre quels aspects de notre personnalité nous pouvons améliorer.

Sans crier gare, Finn déboule dans notre cercle. Si vivement que nous reculons sur nos chaises. Puis, comme s'il passait au ralenti, il s'assied, le regard rivé sur Manning.

— Merci, lâche-t-elle calmement.

S'emparant de son crayon, il se met à dessiner.

Nous l'observons.

Une flamme. Un dragon. Anguleux, tordu. Le dragon lui ressemble vaguement. Il crache du feu, et le mot « MENSONGES » s'inscrit dans le tourbillon incendiaire.

Il appuie si fort que la mine casse. Je sursaute.

— Et voilà, dit-il en tendant son œuvre à Manning.

— Intéressant, murmure-t-elle, imperturbable. Maintenant que vous êtes parmi nous, Finneas, pourriez-vous nous expliquer pourquoi vous n'avez pas participé à la dernière évaluation ? Ashley a évoqué sa claustrophobie mais, à ma connaissance, vous n'avez fourni aucune raison.

Cette fois, sa voix est tendue.

Silence.

— Vous le savez très bien, riposte-t-il. À cause de ce qui s'est passé avant.

Nouveau silence, plus long.

— Nous ne parlons pas de la séance de méditation individuelle, ici, Finn…

— Pas franchement thérapeutique, hein ? la coupe-t-il. Comment avez-vous réussi à mettre la main sur des détails que personne ne connaît ? Où les avez-vous trouvés, merde ?

— Qu'est-ce qu'il raconte ? me souffle Ash.

Je hausse les épaules.

— « Dans un esprit d'analyse », madame, c'est méchamment tordu, termine Finn, ironique.

Manning le contemple avec une expression indéchiffrable. Puis elle exhale et répond d'un ton calme :

— Encore une fois, Finneas, nous ne sommes pas là pour discuter des évaluations individuelles. Juste des séances de groupe. Vous et moi pourrons revenir sur votre méditation plus tard.

— Non merci, c'est bon.

— Très bien. Je crois qu'une pause vous ferait du bien.

— Une pause ? s'esclaffe-t-il en se levant.

— Monsieur Blake, s'il vous plaît, calmez-vous, tente Peluche. Nous essayons de vous aider. Personne ne tient à vous voir dans cet état.

— Quel état ? Lequel ? Ne me dites pas que vous ne kiffez pas, là. Vous adorez ça ! Vous adorez rendre les gens dingues ! (Finn hurle et se tape le front avec l'index.) Ce n'est pas ça que vous cherchez ?

Il attrape sa chaise et la balance dans la fenêtre. Sous l'effet du choc, des bouts de plastique blanc s'éparpillent partout. Ash pousse un petit cri.

— N'est-ce pas ce genre de gestes que vous avez envie de voir ? Je vous en donne pour votre argent, non ?

— Comme vous le constatez, dit Manning en tendant lentement une main dans sa direction, Finneas vit une journée difficile. Vos coéquipiers sont là pour vous, Finneas. N'est-ce pas, vous autres ?

Nous acquiesçons avec un bel ensemble. Oui, oui.

— Tout le monde ici a ses propres soucis, Finneas. Vous devez vous en remettre à notre programme. Nous sommes là pour vous.

Finn est adossé au mur, maintenant, pareil à un animal acculé prêt à bondir.

— J'exige de la rencontrer, halète-t-il. Stone.

— Ce n'est pas comme ça que ça fonctionne.

— Sait-elle seulement comment ça fonctionne ?

— Bien sûr. Il s'agit de son idée.

— Je veux la voir.

— Impossible.

— Pourquoi ?

— Votre comportement est vraiment regrettable.

Manning hoche brièvement la tête. Aussitôt, Antiseptique et Peluche s'approchent de Finn, qui, à l'instant où ils vont l'attraper, lâche un hurlement terrifiant.

— Non ! NON !

Il repousse Peluche, qui tombe par terre comme un sac, puis s'enfuit, des larmes plein les yeux. Manning lui emboîte le pas.

— Ne bougez pas, nous enjoint Antiseptique.

Depuis le seuil, j'observe Finn qui galope dans le couloir, poursuivi par Manning.

— Rentre, Sebastian. Tout de suite !

Antiseptique me tire à l'intérieur. Qu'est-ce que…

— Nom d'un chien ! s'exclame Ash, une paume sur la bouche, les yeux écarquillés par l'affolement.

Eleanor aide Peluche à se relever avant de soupirer en nous dévisageant, à la fois choquée et sûre d'elle-même.

— Quand je vous disais que ce type est un homme des cavernes !

Peluche époussette ses vêtements avant de nous sourire.

— Eh bien, chevrote-t-elle, je crois que nous allons devoir débriefer ce débrief.

Elle rigole. Elle est bien la seule.

Un bruit nous parvient de dehors. Nous fonçons vers la fenêtre. Finn est en train de filer vers les bois, traqué par deux Salopettes.

— Allons déjeuner, décrète Antiseptique, une main sur mon épaule. Ensuite, vous pourrez aller vous reposer dans l'espace détente. Vous en avez assez fait pour aujourd'hui.

Je regarde le dragon de Finn qui gît, froissé, sur le sol.

8

ABEILLE OUVRIÈRE

Le mec qui a conçu le bâtiment a franchement démontré ses « facultés d'adaptabilité » quand il a imaginé l'espace détente. Lequel est blanc, immaculé et étincelant, comme tout ici. Même les fauteuils ont l'air durs et glissants. Du coup, nous avons choisi de nous vautrer sur de gros coussins.

Dehors, le soir tombe. Toujours aucune nouvelle de Finn.

Antiseptique est perché sur un tabouret pivotant dans un coin de l'espace pas-si-détente-que-ça. Il y a un billard (blanc) et une bibliothèque remplie de livres (blancs). La cerise sur le gâteau, c'est un petit chariot de glacier avec auvent rayé rouge et blanc. Peluche est postée sous un panonceau qui proclame : « Un cornet ? Parfums à gogo ! Rien de tel pour s'éclater ! »

Un brin *too much*, mais c'est l'intention qui compte, j'imagine.

Eleanor jacasse comme une pie. D'après elle, nous devrions porter plainte ou, au moins, « encourager vigoureusement » Finn à quitter notre groupe. Elle a repéré d'autres mecs qui conviendraient mieux à l'équipe vert acide.

— Je ne crois pas qu'on ait le droit de faucher des membres aux autres formations, objecte Ash.

— N'empêche, ça vaut le coup d'essayer, ne serait-ce que pour nous débarrasser de cette brute. Franchement, il mériterait qu'on le pique.

Sur ce, Eleanor fonce vers une étagère où sont posés des jeux de société, afin d'en dresser l'inventaire.

— Bizarre, non ? me souffle Ash quand la bonne élève est trop loin pour nous entendre.

C'est le mot.

— Oui, je trouve qu'elle exagère.

— Non, je parlais de cet endroit.

— Les débuts, dans ce type de projet, sont toujours difficiles, je pérore.

Comme si j'étais un expert en la matière.

— Mouais.

Ash tortille une mèche de ses cheveux. À cet instant, Eleanor nous fait signe, sans même tenter de cacher sa jubilation face à la perspective de nous battre aux échecs – elle vient de trouver un plateau.

— On pourrait organiser un tournoi entre nous et noter nos scores, histoire d'entretenir notre esprit de compétition pendant les moments de repos, décrète-t-elle avec une voix de sergent recruteur.

— Ce n'est pas comme s'il y avait grand-chose d'autre à faire, marmonne Ash.

Elle rejoint Eleanor avec un soupir résigné. Comme mes bonbons me manquent, je m'approche du chariot à glaces.

Ça fait un sacré moment, maintenant. Où est Finn ?

Il est peut-être parti. À moins qu'on l'ait mis à l'isolement. Pour qu'il se calme. Ou alors, Lindström lui donne une séance de thérapie personnelle. Oui. Ils doivent être préparés à ce genre d'incident. Avoir du personnel spécialisé, un truc comme ça.

Qu'est-ce que Lindström a bien pu lui montrer pendant sa méditation ?

— Une garniture ? me propose Peluche en piochant une grosse cuillerée de sorbet bleu. Elles sont toutes faibles en calories.

Je n'avais pas vraiment besoin de cette précision.

Si ça se trouve, Ash a raison. Ce programme est bizarre.

— Non merci.

Voir Finn hurler et pleurer m'a ébranlé. Tout à coup, il a eu l'air très… jeune. Tel un petit garçon. Avec ses paupières gonflées et ses joues rouges.

— Parfum bubble-gum, pépie Peluche. Miam, miam !

Elle dépose la boule dans un cornet en sautillant presque. Se serait-elle gavée en douce de glace, histoire de se remettre de ses émotions ? M'emparant de mon cône, je passe devant les filles. Ash semble m'appeler au secours. Eleanor est en train de dessiner un tableau des scores. Je choisis d'aller sur le balcon.

— Bonne partie ! je lance.

Ash m'adresse un regard mauvais. J'ouvre la baie coulissante, le froid m'assaille aussitôt. J'observe les arbres qui, dans le crépuscule, virent au noir.

Où est-il ?

Je remarque une volute de fumée, hume une légère odeur de feu de bois. Le filet gris sort d'une cheminée qui émerge de la canopée. Est-ce là qu'elle vit ? Stone ? M'appuyant au garde-corps, je respire à fond, inhale les saveurs boisées.

Pour mon quinzième anniversaire, Shelly a décidé que ce serait chouette de passer la nuit à la belle étoile. Équipés de nos duvets et de bouteilles de cidre, on s'est rendus dans la forêt près de l'échangeur de l'autoroute. Elle m'avait proposé d'inviter d'autres personnes. Pour que ce soit marrant, un peu comme une fête en pleine nature, où je pourrais montrer aux gens ma véritable personnalité. Moi, ce que je voulais, c'était juste qu'on picole tous les deux en écoutant de la musique sur ma nouvelle enceinte.

On a emprunté le grand tapis en fausse peau de tigre de ma mère, on a acheté des boîtes de biscuits apéro et des paquets de guimauve. On s'est déniché un endroit un peu isolé mais pas trop loin de la route, des fois qu'on soit obligés de se sauver à la va-vite face à un éventuel danger. On a allumé un des barbecues jetables du père de Shelly.

On a picolé en dansant sur *Blackstar*, de Bowie. Puis Shelly m'a fait écouter des chansons qu'elle aime, un brin larmoyantes et graves. J'ai dit qu'elles étaient super émouvantes, ce à quoi elle a répondu qu'elles me correspondaient parfaitement. Pour la première fois, elle m'a interrogé sur les garçons qui me plaisaient. Je lui ai rétorqué que personne ne me plaisait.

Là-dessus, j'ai démontré qu'elle avait vu juste quant à mon émotivité en me lançant dans un discours interminable et animé d'une ferveur tout alcoolisée (selon ses termes) sur ce que devait être, à mon avis, l'amour. Qu'on l'identifiait tout de suite, parce qu'il était *physique*, comme un rhume ou la grippe, une bonne grippe carabinée. J'ai précisé que je n'avais encore jamais ressenti ça.

Sauf pour Bowie.

Elle a précisé que Bowie ne comptait pas.

J'ai objecté.

À un moment, j'ai vomi dans mon sac de couchage. Le réveil, au matin, a sûrement été une de mes expériences les plus glauques.

Clac.

Dans mon dos, la porte coulisse. S'ensuit le bruit inimitable d'une allumette qu'on gratte.

Je me retourne.

Il est là.

Revenu de sa fugue.

Regard Polaire.

— Pardon, je lance en guise de bonsoir.

Il a rabattu sa capuche, de sous laquelle pointent ses cheveux humides. Il porte des mitaines. On dirait qu'il sort d'un magazine de mode.

Fais comme si tout allait bien, Seb. Parce que c'est le cas. Tout va bien.

— J'adore cette odeur, je risque. (Il me dévisage.) Celle des allumettes. Elle est… je ne sais pas. Nostalgique.

Bravo, mon pote ! Tu en as beaucoup, des comme ça ?

Il ne m'a peut-être pas entendu, car il ne répond pas, se bornant à venir près de moi, contre la rambarde. Il tire sur sa cigarette.

Je scrute les arbres, le bas de la colline. Une tension monte de mon ventre jusqu'à ma gorge. Comme un petit oiseau qui agiterait les ailes pour tenter de s'échapper. La présence de Finn s'impose à moi.

Sa respiration.

Son corps.

Inutile de reparler de ce qui s'est passé pendant la séance de thérapie par le dessin. C'est oublié, à présent. Lui-même ne l'évoquera pas.

— Apparemment, j'ai certains trucs à régler, lâche-t-il.

— Pardon ?

— Tout à l'heure.

— Non, non. Tu as l'air d'avoir géré. Tu es… bien. Tu contrôles.

— On m'a ordonné de présenter mes excuses. Au cas où je t'aurais fait peur. Mis mal à l'aise.

— Oh, ce n'est pas la peine. Ce n'est pas le cas.

Je me retourne vers la fenêtre pour voir si on nous observe. Près du billard, Manning s'entretient avec Antiseptique.

— Ce n'était rien, j'ajoute.

— C'est ça, ouais.

— Enfin, pas rien. Juste… Pour moi, ce n'était rien. Je suis OK. Je m'en suis à peine rendu compte. Pour toi, peut-être que ce n'était pas rien.

De mieux en mieux, Seb.

Il inhale longuement la fumée de sa clope, tandis que j'en fixe l'extrémité incandescente. Les cernes de Finn accentuent le bleu de ses yeux. Je distingue l'ombre d'une repousse de barbe sur ses joues.

— Salut, les gars, ça roule ?

C'est Antiseptique, qui se tient soudain dans l'encadrement de la baie vitrée.

— Ça roule, je réponds.

Finn semble s'intéresser aux volutes qui s'échappent de la cheminée. Antiseptique approche d'un pas.

— Écoute, champion, tu ne devrais pas cloper.

J'ai noté qu'Antiseptique tutoie les garçons, alors que les autres Salopettes nous vouvoient.

Finn tire une grande bouffée, se retourne et lui balance la fumée en pleine figure.

— J'ai une vapoteuse, insiste Antiseptique. Je te la prête, si tu veux.

Finn le fixe sans ciller. Inexpressif. En souriant, l'autre lui tend ce qui ressemble à un gros stylo violet.

— Arôme tabac, explique-t-il. C'est mieux que rien.

Lentement, Finn s'empare de l'objet et le glisse dans la poche de son sweat-shirt.

— Je suis content que vous fassiez un peu plus connaissance, reprend Antiseptique.

Captant mon regard, il opine d'une manière qui dit : « Oui, bien, super bonne idée de copiner. » Puis il rentre, non sans lever un pouce dans notre direction depuis l'autre côté de la vitre. Finn se gratte le nez. Le vernis noir de ses ongles s'écaille.

Copiner. Oui, bien sûr.

— Tes gants sont chouettes, je marmonne. J'aimerais que ce genre d'accessoires m'aille. Un jour, j'ai essayé de porter un chapeau en feutre, mais ça ne l'a pas fait. Je me suis rabattu sur une casquette, et on m'a comparé à un gosse prépubère, alors…

Dieu tout-puissant ! Génial, Seb. Change de cap.

— Tu viens d'où ?

Avec décontraction, il remonte sa manche pour me montrer le tatouage qui orne son poignet droit, juste au-dessus de sa mitaine.

Une abeille.

— L'emblème de Manchester, je commente. L'abeille ouvrière.

Nos yeux se croisent, et les siens s'éclairent fugacement. Dans mon ventre, l'oiseau s'affole. Une des commissures de ses lèvres se retrousse. Est-ce un sourire ?

— Ouais. Comment le sais-tu ?

À cause du vieux feuilleton *Coronation Street*. Pas question de l'avouer, cependant.

— Je n'y suis jamais allé, mais j'en ai entendu parler. En 1992, Bowie a donné un concert au Hard Rock Café.

— Ah ouais ?

— Celui de Manchester.

Il opine.

— Il en existe un enregistrement. Sur YouTube. Pas de la méga qualité, mais écoute-le. Quand tu seras rentré chez toi. Ou quand tu récupéreras ton portable.

— Je n'y manquerai pas.

— C'est frais.

C'est le seul mot de jargon local que je connaisse. Je l'ai lu sur le compte Twitter de Noel Gallagher, et il m'a toujours plu. Il n'empêche, j'ai peur de l'avoir utilisé à mauvais escient. Finn se tourne vers moi, une étincelle d'amusement dans le regard.

— Frais ?

— Oui.

— D'accord. Je visionnerai ça, c'est clair.

— Oui, oui.

— Et toi, tu es d'où ?

— Moi ?

Ben oui, toi, espèce d'idiot !

— Euh… De Londres. Enfin, de pas loin. De Woking, plus précisément. (Bon Dieu, qui s'exprime comme ça ?) Désolé, je suis un peu…

— Bien élevé.

— Hein ?

— Bien élevé.

Génial ! Le mec idéal, c'est moi. J'ai un rire forcé.

— Non, pas vraiment. Je voulais seulement…

Je m'interromps. Nerveux. Naze.

Brusquement, je suffoque.

— T'inquiète, c'est bon.

Ah ouais ? Pour de vrai ?

— Il fait chaud, je marmonne.

Ce n'est pas vrai. C'est moi qui ai chaud.

— Alors, heureusement que tu as ça.

— Quoi ?

Il montre mon sorbet qui, à présent, a complètement fondu entre mes doigts.

— Ah, ça. Oui. Très efficace.

Il agite sa cigarette, dont la cendre tombe. Quand il recrache la fumée, il semble se détendre. Discrètement, j'essuie ma main sur le devant de mon sweat-shirt, si ce n'est que les fibres vertes s'accrochent à la substance collante. D'instinct, je veux lécher le tissu. Quand j'en sens la texture pelucheuse sur mes lèvres, je renonce et fais semblant de me gratter le menton.

— Ainsi, tu aimes Bowie, reprend Finn au bout d'un moment.

— Oh oui, depuis toujours.

— Intéressant.

Relevant la manche de son vêtement, la gauche cette fois, il dévoile un autre tatouage sur l'envers de son avant-bras. Un éclair. Dont les contours ont la forme exacte de celui qui figure sur la pochette de l'album *Aladdin Sane*. J'ai l'impression que le dessin s'arrache à sa peau pour me frapper en peine figure. Mon ventre se noue.

Impossible, Regard Polaire. Foutre non !

OK, Seb. Du calme. Du calme.

— Super ! je bafouille. Tu l'aimes aussi ?

— Oui. Depuis toujours…

Il m'adresse un clin d'œil complice. Si rapide qu'il pourrait ne jamais s'être produit. Comment un tout petit clin d'œil réussit-il à me mettre dans un tel état ?

— Ha !

C'est tout ce que j'arrive à sortir. Puis, d'une voix que j'essaie de garder ferme :

— Tu en as vachement. C'est cool. Comme ça, au lieu de répondre aux questions, tu n'as qu'à montrer tes tatouages. Ça te permet de fuir les conversations. Je devrais essayer.

Là, il sourit carrément. C'est clair. Je vois même l'éclat de ses dents. Est-ce grâce à (ou à cause de) moi ? Suis-je à l'origine de ce sourire ?

— Combien en as-tu ? j'enchaîne.

— J'ai perdu le compte.

— Ils me plaisent, en tout cas.

— Merci.

— J'imagine que tes parents ont eu leur mot à dire, hein ? C'est illégal, à notre âge.

Bordel ! Je crois entendre ma propre mère. Il ne relève pas. N'insiste pas, Seb.

— Ils doivent les adorer, dans ton bahut.

— Ouais, ricane-t-il en se grattant la joue. Ils les ont qualifiés de « répugnants ».

Je repense à Eleanor. « Il mériterait qu'on le pique. »

— Pas très sympa, je commente, tel le tombeur de beaux gosses que je m'imagine être.

— Je m'en fous. J'y suis habitué. Ces réactions me font même plaisir.

Silence.

Je sens qu'Antiseptique nous observe depuis l'intérieur de la salle.

— Je me demande ce qu'il y a dans le coin, j'enchaîne. On aura peut-être le droit d'aller y faire un tour un de ces jours prochains. Pour un exercice, par exemple.

— Regarde, répond-il en tendant le doigt.

Sur le sentier qui longe le terrain de sport, j'aperçois quatre ados en survêtement vert qui emportent ce qui ressemble à des outils vers la forêt. Deux Salopettes les accompagnent, et un contrôleur (Fernsby en long manteau noir) ouvre la voie. Ils marchent vite.

— Sûrement une séance de thérapie par la nature. Stone est très branchée nature…

— Tu y crois vraiment ? me coupe-t-il. Sérieusement, mec.

Il me dévisage. Avec intensité.

Comme s'il décryptait mon cerveau.

Mes idées embrouillées.

— Seb, insiste-t-il, tu sais bien qu'il n'y a pas…

Il se tait, fixe Antiseptique qui nous salue depuis l'espace détente.

Quoi ? Qu'est-ce que je sais ? Qu'est-ce qu'il n'y a pas ?

« Tout va bien ? » lit-on sur les lèvres d'Antiseptique. Finn lève le pouce. L'autre sourit. Finn pose ses doigts sur le garde-corps, grimace et les retire vivement.

— Ça va ? je demande.

Il ne répond pas, se borne à secouer la main et se retourne pour contempler l'équipe qui, à présent, s'enfonce dans la forêt.

— Je suis curieux de voir ce qui nous attend demain, je dis en m'efforçant de paraître impatient.

Le regard dans le vague, Finn ne réagit pas tout de suite. Puis il tressaille et écrase sa cigarette sur la rambarde, laissant un rond noir sur la blancheur immaculée. Il jette son mégot dans le parc, dans une volée de minuscules braises rouges qui s'éteignent rapidement.

— Moi aussi, finit-il par souffler.

Antiseptique tire la baie vitrée.

— Vous n'avez besoin de rien, messieurs ?

On n'échappe pas à ces foutues Salopettes.

— Je me sens mieux, lâche Finn, moins sombre. Merci.

— Si jamais, n'hésitez pas, insiste Mark, tout sourire. Nous sommes à votre service.

— Ai-je droit à une deuxième clope ? Ensuite, j'utiliserai votre vapoteuse.

Bien qu'il soupire, Antiseptique a l'air de se réjouir du changement d'humeur de Finn.

— Pas de souci. Pense juste à me rendre les allumettes quand tu auras fini.

Il rentre en refermant derrière lui. Finn tire son paquet et la boîte de sa poche.

— À plus, Seb, lâche-t-il en se fichant une cigarette dans le bec.

Sans me regarder. J'en déduis qu'il me faut partir.

— C'est ça. À plus.

Je regagne l'espace détente et, de mauvaise grâce, m'approche des filles. Eleanor me bat aux échecs deux fois de suite. Ash me confie qu'elle souhaite qu'on ait bientôt droit à des exercices physiques. Elle est bonne coureuse et se défend au saut en longueur. Elle fait partie de l'équipe d'athlétisme de son lycée.

La baie vitrée coulisse enfin, et Finn nous rejoint.

— Je tenais à vous présenter mes excuses, dit-il. Je n'avais pas l'intention de vous effrayer. Je vais m'efforcer de mieux me comporter, dorénavant. Nous formons un bon groupe, et j'ai conscience de la chance qui nous est offerte. Je compte m'en servir pour aider… Pour m'aider. (Il se tourne vers Peluche.) Merci pour votre compréhension et désolé d'avoir si mal réagi.

— Pas de souci, trésor. Nous sommes tous ici pour apprendre.

— Très bien, Finneas, le félicite Antiseptique.

— Tout va bien, dit gentiment Ash.

— Espérons que tu sois sincère, marmonne Eleanor sans relever la tête.

— J'y vais, il faut que je dorme, conclut Finn. Bonsoir.

Il tend sa main gantée, que je serre. Lorsqu'il me lâche, je sens un objet plat et rigide dans ma paume. Il hoche imperceptiblement le menton. Refermant les doigts, je les fourre dans ma poche.

— Bonne nuit, dit-il.

— C'est ça, réplique Eleanor en ralignant les pièces sur l'échiquier.

Il s'en va.

— Allez, une dernière, quelqu'un ?

— Ça marche, j'acquiesce.

Cette fois, je gagne.

— Je dois être fatiguée, commente-t-elle.

On nous annonce ensuite que nous devons quitter l'espace détente. Après avoir dit au revoir aux filles, je regagne la chambre 32, escorté par Peluche. Je ne cesse de vérifier dans ma poche que je n'ai pas perdu ce que m'a remis Finn.

Mon dîner m'attend sur le bureau. Des pâtes.

Assis, j'attends. Lorsque les claquements des portes dans le couloir cessent, je sors le morceau de carton. Un bout de paquet de cigarettes.

Je le déplie.

Quelques mots ont été tracés avec le bout brûlé d'une allumette.

On est coincés, Seb.
Je dois te montrer un truc.
Demain.
N'en parle à personne.

9

INFLUENCE POSITIVE

5 heures et demie.

Son écriture lui ressemble.

Anguleuse et peu soignée.

Dans la nuit, je me suis réveillé, terrifié à l'idée qu'on fouille ma chambre. Que cette fichue Misty resurgisse avec ses gants chirurgicaux et entreprenne de vider mes poches. J'ai donc fourré le mot dans une chaussette que j'ai enfilée avant de me rendormir.

Je dois m'en débarrasser.

J'ai pensé à l'avaler, mais je crois que seuls les personnages de films font ça. Du coup, je l'ai déchiré en mille morceaux et l'ai jeté dans les toilettes. J'ai tiré la chasse jusqu'à ce que tout ait disparu.

Je ne comprends pas trop ce que ce message signifie. Enfin, si. Mais je ne vois pas ce que Finn veut me montrer.

N'en parle à personne.

Je ferais sans doute mieux de me concentrer sur toutes les promesses que, d'après Lindström, je recèle.

On est coincés, Seb.

Dans le couloir, l'écran m'intime de me rendre à la chambre 29. À trois portes de là, seulement. Encore une fois, elle est légèrement plus grande que la précédente, est équipée d'un tapis doux et d'éclairages indirects. La fenêtre a de beaux volets. Assis sur le lit, je fixe l'horloge, en attendant que les chiffres se transforment en ordre du jour.

Les points de ma cicatrice me démangent.

Je songe à son tatouage d'abeille. À ses cheveux sous la pluie. À son vernis à ongles noir qui s'écaille.

Un jour, Shelly m'a reproché de toujours chercher ce qu'il y a de meilleur chez les autres. Une erreur, selon elle. Le pire des traits de caractère, même. Qui me mènera forcément au désastre. J'ai objecté que je tentais juste de comprendre. Elle m'a répondu que c'était l'histoire de ma vie, ayant grandi en me demandant ce que Jésus ferait à ma place. (Cette question existentielle a été inscrite dans mon carnet de correspondance et sur un bracelet que j'ai porté pendant une période non négligeable de mon enfance.) Elle a poursuivi en soutenant que la plupart des gens ne pensent qu'à eux et que je devrais être plus prudent. Quand je lui ai rappelé que c'était moi qui l'avais choisie comme amie et que, par conséquent, je ne pouvais pas être aussi nul à juger autrui qu'elle le prétendait, elle m'a rétorqué que c'était faux, que c'était ma mère qui m'avait obligé à lier connaissance avec elle.

En effet, maman m'avait recommandé de m'entourer de personnes très sûres d'elles.

L'écran de l'horloge devient noir. Puis :

Bonjour, Sebastian. Merci de rejoindre l'équipe vert acide devant le terrain de sport à 11 heures.
Prochaine évaluation de groupe : exercice de survie.
☺

Finn n'est-il pas tout bonnement un peu dérangé ? Je devine le commentaire qu'aurait ma mère à son propos : « Reste en dehors de ça. Tu te débrouilles bien. Il essaie juste de te détourner de ton but. »

J'admets que son message est un brin dramatique. Serait-ce une entourloupe ? Une sorte de mission sous couverture ? Comme ces jeux de rôle auxquels les amis de mes parents s'adonnent chez les uns les autres, à chercher un assassin imaginaire genre Cluedo ?

Oui. C'est forcément ça. Ça y ressemble. Non ?

On est coincés, Seb.

Une brusque bouffée d'angoisse me serre la gorge.

On frappe à la porte. Je me lève d'un bond.

— Je peux ?

Le battant s'entrouvre, laissant filtrer des arômes – sucre, pomme, orange… Un parfum cher. De chez Harrods, par exemple. Apparaissent ensuite des cheveux gris courts bien coupés.

Manning.

— Bonjour, Sebastian. Je dérange ?

— Non. Pas du tout.

Je me retiens de m'agenouiller ou de m'incliner.

— Parfait. Je prends juste des nouvelles de chacun. Je vous en prie, asseyez-vous. Comment ça se passe ?

— Ici ? Bien, bien.

Elle referme derrière elle. Je me pose sur le lit en baissant les manches de mon sweat-shirt et en lissant les plis de mon survêtement. Puis je plaque mes mains sur mes genoux pour avoir l'air d'un enfant sage. Manning me contemple par-dessus ses lunettes avant d'observer la pièce. Elle dégage une certaine solennité. Ses mouvements sont précis et réfléchis. Ce qui me retient, moi, de bouger. De parler. Par crainte d'être maladroit.

Croisant les bras, elle me regarde de nouveau. Soudain, je me sens à l'étroit.

— Vous trouvez vos marques, Sebastian ?

— Oui.

Je toussote, gigote, essaie de me détendre.

— Comment va votre…

Elle désigne sa clavicule.

— Oh, la puce ? Très bien. Aucun souci.

— Tant mieux.

— Oui. C'est incroyable, hein ? C'est comme si elle n'était pas là.

Silence. Faut-il que je me lève et que je lui fasse visiter la piaule ? Non qu'il y ait grand-chose à montrer, mais la vue est sympa, j'imagine.

— Je souhaitais vous parler de Finneas.

Je ravale une montée de bile.

— D'après Mark, lui et vous avez discuté, hier, sur le balcon de l'espace détente.

J'acquiesce lentement.

— Je suis ravie de l'apprendre. Il serait très utile d'entretenir cette relation. Que vous vous en serviez.

Quoi ?

— Pour le guider. L'encourager à s'investir. Vous n'ignorez pas qu'il rencontre des difficultés. Or nous ne voulons pas qu'il s'en aille. Pas avant d'avoir tenté l'expérience.

On est coincés, Seb.

— Le programme lui serait d'une grande utilité. Les personnes comme Finneas ont besoin d'une influence positive. C'est en partie pour cela que nous vous avons associés.

Une influence positive.

Moi.

Je croise les jambes, comme si je participais à un entretien vital et je m'efforce d'adopter une mine réfléchie.

— Oui, on a vaguement parlé…

— Sur le balcon.

— Oui.

Je suis conscient que je prends une voix un brin plus snob que d'habitude. Comme ma mère.

— Que vous a-t-il dit ?

— Pardon ?

— Comment était-il ?

— OK. Juste… Vous le connaissez.

Je la régale d'une grimace, genre : « Vous êtes au courant de sa dinguerie ! » Aussi sec, j'ai l'impression d'être un crétin. Elle émet un bruit dont le sens m'échappe, avant de s'approcher de la fenêtre et de regarder le terrain de sport. Elle paraît pensive, comme si elle ruminait quelque chose.

— C'est très beau ici, n'est-ce pas ?

— Grave beau.

Je m'exprime d'un ton assuré, parce que je suis convaincu que c'est ce que disent les gens lors d'une réunion comme la nôtre. S'agit-il d'une réunion, d'ailleurs ? Manning ressemble tellement à… une femme d'affaires. Genre qui dirigerait une banque en ville avant de regagner sa belle maison de campagne le vendredi soir, histoire de s'assurer que la piscine a bien été nettoyée pour ses invités du week-end.

Ses mains parfaitement manucurées, ses ongles en demi-lune. Son bracelet dont le fermoir a la forme d'une ancre avec une minuscule gravure sur le côté. Attention à ne pas trop la détailler. Je baisse les yeux sur mes pieds nus.

Sur mes chaussettes qui traînent par terre. Dans l'une desquelles le mot a dormi.

Le mot. Je l'ai bien jeté dans les toilettes, non ?

Et si elles l'avaient régurgité ?

Bon Dieu !

Se tournant vers moi, Manning s'adosse au rebord de la fenêtre. Je me trémousse, croise les jambes dans l'autre sens, m'appuie sur mon bras avec une décontraction feinte. Elle remonte ses lunettes sur son nez, l'air d'attendre que je reprenne la parole.

— Avez-vous des questions ? finit-elle par demander au bout d'un long moment.

— Euh, pas vraiment, non.

— Quelque chose à me confier ?

Merde ! Le message.

— Rien qui me vienne à l'esprit, là tout de suite, je lâche après avoir fait semblant d'y réfléchir.

Nouveau silence. Elle frotte ses ongles impeccables sur le revers impeccable de sa manche.

— Je crois qu'entretenir cette relation sera extrêmement positif, Sebastian. Pour tout le monde.

— Je comprends.

— Restez prudent, cependant. Je ne voudrais pas qu'il nuise à vos progrès. Votre cheminement est tout aussi important que le sien.

— Bien sûr. Mais je serai ravi d'aider, si c'est ce que vous souhaitez. S'il a de vrais problèmes.

— Merci. Vous faites preuve d'ouverture d'esprit, exactement ce que nous désirons. Le Dr Stone est très satisfaite de vous.

— Ah oui ?

— Je la tiens au courant tous les jours. Elle a à cœur de savoir si nos pupilles adhèrent au programme. Nous sommes là pour vous, Sebastian. Vous pouvez tout nous dire.

— C'est gentil.

— Vous avez de grandes qualités, Sebastian. Nous sommes très confiants. Continuez comme ça.

Un frisson secoue ma colonne vertébrale. Du plaisir, peut-être. « De grandes qualités. »

Manning patiente encore un peu, histoire de me donner une dernière occasion de lui parler. Quand je m'en abstiens, elle se dirige vers la porte.

— Bonne chance pour tout à l'heure, me lance-t-elle. Soyez courageux. Nous apprécions l'audace, à Objectif Bonheur.

Elle sort et s'éloigne dans un sillage de parfum onéreux.

Lorsque je me pointe sur le terrain de sport, les autres sont déjà là. Ma nouvelle famille dysfonctionnelle, vert acide, se caille les miches dans la brume. Je m'en approche d'un pas décidé, inhabituel chez moi. Antiseptique, Peluche et Fernsby sont là, tablette en main, emmitouflés dans d'épais anoraks jaunes. D'autres équipes s'éloignent dans les bois.

— Allons-y, décrète Fernsby après avoir consulté sa montre. On a du pain sur la planche.

Dissimulé sous sa capuche, Finn garde les yeux baissés.

« Influence positive. »

Il ne me regarde pas, ne semble même pas s'être aperçu de ma présence, ce qui me vexe un peu. Surtout après hier soir. Si ça se trouve, il ne pensait pas un mot de ce qu'il a écrit dans son message. Si ça se trouve, ce n'était qu'une blague.

Je me tourne vers l'immense bâtiment aux allures de vaisseau spatial qui aurait atterri au beau milieu de la campagne écossaise. J'en remarque le toit vitré en forme de dôme, que je n'ai pas vu dans le noir, à mon arrivée.

— Concentrez-vous, Sebastian, me tance Fernsby. Nous sommes sur le point d'entrer dans les bois, je ne voudrais pas que l'un de vous s'égare.

— Je croyais qu'on ferait du sport, aujourd'hui, maugrée Ash, déçue.

— Cet exercice devrait vous convenir d'une autre façon, s'esclaffe Peluche. Il est lui aussi très amusant, je vous le promets.

Nous marchons pendant environ une demi-heure, progressons dans la forêt. Bientôt, on ne distingue plus le ciel. Une lourde odeur d'humus plane dans l'air. Le silence me donne des frissons.

— On avance !

Le sentier a disparu, à présent. Eleanor et Ash sont en tête, avec Fernsby, qui nous fait franchir des racines et traverser un ruisseau, nous conduisant vers un sol spongieux couvert de mousse humide. Nous nous enfonçons dans les buissons et les fougères. La végétation se densifie, s'alourdit. Finn ferme la marche, Antiseptique est obligé de l'attendre souvent.

— Arrêtez de traînasser, jeune homme ! l'apostrophe Peluche d'une voix enjouée.

Il garde malgré tout ses distances, s'évaporant parfois dans la nature, nous forçant à nous arrêter jusqu'à ce qu'il resurgisse. Ce qu'il fait toujours.

À l'orée d'une clairière, Fernsby lève un bras. Le terrain est plat, couvert de feuilles mortes.

— On y est, annonce-t-il.

Je découvre trois chaises et une table pliante installées sous un arbre.

— Bienvenue à votre exercice de survie. L'un de vous sera chargé de trouver de la nourriture, un autre de l'eau potable, un troisième un abri et le quatrième du feu. Quatre éléments vitaux pour l'espèce humaine. Faites confiance à votre instinct. Soyez sûrs de vous. Vous avez jusqu'à la tombée du soir, ce qui (il scrute le ciel) n'est pas autant de temps que vous pourriez le croire. Nous vous évaluerons en tant que groupe et individuellement. Des objets sont dissimulés dans la zone. Si vous les découvrez, ils vous seront utiles. Si vous croisez un panonceau « Accès interdit », c'est que vous serez devant un territoire prohibé. Vous devrez aussitôt revenir sur vos pas. C'est parti !

Les adultes vont s'asseoir derrière la table pliante.

Forte de notre débriefing, Eleanor prend les choses en main :

— Bon, que quelqu'un cherche du combustible avant que l'humidité s'installe. À mon avis, il va pleuvoir. Si on veut allumer un feu, il nous faut du bois sec. J'ai déjà été confrontée à ça, chez les scouts.

— Sans blague, marmonne Finn.

— Quoi ? gronde-t-elle en se tournant vers lui. Continue, je t'en prie.

— J'ai dit que c'était une bonne idée, répond-il, le pouce levé, tout sourire.

— Je m'occupe de l'abri, propose Ash. J'ai souvent campé avec mon père. Je suis capable de bricoler un truc.

— Super, approuve Eleanor. Toi, Finn, tu te charges du feu.

— Non.

— Comment ça, non ? Et pourquoi donc ?

— Je ne m'occupe pas du feu, point barre.

Il commence à arpenter le pourtour de la clairière.

— Tu n'as pas dit hier que tu essaierais de mieux te comporter, pourtant ? Tu tiens là l'occasion idéale.

Furax, Eleanor fonce sur lui.

— Du calme, je lance.

— Je ne m'occuperai pas du feu, redit Finn d'une voix posée.

— Dans ce cas, explique-toi. Après tout, nous formons une équipe.

Elle nous regarde, Ash et moi, en quête d'un soutien.

— Écoute, je dis, le feu, je le prends. Finn n'aura qu'à trouver la bouffe. Pas de quoi en faire un plat.

— D'après Finn, si. Ce qui, à mes yeux, est vachement égoïste. (Elle se plante devant l'intéressé, bras croisés.) On ne fait pas toujours ce qu'on veut dans la vie, clame-t-elle pour être entendu des contrôleurs. Il faut apprendre l'art du compromis.

Les adultes tapent sur leur tablette comme un seul homme.

Finn avance d'un pas.

— Tu recraches bien ta leçon, hein ? feule-t-il.

— Les gars… commence Ash.

— Que sais-tu de cet endroit, miss Objectif Bonheur ? l'interrompt-il, son nez collé à celui d'Eleanor.

— Répète un peu ? crache-t-elle, en reculant cependant.

— S'il te plaît, Finn, laisse tomber, je dis.

— J'aimerais seulement comprendre pourquoi tu me détestes, lâche-t-il. Tu as quelque chose à y gagner ?

— Oh, je t'en prie, se marre-t-elle. Tu n'es qu'un pauvre taré.

Il est tout près d'elle, une ombre traverse son regard.

— Merci, souffle-t-il. J'y mets tout mon cœur.

— Qu'est-ce que tu as dans la tronche, merde ? rétorque-t-elle. Fous-moi la paix !

— Ça suffit, vous deux ! crie Ash. Plus tôt on s'y met, plus vite on est débarrassés. On a tous hâte de partir d'ici. Soyons adultes et bossons ensemble.

Fernsby, Peluche et Antiseptique prennent des notes.

— Inutile de se disputer, enchaîne Ash, un bras sur celui d'Eleanor. Que Finn cherche de quoi manger…

Eleanor respire un bon coup.

— Très bien, finit-elle par céder.

Finn a le souffle court.

— D'accord ? l'interpelle Ash.

— Ouais, accepte-t-il sans quitter son ennemie des yeux.

— Super, je piaille. Dans ce cas, je me charge du feu.

— Donc, il te reste l'eau, dit Ash à Eleanor.

Cette dernière s'éloigne déjà dans les arbres environnants. Il se met à pleuvoir des cordes.

Je me hâte de récupérer autant de brindilles que possible sur le sol de la clairière. Je le fourre sous mon sweat-shirt pour le garder au sec. Puis je ramasse des pommes de pin en guise de petit bois. J'apprécie ma corvée, son odeur d'extérieur humide. De fraîcheur. Elle envahit mon cerveau, l'élargit.

Il faut que j'oublie Finn, le temps de cette évaluation. C'est plus sage. Je ne veux pas être détourné de mon but. Je veux seulement accomplir ma mission. Des éclats d'écorce se sont coincés sous mes ongles, et ma capuche est à présent trempée.

Ash a commencé à élaborer une structure autour d'un arbre. Elle ressemble à un tipi, avec ses longues branches appuyées contre le tronc. Ma coéquipière est en train de la couvrir de mousses et de feuillages pour l'isoler.

— Cool, je dis.

— Merci. Mon père est fan de l'aventurier Bear Grylls. Tu n'as qu'à entreposer ton bois dessous.

Je m'exécute et me rends compte que j'aime être à l'intérieur de l'abri. J'ai l'impression d'être enfermé. Protégé.

Ash me plaît.

Elle m'aide à fabriquer un foyer avec des pierres puis m'apporte le lichen le plus desséché qu'elle a réussi à trouver pour que le feu parte plus facilement. De son côté, Eleanor incline des rameaux pour que la pluie dégoutte des feuilles dans un petit pot en étain qu'elle a déniché sous les broussailles.

— Elle m'a dit qu'il fallait que je fasse des efforts, me chuchote Ash. Que je m'investisse plus dans les défis qu'on nous lance. Et elle n'arrête pas de me demander le numéro de ma chambre. De me répéter que je dois essayer de me rapprocher de la 1.

— Oui, j'y ai droit aussi.

— Comment est-elle au courant de ces choses ?

— C'était sûrement écrit en tout petit en bas d'une page. Je n'ai pas lu jusque-là.

Je dois te montrer un truc.

Voilà un moment que Finn a disparu.

— Je vais voir si je découvre de quoi démarrer le feu. Des allumettes, peut-être.

Je sais que Finn en a sur lui.

Je rôde aux abords de la clairière en retournant des pierres et des feuilles. Je mets la main sur une cuillère, une poêle et quelques clous. Je prends soin de passer devant la table des contrôleurs pour qu'ils voient mon butin. Ils tapent sur leurs tablettes.

Soudain, je le repère, accroupi derrière un arbre mort, un peu à l'écart. Il tient une poignée de ce qui ressemble à des champignons. Sans être un expert, je ne suis pas certain que des machins noirs à points jaunes soient comestibles. S'ils sont hallucinogènes, ça pourrait se révéler intéressant. Toute notre équipe planerait. Shelly adorerait. D'ailleurs, elle nous encouragerait vivement.

Bon.

Influence positive.

C'est parti, mon kiki.

Je me dirige vers lui avec prudence. Il a l'air claqué et, sans rire, ses cernes sont impressionnants.

— Hé ! je lance, assez fort pour que les adultes m'entendent. Tu veux un coup de main pour chercher de la bouffe ?

Mon sex-appeal vient de crever le plafond.

Tapotements de doigts sur les écrans.

Finn me dévisage comme s'il n'avait pas la moindre idée de ce dont je parle et de qui je suis. L'affolement se lit dans ses yeux de glace.

Je déglutis.

Il se tasse un peu plus dans sa cachette, histoire que les contrôleurs ne le repèrent pas. Je l'y rejoins.

— Tu l'as lu ? marmonne-t-il, à peine audible.

Euh…

Laisse tomber, Seb.

Regagne la clairière.

— Oui.

Merde.

— Super. Viens avec moi.

Bon sang !

Mes pieds me donnent l'impression d'être soudés au sol. Il se redresse et entreprend de s'éloigner dans les bois. Je devine que les contrôleurs nous épient à travers les troncs.

— Ouais ! je braille à leur adresse. Excellente idée ! Heureux de t'avoir comme coéquipier.

Je pivote sur moi-même et souris à Antiseptique avant de lever la main. « Du calme. Je gère. Je vais “positivement influencer” tout le bazar. Patience. »

Dieu tout-puissant !

J'emboîte le pas à Finn.

Tout va bien. Nous ne faisons rien de grave.

J'ai beau vriller mon regard sur son dos, il ne se retourne pas.

Nous marchons en silence pendant une vingtaine de minutes. Je ne sais pas trop jusqu'à quel point nous sommes autorisés à aller. Peut-être que notre petite aventure est ce qu'avait Manning en tête quand elle a affirmé qu'ils appréciaient l'audace. À moins qu'ils jugent que nous désertons notre groupe et que nous ne sommes pas bien malins de perdre le peu de temps qui nous est imparti avant le coucher du soleil.

Ce n'est sans doute pas le moment de penser à ça, mais Finn est super craquant, dans son survêtement vert qui pendouille sur sa carcasse dégingandée, son visage plein de mystère sous sa capuche. Même la terre qui macule ses chaussures a l'air d'être là exprès. Moi, j'ai l'allure d'un apprenti rappeur, d'un gros bébé rappeur. Pourtant, nous portons exactement la même tenue. Pourquoi cette différence ?

Je regarde autour de moi. Où sommes-nous ? Fais demi-tour, Seb.

Nous déambulons entre les troncs. Si je suis perdu, ce n'est pas le cas de Finn, apparemment.

J'aperçois un panonceau jaune cloué à un arbre.

ACCÈS INTERDIT

☺

Merde.

— Finn, regarde !

— On y est presque.

Je ravale ma salive.

Demi-tour, demi-tour, demi-tour.

Il passe devant la pancarte comme si elle n'existait pas.

— Finn ?

— Dépêche.

Il continue d'avancer. Malgré moi, je continue, hors d'haleine, en essayant de ne pas me tordre la cheville chaque fois que je trébuche.

— Finn ? Tu as vu la…

Soudain, il s'arrête net. Parce qu'il se casse le nez sur un obstacle. La clôture. Celle censée nous protéger des intrus. Elle est très haute, dans les dix mètres sans doute, ses fils de fer s'entrecroisent jusqu'à son sommet. Finn la contemple, les yeux brillants. Dois-je lui dire que, faute d'idée, on pourra toujours faire une soupe d'orties ? Qu'il vaudrait mieux qu'on rentre afin de terminer notre tâche ?

— Bien, lâche-t-il, on n'a pas beaucoup de temps.

Pour quoi ? Quel que soit son plan, je ne crois pas qu'il soit judicieux.

— Qu'est-ce qu'on fiche ici ?

Il scrute les alentours, à l'affût. Puis il retire une de ses mitaines et me montre sa paume, enserrée dans un pansement blanc. Il le déroule, dévoilant une longue zébrure rouge, gonflée et humide.

— C'est quoi, ça ? Tu vas bien ? C'est vraiment moche…

— La clôture.

— Qu'est-ce qu'elle a, la clôture ?

— Elle est électrifiée. On est coincés.

Je fixe toujours sa main enflammée.

— Comment…

— J'ai essayé de filer. Hier.

— Une petite minute…

— Après la séance avec Manning. Quand je me suis sauvé… Je cherchais Stone, j'ai fait chou blanc. Alors, j'ai voulu me tirer d'ici.

— Je ne pige pas ce que tu…

— Bien sûr que si, Seb. Cet endroit est chelou.

Ôtant son autre gant, il expose sa main gauche, dont le pansement est maculé de taches jaune rosâtre qui suintent des plaies qu'il dissimule.

— C'est pour notre sécurité… je commence.

Tout à coup, le doute s'empare de moi.

— Il y a une barrière. C'est par elle que je suis entré, j'insiste.

— Elle est verrouillée.

— Mais…

— J'ai tenté de l'escalader.

— Non… C'est sûrement pour éviter les ennuis extérieurs. Genre… des ours. Tu piges ?

Bordel, que se passe-t-il ?

— Arrête de te leurrer, Seb.

— Non.

— Non ?

— Je crois qu'on ferait mieux de trouver des baies comestibles et de retourner à la clairière avant la nuit.

Finn avance jusqu'à la clôture.

— Pourquoi me montres-tu ça ? Je ne…

— Approche, Seb, m'ordonne-t-il d'une voix étrangement calme. Approche. Viens près de moi.

Ah, fait chier !

Merde.

Non.

J'obéis. Quand une brindille se casse sous mon pied, une bouffée de panique remonte le long de mon dos.

— Aie confiance. Viens ici. Rien qu'une minute.

Aie confiance.

Pas à pas, je le rejoins.

Ça craint.

Ça craint du boudin.

— Attention, m'avertit-il.

Penchant la tête, il pose un doigt sur ses lèvres.

Je me fige.

Alors, je l'entends.

Le bourdonnement du courant électrique qu'interrompent parfois les cliquetis des décharges qui parcourent le grillage.

— On est coincés, Seb. On ne peut pas sortir.

Mon corps réagit avant mon cerveau. L'instinct me pousse à me détourner de Finn et à m'éloigner en vitesse, les battements de mon cœur assourdissants dans mes oreilles.

— Où vas-tu ? siffle-t-il.

À la clairière. À la clairière. À la clairière.

Je me mets à courir.

— Attends, Seb !

Pourquoi l'ai-je suivi ?

J'ai envie de vomir. C'était une erreur. Moi, je veux faire du feu, regagner ma drôle de chambre blanche et attendre que l'écran me donne des ordres.

Où suis-je ?

Tout se ressemble.

Des arbres. Des centaines d'arbres.

Avance, mon pote.

J'aperçois un bâtiment. Une espèce de modeste cottage.

Bizarre. Je ne me souviens pas de ce détail.

Le jour s'assombrit, j'ai un feu à faire.

Il faut que je monte les échelons des chambres. Au plus près de la 1.

Je dépasse la maison.

À toutes jambes.

Mon pied heurte quelque chose. *Crac.* Nom d'un chien !

Je trébuche. Je tombe.

Je m'affale sur le sol, de la terre envahit ma bouche.

— Que faites-vous ici ?

Levant la tête, je découvre une silhouette en imperméable et bottes de caoutchouc penchée sur moi.

Le Dr Stone.

10

LA POULE

— Si vous souhaitiez bêcher mon potager, vous auriez dû regarder où vous mettiez les pieds, ironise Stone. C'est plutôt le bazar. Vous avez besoin d'aide ?

Je tente de cracher la boue que je viens d'avaler, ne réussis qu'à baver comme un goret.

— Oh, docteur Stone ! je balbutie. Désolé.

Quand j'essaie de me relever, je glisse et retombe sur les fesses.

— Il n'y a pas de mal, répond-elle en me montrant une brouette à laquelle me raccrocher.

Je cherche Finn du regard. M'a-t-il suivi ?

Je me trouve dans le jardin d'une maisonnette en pierre dont la cheminée crache un filet de fumée, celui-là même que j'ai aperçu depuis le balcon de l'espace détente. J'en déduis qu'il s'agit du bureau de la vieille dame. Des outils rouillés traînent çà et là, au milieu de rangées de plantes qui constituent le potager où j'ai malencontreusement atterri.

Stone m'observe avec une expression intriguée. Je frotte mes paumes pour les débarrasser de la terre qui les macule en m'efforçant d'avoir l'air le plus posé possible. Son calme absolu m'impressionne. Je la gratifie d'un hochement de tête, d'un sourire et d'un rire contraint : « Quel imbécile je suis, hein ? »

Elle se contente de me dévisager.

— Comment êtes-vous arrivé jusqu'ici ? finit-elle par me demander.

Prudemment, comme si elle me jaugeait.

— Je… Je me suis perdu. On était en pleine évaluation. L'exercice de survie.

— Oui, c'est moi qui l'ai inventé.

Je regrette d'avoir cédé à Finn. À cause de lui, je me ridiculise devant Stone.

— Il est super, je mens. Je l'adore. J'étais en train d'aider mon… ami. Mon coéquipier. Finneas.

— M. Blake.

— Vous le connaissez ? On cherchait de la nourriture. Un des défis. (Elle acquiesce.) Excusez-moi, je ne voulais pas vous déranger. Je vais repartir. Il ne faut pas que je fasse attendre mon groupe.

Elle pense sûrement que je l'ai abandonné. Formidable.

— Ne vous excusez pas, jeune homme.

— Je… Vous êtes très occupée.

— Pas pour le moment.

— Ah bon. D'accord.

— Comment vous appelez-vous ?

— Sebastian Seaton.

Loin de moi l'idée de me montrer arrogant, mais je pensais que mon nom ne lui serait pas étranger, puisque Manning affirme la tenir au courant des événements, si ce n'est qu'il semble ne rien lui dire. Pas grave. Pour l'instant, elle doit sûrement me prendre pour le crétin qui a piétiné ses salades.

Je me redresse lentement, vacille un peu en me souvenant des mains de Finn.

De ses ampoules.

Du sang.

La clôture.

Le bourdonnement de l'électricité qui y circule.

— Vous tremblez, remarque Stone.

Impossible de le cacher. Même ma tête fait le yoyo.

— Pardon.

Elle avance d'un pas en rejetant ses tresses en arrière. Puis elle gémit et grimace.

— Ces derniers temps, mon corps de quatre-vingt-deux ans s'obstine à me trahir. Je n'ai pas l'intention de le laisser gagner. Pas question.

— Vous n'avez pas l'air d'avoir quatre-vingt-deux ans.

C'est vrai. Ses yeux de scarabée luisent d'énergie.

— C'est gentil. Vous êtes bien élevé.

Encore ce compliment ?

— Je vais y aller. Merci de… m'avoir aidé.

— Vous tremblez toujours.

Eh merde !

— Entrez donc prendre une tasse de camomille. Je viens d'en préparer.

— Je… Je ne devrais pas plutôt y retourner ?

— Pardon ?

— Au test. À l'évaluation.

— À vous de voir. S'accorder une pause ne fait jamais de mal. Vous paraissez secoué. Je suis certaine que vous avez cinq minutes.

Secoué.

Est-ce une sorte d'épreuve ? Il vaudrait sans doute mieux que j'accepte.

Avec son imperméable et son mouchoir coincé dans la manche, elle me rappelle ma grand-mère.

— Entendu, j'acquiesce. Merci.

Elle arque un sourcil (« Vous avez pris la bonne décision ») et pose sa main sur mon épaule. Bizarrement, ça me donne envie de pleurer et, soudain, je me souviens qu'elle a eu le même geste envers Finn, le soir de notre arrivée. Elle se dirige vers le perron en pierre du cottage. Elle est toute petite, pareille à un blaireau qui regagnerait son terrier après une longue journée à s'affairer dans la nature.

Je jette un ultime regard alentour en quête de Finn, puis lui emboîte le pas.

Au pied de la première marche, elle hésite.

— Permettez, je dis en lui tendant le bras.

Qu'elle accepte sans y réfléchir à deux fois. Elle m'agrippe avec une force étonnante, et je m'arrête une seconde. J'ai l'impression qu'elle me transmet un message à travers ce contact, genre : « Je comprends. » Les mots traversent mon bras, remontent jusqu'à ma poitrine, m'apaisent. Ça ne dure presque pas, mais j'éprouve une sorte de paix. Comme si elle voulait me dire que tout va bien.

Il se peut cependant que je projette, et que son seul but soit de ne pas tomber.

Nous débouchons dans une grande pièce à vivre.

Bourrée de papiers, de dossiers et de livres. Certains sont ouverts sur le bureau, d'autres s'empilent sur le pourtour de la salle. Des Post-it fluos sont collés sur tous les murs. Avec l'horloge, les théières, les tasses en porcelaine, les boussoles, les lampes et leurs abat-jour roses à glands poussiéreux, l'ensemble évoque une boutique d'antiquités surchargée. Ne sachant où me mettre, je m'appuie à une paroi, tandis qu'elle se rend dans une cuisine miniature, aménagée dans un coin.

Elle entreprend de fourrager, retourne des mugs pour les vider de leurs cuillères et de leurs sachets de thé usagés. Pendant qu'elle les rince à l'évier, je contemple les dossiers éparpillés sur le sol et un antique fauteuil en cuir défraîchi. Ils ont pour titre : *L'Engagement thérapeutique*, *Acquis et inné*, *La Maîtrise des émotions*, *Astuces pour les anxieux*.

— L'exercice de survie, dit-elle tout en versant le contenu d'un pot dans des tasses plus ou moins propres, a pour objectif de recentrer les gens sur les valeurs essentielles. La société moderne nous détourne de nos instincts primaires, auxquels nous devons nous reconnecter. L'être humain agit en fonction de ses besoins vitaux. Nous sommes plus ingénieux et résilients que nous le croyons, monsieur Seaton. À l'heure d'aujourd'hui, nous avons tendance à estimer que nous dépendons de l'extérieur quand il nous faut faire des choix bénéfiques et sains. En réalité, nous en sommes capables seuls.

Elle parle à voix basse, comme si elle s'adressait autant à elle-même qu'à moi.

— L'idée est de comprendre que tout est là, à portée de main.

C'est quoi, « tout » ?

— Vous me suivez ?

Comme elle sourit, je hoche la tête. Elle me tend une tasse remplie d'un liquide fumant jaune-vert.

— Merci.

— Je vous en prie, asseyez-vous.

Où ça ?

Je pose mes fesses sur le bras du fauteuil en cuir.

— Comment trouvez-vous notre programme ?

— Moi ?

Oui, Seb, toi. Continue.

— Il me plaît. Il y a des aspects un peu… Comment dire ? Je n'aurais jamais cru que j'arriverais à faire certains trucs.

Je m'interromps. Elle se borne à m'observer.

— Mes parents tiennent beaucoup à ce que je réussisse. Ils souhaitent que j'entre dans une bonne université, que je trouve… (Bon sang !) Que je gagne en confiance, genre. Je sais que j'ai besoin… Qu'il me manque quelque chose.

Conclus, mon gars.

— Je suis très heureux d'être ici, vraiment. De participer. J'espère apprendre autant que possible et vous rendre tous fiers. Voilà ce que j'attends de cette grande aventure.

« Grande aventure » ? Bravo, Seb !

Devinant que je rougis, je me cache derrière mon mug. Le parfum de la camomille me chatouille les narines, la vapeur réchauffe ma joue. Je scrute la pièce en essayant de trouver un sujet de conversation. Je repère plusieurs photos alignées sur le bureau. Sur l'une d'elles, légèrement dissimulé derrière une feuille, un homme aux épais cheveux noirs, à la mâchoire carrée et au sourcils broussailleux sourit à l'objectif.

Antiseptique. Mark.

Jeune.

Son sourire est différent de celui que je lui connais. Il semble… authentique. Pas forcé.

À côté, dans un vieux cadre en argent, le cliché en noir et blanc d'une jeune fille entre ses parents, tous deux habillés avec élégance.

Personne ne sourit.

— Qui est-ce ?

Je me rends compte que je suis couvert de sueur, comme si je venais de vomir.

Stone se fraie un passage entre les piles de bouquins et s'empare de la photo. Après l'avoir contemplée un moment, elle murmure :

— J'étais comme vous. Intelligente mais peu sûre de moi. Très peu sûre de moi. Mes parents attendaient tant, alors que j'étais si jeune. La pression que je m'imposais pour les contenter était énorme. Là où la plupart de mes amis avaient l'air de pouvoir l'oublier, elle s'était plantée en moi comme un pépin de pomme et prenait racine. Je savais que j'avais l'obligation de connaître le succès. Pour eux. C'est devenu le moteur inconscient de mon existence. Ce que, moi, je voulais, n'avait pas d'importance. L'essentiel était qu'ils puissent me regarder et dire : « Oui. Tu as réussi. » Si ce n'est que ça ne s'est jamais produit. Ils ne m'ont jamais regardée en prononçant cette phrase. Ce qui m'a détruite sournoisement. Ça vous parle ?

Ha !

— Eh bien… Peut-être, oui.

— Si j'ai créé Objectif Bonheur, c'est pour que les gens comprennent qu'ils sont en mesure d'être heureux par eux-mêmes. Chacun l'est, à sa façon. La quête de perfection est un mythe. Qui tisse sa toile de mensonges dans laquelle nous nous égarons. Objectif Bonheur est un endroit où vous épanouir sans danger, Sebastian. Le mot « sécurité » est galvaudé, de nos jours, mais se sentir en sécurité, en réelle sécurité, au fond de nous-mêmes n'est pas facile. Je souhaite que vous tous ici repartiez armés de cette sécurité pour affronter le monde compliqué qui vous attend.

Oui. C'est ça.

Finn se trompe. La clôture ? Il a faux. Faux du début à la fin. Le soulagement me submerge, j'exhale.

— Je comprends, je murmure.

Stone souffle sur sa tisane. Le silence qui s'installe est agréable, je m'étonne de ne pas éprouver le désir forcené de le rompre. Je suis calme. En paix. Je ne tremble plus. J'avale une gorgée.

— La camomille, ça fonctionne toujours, reprend Stone. J'en avais bien besoin, moi aussi. Je ne suis pas très en forme, en ce moment. (Elle secoue la tête, agacée, puis ajoute doucement.) Vous serez un bon ami pour Finneas. On m'a expliqué que vous l'aviez encouragé. Il a juste besoin d'un peu de temps.

Donc, elle a bien entendu parler de moi.

Je devrais l'interroger sur la clôture. Lui demander pourquoi elle est électrifiée. Parce que, quand même, ça reste zarbi.

— Je réfléchissais à…

Un bruit à l'extérieur me coupe net.

— Monsieur Seaton ?

Je me retourne. La porte s'ouvre brusquement sur un homme aux lunettes à grosse monture engoncé dans un long manteau noir. Je sursaute, manque de tomber de mon perchoir et me brûle les doigts avec ma tisane. Fernsby. Rouge et hors d'haleine, comme s'il avait couru un marathon.

Stone reste calme.

— Albert ! C'est gentil de vous joindre à nous.

— Docteur… Je suis désolé. Je…

— Décidément, tout le monde s'excuse, aujourd'hui, soupire-t-elle.

— J'ai cru que nous avions perdu M. Seaton. Il vous embête ?

— Pas du tout ! Nous nous accordions juste une petite pause. N'est-ce pas, Sebastian ?

— Je me suis paumé ! je plaide, parce que Fernsby a l'air furieux.

— De la tisane, Albert ?

— Non merci, docteur Stone. Il vaut mieux que M. Seaton retourne à son évaluation, me semble-t-il.

— Naturellement, acquiesce-t-elle. Je pense qu'il est prêt, maintenant.

Je n'ai aucune envie de partir.

— Sebastian ?

Fernsby me couve d'un regard sévère qui m'ordonne de bouger.

— Merci, je dis à Stone en posant ma tasse sur un sous-verre. J'ai été ravi de faire votre connaissance.

— C'est réciproque, Sebastian.

Je m'éloigne.

— Le temps presse, lâche Fernsby en me crochetant le bras.

— J'espère que vous trouverez la sécurité nécessaire chez nous, me lance Stone, tandis que Fernsby me propulse sur le seuil. Ainsi que votre ami Finneas.

Elle sourit d'un air presque entendu.

— Nous vous laissons à votre jardinage, Eileen, conclut Fernsby.

Nous dégringolons le perron, filons dans les bois. La poigne de l'homme est ferme, pas du tout comme celle de Stone, cependant. Là, elle trahit de la colère.

— Vous n'auriez pas dû déranger le docteur…

— Mais…

— Le soir va bientôt tomber, et vous devez encore faire votre feu. Regardez ! (Il me montre quelques filets de fumée qui s'élèvent dans le ciel.) Les autres équipes ont pris de l'avance. Vert acide a besoin de vous.

Attend-il une explication ?

— Je me suis perdu.

Silence pesant. J'essaie d'alléger l'atmosphère :

— Elle a l'air gentille.

Il ne répond pas, continue à m'entraîner. Il me fait presque mal. Je finis par capter les bruits de mes coéquipiers.

— Finn a-t-il trouvé à manger ? J'ai promis à Manning de…

Fernsby s'arrête net et me fixe.

— Écoutez, vous êtes un bon élément. Mais soyez un peu plus sûr de vous. Compris ?

— Euh… Oui, d'accord.

— Vous êtes trop souvent dans la lune. Concentrez-vous. Et n'importunez plus le Dr Stone.

Pigé. J'opine.

— Fouillez là-dedans, reprend-il en désignant un buisson. Vite !

Je m'accroupis, découvre un petit sac en toile dans la terre.

— Ouvrez-le ! souffle Fernsby.

À l'intérieur, un gros couteau de boucher.

— Il vous sera utile.

— OK.

Je soupèse le couteau, le cœur au bord des lèvres, soudain.

— Allez-y.

Il me pousse. Je regagne rapidement la clairière. Fernsby la traverse et se réinstalle près d'Antiseptique et de Peluche.

Finn est là. Avec les autres. Ils forment un cercle. Du regard, il m'intime de garder le silence sur notre escapade. Puis il se réintéresse à ce que tous fixent, par terre. Je réussis à apercevoir ce dont il s'agit : une modeste caisse en bois dans laquelle se trémousse quelque chose de blanc et emplumé. Une poule. Qui nous détaille avec des yeux exorbités.

Cot, cot, cot, codec !

— Où l'as-tu trouvée ? demande Finn à Eleanor.

— Là-bas, au milieu des arbres, rétorque-t-elle sur un ton laissant entendre qu'il est bête comme ses pieds. C'est toujours mieux que des champignons chelous. Bon, nous avons de quoi manger. Quelqu'un a une idée de la façon dont on s'y prend ?

Elle a posé la question sans ciller. Nous nous dévisageons avec hébétude.

Cot, cot, cot.

Le manche en bois du couteau tremble entre mes doigts.

— Hé ! je crie.

Ils se retournent.

— Où étais-tu, merde ? me lance Eleanor.

— Ça pourrait nous aider, je réponds en brandissant le couteau.

— Tu plaisantes ? se rebiffe Ash. On ne va quand même pas faire ça !

— Pas nous, décrète Eleanor. Finn.

Eleanor tient la poule par les pattes, tête en bas.

— Ne perdons pas plus de temps, déclare-t-elle.

Le malheureux volatile se débat avec de grands claquements d'ailes.

— Les champignons suffiront peut-être, suggère Ash, pleine d'espoir.

— Et ils sont peut-être vénéneux, rétorque aussi sec Eleanor.

— Cherchons encore. Des fois qu'ils aient planqué autre chose ailleurs ?

— La nuit n'est pas loin.

Pas faux. Eleanor s'approche d'une souche.

— Ça fera l'affaire.

Elle y dépose la poule sur le flanc. La volaille proteste.

— Bougez-vous ! Je n'y arriverai pas toute seule.

Après une brève hésitation, Ash se penche pour immobilier les pattes de notre victime.

— Le couteau, Finn, ordonne Eleanor. Et pas de bêtises ! Qu'on en finisse.

Il me prend le couteau des mains.

Ses doigts gantés.

Ses cheveux qui lui tombent dans les yeux.

Il ne me regarde pas.

Je m'approche d'Ash et l'aide à plaquer la poule sur la souche. Ses plumes sont douces. Je sens son pouls.

Son cœur bat la chamade.

— Une seconde, je dis.

— « Vous avez jusqu'à la tombée du soir », cite Eleanor. Je te rappelle que, à cause de toi, nous sommes à la bourre, Seb. Pour l'instant, notre seul accomplissement, c'est l'abri. À propos, bien joué, Ash.

Cette dernière ne l'écoute pas. Elle semble sur le point de s'évanouir. Une fois certaine que nous tenons bien la poule, Eleanor recule.

— Un mouvement bref et rapide suffira, dit-elle à Finn.

— Est-il bien utile de…

— Chut ! m'interrompt-elle. Finn a besoin de concentration.

Les yeux vides, l'intéressé plaque la lame sur le cou du volatile. Ash détourne la tête. Elle pleure sans bruit, à présent.

— C'est dingue, marmonne-t-elle.

— Arrête de faire le bébé, la sermonne Eleanor. Vas-y, Finn.

Il se mord les lèvres. Les muscles de son cou sont tendus. Il lâche le couteau par terre.

— Minable ! siffle Eleanor en le ramassant.

D'une main, elle agrippe le cou de la volaille, de l'autre elle brandit son arme.

Tchac !

Je tressaille.

Un sang épais et sombre inonde la souche.

11

L'ENFER, C'EST LES AUTRES

Je ne crois pas qu'Eleanor soit psychopathe. Juste qu'elle veut gagner. Tout le temps.

Il se pourrait que je me trompe, cependant. Que je cherche « ce qu'il y a de meilleur » en elle. D'après l'émission de télé *24 heures avec la police de Luton*, il est interdit de cataloguer un mineur de psychopathe. Il faut plutôt le qualifier comme un être « indifférent et émotionnellement insensible ».

Ma foi, s'ils le disent…

Nous avons réussi à présenter nos quatre éléments avant que l'obscurité s'installe. De justesse. Ash ayant déniché un silex et un allume-feu, Finn n'a pas été obligé de sortir ses allumettes.

Abri, feu, eau et nourriture.

Tout s'est passé dans un ballet frénétique de casseroles, poêles et ustensiles trouvés dans les buissons. Plumes, chair blême et flammes.

— Bravo, nous félicite Fernsby.

Après avoir inspecté nos offrandes, il plante un thermomètre dans le poulet afin d'en vérifier la température.

— Il est cuit, annonce-t-il.

Tu déconnes, mec ? Il est carrément carbonisé.

— À table ! ajoute-t-il en souriant.

Imité par Antiseptique et Peluche.

— Hein ?

— Vous avez préparé votre dîner, il est temps de le déguster.

Antiseptique brandit des assiettes, sans doute écoresponsables parce que fabriquées à partir de plantes recyclées. Apparemment, ils ne plaisantent pas.

— C'est quoi, ce délire ? proteste Ash en reculant.

— Aucun repas ne vous attend ce soir au réfectoire. Si vous ne voulez pas mourir de faim, mangez maintenant. Nous étions sûrs que vous réussiriez cette épreuve, vous l'avez démontré. Et puis, tout ça m'a l'air fort comestible.

Nous contemplons le cadavre brûlé. En bonne fayote, Eleanor entreprend de massacrer le poulet à grands coups de couteau. Avec une fourchette rouillée, elle en soulève un morceau plein de tendons.

— Quelqu'un veut une aile ?

Ash hésite. Elle repense sûrement à ce que lui a dit Manning hier sur la nécessité de grandir et changer.

— Moi, finit-elle par marmonner avec une mauvaise grâce évidente.

— Tu aimes le blanc, Seb ?

Eleanor me fixe sans la moindre ironie. Je rêve.

— Euh… Oui.

Elle découpe un bout de viande et le lâche sur une assiette.

— Tiens. Finn ?

— Je n'ai pas faim, répond-il avant d'aller se poster en lisière de la clairière.

— Vous devriez dîner dans votre abri, suggère Fernsby, plein d'entrain.

Eleanor, Ash et moi obéissons et picorons notre repas calciné en le faisant passer avec des gorgées d'eau de pluie tiédasse.

— On s'en est super bien tirés ! jubile Eleanor en retirant une brindille égarée dans son gobelet.

Ash me dévisage tout en mâchouillant ce qui ressemble à du cartilage noirci.

— Mouais, acquiesce-t-elle.

Je lui souris. Ce dont s'aperçoit Eleanor, qui s'empare de ma main.

— Bravo pour le couteau, susurre-t-elle d'une étrange voix douce qui ne lui va pas du tout. Continue comme ça.

À son tour, elle sourit, ce qui me met mal à l'aise, et pas uniquement parce qu'elle a un brin de plume coincé entre les dents. Ses yeux s'attardent un peu trop sur moi, puis ses lèvres couvertes de gras forment une moue. Serait-elle en train de me… draguer ? Peut-être pas, c'est là un territoire où je me suis déjà égaré. Je hausse les épaules, comme si son attitude ne me donnait pas soudain envie d'échanger ma place avec la poule. Elle me serre les bras, je tressaille.

— Oh ! Mais c'est qu'on a des biceps !

J'en reste pantois. Non seulement je n'en ai pas, mais qu'est-ce qu'il lui prend ?

— Ce n'était pas le cas la dernière fois que j'ai vérifié, je rétorque.

Elle se trémousse, se rapproche un peu trop à mon goût.

— Ne sois pas aussi dur avec toi-même, me réprimande-t-elle. Tu es très costaud.

Réagis, Seb. Dis quelque chose, n'importe quoi.

— Je n'ai mis les pieds qu'une fois à la salle de gym. Je suis tombé du tapis de course. Je n'y suis pas retourné. Donc je n'ai aucun muscle.

— Tu es trop drôle Seb ! s'esclaffe-t-elle avec une vivacité suspecte.

Drôle en quoi ?

Je m'efforce d'avaler un morceau particulièrement coriace.

Elle ne m'a pas lâché.

Ash arque un sourcil, comme pour me souhaiter bonne chance.

Tout à coup, un vacarme attire notre attention. Dehors, Peluche frappe sur le cul d'une casserole avec une cuillère. Le zèle qu'elle y met est inquiétant.

— Il est l'heure de rentrer au bercail ! claironne-t-elle. On se lève tôt, demain.

Eleanor se redresse.

— Je suis contente d'avoir passé du bon temps avec toi, Seb.

Nous ne devons pas avoir la même définition de l'expression « bon temps ».

— Ouais, pareil pour moi.

Elle essuie ses mains sur son survêtement et se hâte de rejoindre les adultes.

— Subtil, hein ? rigole Ash.

Je décide d'oublier l'incident. Tandis que nous regagnons le bâtiment, j'observe Finn qu'éclaire parfois la lampe de Peluche. Il se ronge les ongles. Dans l'ombre, son visage n'exprime rien. Sauf son regard un peu fou.

Ne te tourmente pas, Seb.

La clôture. Les paumes de Finn. Ses blessures.

Stone a dit que nous étions en sécurité, ici.

Finn ne peut que se tromper.

L'image de la poule sanglante s'est imprimée dans mon esprit, inondant mes réflexions d'un liquide noir et épais. Sous la douche, j'essaie de m'en laver avec beaucoup de savon, puis plaque mes mains sur mes yeux. Quand je rouvre les paupières, des taches rouges explosent sur le carrelage, tels des feux d'artifice.

Pourquoi ? *Pourquoi ?*

Bonjour, Sebastian. Merci de vous rendre dans la chambre 36.
Vous êtes attendu à 6 heures et demie dans la salle de réunion pour une annonce importante.
Prenez votre sac avec toutes vos affaires.
☺

J'ai perdu sept places dans la hiérarchie des piaules. À cause de ma visite à Stone ?

« Restez concentré. » Ça, j'en suis capable.

Une annonce importante ?

Eleanor a peut-être été arrêtée à cause du danger qu'elle représente pour les poules. Et pour moi.

Après avoir avalé mon petit déjeuner, je me joins à la foule d'ados qui arpentent le couloir.

Aujourd'hui est un autre jour. Zen attitude, tel est le mot d'ordre.

Je capte des bribes de conversation entre divers coéquipiers.

— J'ai assuré, hier !

— Mon cul ! Tu as cloué deux planches ensemble, et elles ne tenaient même pas debout. Arrête de prendre la grosse tête.

— Je suis doué pour ce genre d'exercices. C'est inné, chez moi.

— Moi, je me suis bien débrouillé, avec la flotte.

— Ouah ! Un vrai foudre de guerre !

— J'ai entendu parler d'une récompense. Pour ceux qui réussissent.

— Moi, je veux juste intégrer une bonne fac.

— Et moi, récupérer mon portable.

— On est là pour se battre, pas pour *streamer* à l'intention de tes trois followers minables. Je tiens absolument à gagner.

— Comment ça ? Je ne crois pas que ce soit le but du programme.

J'ai la tête qui tourne et je garde les yeux rivés sur le sol pour éviter de me laisser entraîner dans une de ces discussions stériles.

Concentre-toi.

Fernsby m'a dit que j'étais « un bon élément ».

L'impatience règne, dans la salle de réunion. Tels de gentils petits scouts, nous sommes tous harnachés de notre sac à dos. Quand les chuchotements cessent, je me rends compte que Lindström et Manning sont apparues sur l'estrade. Elles nous contemplent avec espoir, lumineuses, presque radieuses. Toutes deux ont l'air… riches. Comme si elles décompressaient dans leur résidence secondaire du bord de mer.

— Dépêchez-vous de vous installer ! braille Antiseptique.

Je repense à la photo sur le bureau de Stone. Je vais m'asseoir au premier rang, avec les enthousiastes, histoire de montrer que je ne suis pas dans la lune, que je fais partie des zélés qui bossent dur. Je regrette aussitôt ma décision, car mes voisins ne tardent pas à se retourner pour ordonner aux autres de la boucler.

Eleanor est là, évidemment.

Je scrute la salle. Aucune trace de Finn.

Concentre-toi.

— Bienvenue, lance Manning dans le micro. Je suis enchantée de vous revoir au complet. C'est un délice, un véritable délice, de vous découvrir peu à peu. Vous nous impressionnez. La majorité d'entre vous fait preuve de grande volonté. Votre engagement nous émerveille.

Les Salopettes alignées contre les murs applaudissent. Nous les imitons, telles des otaries dociles.

Où est-il ?

— J'estime préférable que la professeure Lindström vous présente votre prochaine évaluation.

Manning recule d'un pas, et sa collègue aux cheveux parfaits et aux vêtements flottants danse jusqu'au micro. Elle émet un son qui évoque un ronronnement.

Nouveaux applaudissements.

Je découvre que Finn a surgi, à quelques rangées de chaises derrière moi. Il a encore plus mauvaise mine qu'hier. Il porte toujours ses mitaines.

Son regard croise le mien. Polaire.

Une chaleur m'envahit. Une chaleur totalement inexplicable. Je ne sais plus où poser mes yeux.

— Désolé, je murmure sans crier gare.

Ma voisine me reluque avant de hausser les épaules, comme si je n'étais qu'un dingue de plus.

« Méfie-toi, articule Finn en silence. Méfie-toi d'eux, Seb. »

Je me retourne vivement vers la scène, parcouru de fourmillements le long de la colonne vertébrale.

— Bonjour à tous, dit Lindström.

Respire.

— L'un des principes fondamentaux du travail du Dr Stone est que nous devons apprendre à nouer des liens thérapeutiques avec autrui si nous souhaitons progresser. Le lien thérapeutique est un indicateur essentiel du bonheur. Les êtres humains sont des êtres sociaux, biologiquement conçus pour s'apparier. (Elle entrelace ses doigts.) Les relations positives nous apportent plaisir et paix. Négatives, elles engendrent le pire en nous : anxiété, dépression et solitude. Les éléments du lien thérapeutique peuvent être d'ordre émotionnel ou intellectuel. Ils sont même susceptibles d'évoluer vers l'attirance physique.

— Génial, mademoiselle ! s'exclame un crétin depuis le fond de la salle. Ça veut dire qu'on va baiser dans les bois ?

Dans son ensemble, l'assistance rit. Rares sont ceux qui le font au premier rang. Je m'abstiens, parce que la seule idée me révulse.

Lindström réagit à peine, se bornant à fixer le crétin jusqu'à ce qu'il se recroqueville sur lui-même.

— Votre maturité jouera un rôle important dans votre aptitude à établir ce lien, lâche-t-elle ensuite, sur un ton légèrement passif-agressif.

Autour de moi, ça s'agite. « L'enfer, c'est les autres », a dit quelqu'un. Je suis d'accord. Même si ça n'a pas l'air d'être le cas de mes collègues.

— Nous tenons à ce que vous trouviez votre moitié.

Silence. Rien qu'un silence assourdissant.

Une fille rigolarde chuchote d'une voix insouciante :

— Ma mère m'a dit qu'elle espérait que je reviendrais avec un petit copain. C'est l'occasion idéale !

Par pitié, non.

— Chut ! lui intime Lindström. Si certains parmi vous ne seront que trop heureux face à cette perspective, d'autres risquent de la redouter, nous en sommes conscients.

Si elle en est consciente, c'est déjà ça.

— Le lien n'est pas une tâche facile, mais nous sommes là pour vous encourager. L'idée est de vous envoyer dans le monde avec tous les outils nécessaires. Après un entretien individuel, vous serez regroupés de façon à avoir l'échantillon le plus large possible de candidats auxquels vous associer.

Des « candidats » ?

— L'objectif ultime est que vous montriez votre capacité à vous lier à quelqu'un. Songez seulement à ce que ça pourrait vous apporter ! Ne forcez rien, laissez-vous porter. Ouvrez-vous à cette expérience.

Et si, à la place, on retournait massacrer des animaux ?

Lindström passe une main sereine dans ses cheveux vaporeux, tandis que son gilet de soie flotte au gré de la climatisation.

— Je vous invite à me suivre sur le toit afin que vous y découvriez un endroit très particulier : Sérénité.

12

SÉRÉNITÉ

Le toit. Le toit du bâtiment.

Ce dernier compte au moins sept étages, d'après mes estimations essoufflées. C'est beaucoup.

Autrement dit, je suis incertain. Rayez ça. Je suis carrément flippé.

En revanche, les autres ont l'air emballés.

Respire.

Les Salopettes nous ordonnent de nous taire. Nous grimpons l'escalier en colimaçon, main gauche sur la rambarde, nos sacs à dos s'entrechoquant.

J'ai aperçu Finn juste avant que nous quittions la salle de réunion, puis je l'ai perdu dans la masse verte qui se ruait vers la promesse d'une potentielle idylle.

« Méfie-toi d'eux. »

— Ne traînez pas, avancez !

Devant moi, quelques filles s'interrogent sur ce qui nous attend. L'une d'elles, à la chevelure rousse flamboyante, pense qu'on va nous distribuer des stupéfiants, qu'on va participer à une rave géante, voire une orgie, rien que pour voir si nous sommes capables de créer du « lien un peu plus spirituel ». Elle espère que ce sera de l'ayahuasca, qui, paraît-il, « déchire » et t'expédie « direct au ciel ». La seule chose que je sache de l'ayahuasca, c'est que le cousin de Shelly en a pris en Amérique du Sud et qu'il s'est chié dessus alors qu'il croyait parler à Dieu.

Une Salopette me suit. Un grand blond musclé. L'adepte d'ayahuasca ne cesse de le reluquer.

— Ils veulent peut-être constater quel type de lien thérapeutique nous établissons avec les représentants de l'autorité, dit-elle en le matant.

Ses copines se marrent comme des bossues, et il leur ordonne de se taire. On finit par atteindre une porte. Monsieur Muscles nous demande de nous arrêter.

De toute façon, il n'y a plus de marches à escalader.

Il remonte la file. Quand il passe devant elle, la rousse fait mine de le renifler, pour le plus grand plaisir de ses amies, qui s'esclaffent. Il pose la main sur la barre en acier transversale installée sur le battant. Le genre de barre qui ne permet d'ouvrir une porte que d'un seul côté. Moi, je dis ça, je ne dis rien.

— S'il vous plaît, tâchez de vous calmer avant que nous entrions dans Sérénité.

Monsieur Muscles déploie beaucoup d'efforts pour cacher qu'il commence à perdre patience.

— Si nous voulons que cet exercice fonctionne, enchaîne-t-il, nous avons besoin d'un minimum de tenue de votre part à tous.

— À vos ordres, chef, susurre l'adepte de l'ayahuasca.

Ses copines pouffent. Les ignorant, il se tourne face au battant.

L'angoisse me saisit.

— Un instant ! je lance.

Il marque une pause.

— Qu'est-ce qu'il y a ? demande-t-il, agacé.

Les nanas me fusillent du regard, style : « Tu n'as pas intérêt à nous gâcher notre rêve de flirt avec Monsieur Muscles. »

— Je voulais seulement savoir s'il était sécurisé… le toit. (Je déglutis, tente de raffermir ma voix.) Estimation des risques, je reprends. Est-ce que les rebords sont assez hauts, par exemple ? Le vertige éventuel de certains pourrait nuire à l'efficacité d'un environnement thérapeutique. Vous me suivez ?

Il me dévisage en clignant des yeux comme si j'étais une espèce de connard dépêché par le service hygiène-sécurité.

— Vous parlez trop, se contente-t-il de lâcher.

Sur ce, il pousse la porte.

Je quitte la pénombre de la cage d'escalier, et mes pieds foulent ce qui semble être du gazon. Je me frotte les yeux pour vérifier que je ne suis pas en proie à une hallucination due au stress.

Clarté. Soleil éclatant.

Un vaste chapiteau blanc a été érigé sur le toit. Derrière s'étend un jardin. Pas un truc merdique comme il y en a au coin de votre rue, près de l'épicerie. Un vrai. Opulent. Luxuriant. Tout en platebandes fleuries et rangées de buissons multicolores. Des guirlandes électriques clignotent çà et là, et je distingue la surface bleue étincelante d'un modeste étang, avec nénuphars et fontaine.

Autour du plan d'eau, une série de structures qui rappellent des igloos blancs et luisants. Une quinzaine environ. Chacune est protégée par une barrière en bois circulaire, blanche elle aussi.

Il règne une odeur de frais, d'agrumes et d'herbe coupée.

Il fait bon.

Je lève la tête.

Nous sommes sous une sorte d'immense dôme en plexiglas. Celui que j'ai aperçu quand nous sommes partis en forêt. D'énormes ampoules éclairent le tout, accrochées à de grandes poutrelles métalliques. Ça m'évoque le jour où, à l'école primaire, on nous a fait construire de mini-écosystèmes dans des bocaux maintenus à température par des lampes chauffantes.

J'ai l'impression d'être enfermé dans l'un d'eux. D'être une fourmi.

Dans mon crâne résonne une chanson de Bowie. Elle parle d'un refuge en verre. Le titre m'échappe. Je perds la mémoire…

Je me retourne vers le puits de béton d'où j'ai émergé. Des ados continuent d'arriver, éblouis par la lumière, ébahis par le spectacle.

— Comment ils s'y sont pris pour faire ça ? C'est dingue !

— Tu crois que ce sont des lampes bronzantes ?

Ça me revient. « Big Brother ». Le dixième morceau de l'album *Diamond Dogs*.

— Avancez et taisez-vous, gronde Monsieur Muscles en désignant un groupe de gens en survêtement vert qui se sont rassemblés sous un bosquet.

Oui. Des arbres poussent sur ce fichu toit !

Nous obéissons.

— Au revoir, chef, souffle l'adepte d'ayahuasca.

Il la toise sans réagir. Boudeuse, elle s'éloigne.

Je repère Ash et Eleanor debout sous une branche basse couverte de fleurs blanches. Aucune trace de Regard Polaire. Je m'approche d'elles.

— Tu as vu ça, Seb ? s'exclame Ash en m'attrapant le bras. C'est fou !

— Où est Finn ?

« Qu'est-ce que ça peut te faire ? » me lance le regard d'Eleanor.

— Aucune idée, répond Ash.

— Avec un peu de chance, ils l'auront viré, lâche Eleanor. Il n'a pas envie de participer au programme, c'est clair. Notre équipe se porterait mieux sans lui.

Elle le déteste vraiment.

Un silence gluant s'installe. Elle a l'air d'attendre que je renchérisse, sauf que je me borne à exhaler en sifflant.

— C'est classe, non ?

— Dingo, acquiesce Ash.

— Impressionnant, convient Eleanor, agacée que je n'en aie pas rajouté à son fiel.

— Bien plus cool que se balader dans des bois flippants et de couper la tête à des poules, opine Ash.

Je traque les cheveux noirs de Finn.

« Méfie-toi d'eux. »

Qu'est-ce qu'il en sait ? Eleanor a sûrement raison. Il est peut-être dangereux. Il a bousculé Peluche alors qu'elle ne lui avait rien fait.

Dangereux, oui.

Soudain, une vague de « chut ! » balaie l'assistance. Lindström s'est perchée sur un monticule herbeux, face à la foule. À ses pieds, des jonquilles forment un smiley. Bizarre. Ma mère m'a appris au moins une chose dans la vie : le calendrier de la floraison des espèces. En cette saison, les jonquilles devraient être mortes depuis belle lurette.

Sur notre gauche, à l'abri d'autres arbres, Manning et Fernsby nous observent derrière des lunettes noires.

Et, en retrait de notre troupeau d'ados excités, au dernier rang…

L'aile sur son cou. Sa tignasse noire. Tête basse. Finn.

J'éprouve un drôle de soulagement. Il va bien. Il est avec nous. Sous le soleil, il a l'air décalé, comme une ombre qui trancherait sur la clarté. Sa peau légèrement mate attire la lumière, et il plisse les paupières, se protège les yeux du bras.

Il ressemble un peu à un… ange déchu. Un ange diablement attirant.

Fernsby ne cesse de le surveiller du coin de l'œil.

Lindström tapote sur le micro. Bruits sourds.

— Je vais me chercher un meilleur point de vue, je dis aux filles.

Sans leur laisser le temps de réagir, je me fraie un passage jusqu'à lui. Je veux juste lui demander ce qu'il voulait dire. Comme Eleanor me suit du regard, je me cache derrière un petit groupe.

Elle a un foutu sens de l'observation.

J'aperçois le sommet du crâne de Finn. Ses tifs emmêlés. Il est allé s'adosser à un arbre, à l'écart des autres.

Les Salopettes sont partout, agitées comme des mouches jaunes.

— Bienvenue à Sérénité. N'est-ce pas magnifique ?

Un assentiment général répond à Lindström : « Trop cool ! », « Géant ! »… Déesse de la thérapie, Lindström baigne dans son élément, prête à distribuer la bonne parole. Elle reprend son discours, tandis que je continue de circuler entre les corps moites.

— Sérénité a été bâtie grâce aux dernières technologies de pointe. Nous nous trouvons à l'intérieur d'une bulle qui régule le climat, de façon à obtenir et à conserver une atmosphère idéale. Les recherches du Dr Stone ont démontré que les relations les plus solides se développent mieux dans un environnement tempéré et lumineux. Les êtres humains se détendent et s'ouvrent aux autres. C'est ce que nous attendons de vous.

Elle sourit. De même que Manning, Fernsby et l'ensemble des observateurs.

— Je devine votre impatience. Excellente attitude ! Chacun de vous va passer un entretien avec l'un de nos contrôleurs puis sera dirigé vers une capsule (elle montre un des igloos) et un nouveau groupe de camarades.

— Fais gaffe ! m'engueule un gars sur le pied duquel je viens de marcher.

— Pardon.

Je fixe la mince silhouette de Finn.

— Cette évaluation est censée être plaisante pour tous. Jusqu'à présent, vous avez très bien réussi. Amusez-vous. Soyez vous-mêmes. Ce n'est que dans cet état d'esprit que vous nous révélerez vos réelles capacités relationnelles.

Applaudissements.

— Hé ! je souffle.

Il ne m'entend pas.

Je me rapproche jusqu'à me tenir droit devant lui.

— Finn.

Je tends le bras pour lui tapoter l'épaule, il va pour se retourner.

— Par ici, Sebastian, lance la voix de Monsieur Muscles.

— Non ! Un instant !

Peine perdue. Le costaud m'entraîne vers la file qui se forme déjà devant le chapiteau. Quand je regarde l'arbre, Finn s'est volatilisé.

— Attendez votre tour, dit Monsieur Muscles.

Il me largue entre deux types. Le plus petit des deux crache carrément dans sa paume avant de lisser ses cheveux ébouriffés, comme si ce geste allait le rendre soudain irrésistible. Surprenant mon regard, il grimace :

— Qu'est-ce que t'as à me mater ?

Il s'exprime d'un ton sec et snob. Du calme, Baveux, tu ne m'intéresses pas.

— Rien, je marmonne.

— Vaut mieux, lâche-t-il.

Il m'inspecte de haut en bas et ricane.

Les Salopettes entreprennent de nous aligner en une queue qui s'étend du chapiteau à la porte d'accès au toit.

Deux filles tentent elles aussi de se recoiffer.

Les mecs retirent leur sweat-shirt et remontent leurs manches. L'un d'eux se met à faire des pompes dans l'herbe, s'attirant les moqueries de ses pairs. Il est super bien foutu. Des nanas l'ignorent avec une fausse indifférence.

— Je ne suis pas certaine que des pompes aident à créer une relation, dit l'une d'elles.

— Moi, si, répond une autre en se mordant les lèvres.

L'un après l'autre, nous sommes expédiés à notre entretien préalable.

Des lapins – des vrais ! – arpentent le gazon. Me retournant, j'aperçois Eleanor et Ash un peu plus loin que moi dans la file d'attente. La première est en train de nouer ses cheveux en un chignon strict, se préparant pour la bataille. Finn se tient tout au bout, près de la porte.

« Méfie-toi d'eux. »

Je secoue la tête pour essayer d'effacer le souvenir de cet avertissement.

— Restez aligné !

— Désolé.

Je découvre que les fleurs plantées près de la tente dessinent le mot « Sérénité ».

C'est ça, Seb. Sois serein. Si ça se trouve, tu vas te marrer.

À force d'observer l'herbe, je me rends compte qu'elle est artificielle. Les plantes également. Plastique et polyester. Tout ce décor est un leurre.

Mon tour arrive.

— À vous, m'ordonne Monsieur Muscles en me poussant d'une bourrade.

Je lui adresse un regard de reproche (« Gros mal élevé ») et n'obtiens en retour qu'un sourire forcé. Il écarte le pan de toile qui masque l'entrée et me chuchote :

— Soyez honnête.

Entendu.

À l'intérieur, de grands coussins blancs sont éparpillés sur un tapis épais dans lequel s'enfoncent mes semelles. Devant moi, une table où s'agitent doucement les flammes de bougies et, au milieu, une boîte de mouchoirs. Une chaise vide. De l'autre côté de la table est assise Lindström, coiffée d'une couronne de marguerites, comme pour renforcer son image de divinité antique. Derrière elle, Manning et Fernsby ont leur tablette prête. Tous les trois me fixent.

Sont-ils amis ? Sortent-ils ensemble le vendredi soir ? Pour boire un verre ? Entretenir la cohésion de l'équipe ?

— Approchez, Sebastian.

Lindström a une voix si chaleureuse que j'obéis aussitôt. Elle a quelque chose de bizarrement attirant.

Cette fois, je sais ce que je dois faire. Manning se met à tapoter sur son écran. Allez-y, madame. Observez-moi en pleine action. Je me débarrasse de mon sac à dos, le place par terre et m'installe sur la chaise avec une détermination affichée. Lindström me couve de ses grands yeux de biche, scrutant mon maintien de bon élève bien sage. Je m'interdis d'essuyer la rigole de sueur qui coule de ma tempe.

— Ça ne sera pas long, commence-t-elle. Je vais vous poser quelques questions très simples. Ne faites pas attention à ces deux-là. (Elle agite la main en direction de ses acolytes.) Elles porteront sur celui que vous êtes afin que nous puissions vous placer dans la capsule la plus adaptée à votre personnalité.

Elle avale une gorgée d'eau. Des tranches de concombre flottent dans son verre.

— Qu'en pensez-vous, Sebastian ? enchaîne-t-elle.

Ce que j'en *pense* ?

Voyons un peu… Que c'est abominable ?

— Je vous en prie, je réponds en souriant, posez toutes les questions qu'il vous plaira.

Une anxiété féroce s'accumule derrière mon plexus solaire. Il émane des contrôleurs une pression démesurée.

— Parfait, commente Lindström.

Je me penche vers elle avec un entrain et une confiance factices. Comme si j'étais prêt.

— Vous aimez-vous, Sebastian ?

Ah, merde.

Je ne l'attendais pas, celle-là.

Pas du tout, même.

— Je…

Je toussote.

Ils patientent, doigts au-dessus de leur écran.

— Ce n'est pas une question compliquée, insiste Lindström.

Mon œil ! J'émets un gargouillis étranglé.

Lors de ma séance d'évaluation personnelle, elle a souligné qu'il me fallait être ouvert d'esprit et honnête.

J'inspire un bon coup.

— Pas particulièrement, je lâche.

Lindström affiche une mine navrée. Déçue.

Vite. Rétropédale, Seb ! Le rire marche toujours. Rejetant la tête en arrière, je m'exclame :

— Ha ! Je blague !

— Ah oui ? murmure-t-elle, peu convaincue.

— Euh… J'essayais juste d'être drôle.

— Parce que vous trouvez drôle que les gens ne s'aiment pas ?

Bon sang !

— Non, absolument pas. Je…

Je devine que je rougis comme une pivoine.

— J'en conclus donc que vous vous aimez ?

— Bien sûr !

— Tant mieux. C'est un bon début.

Ils se détendent, à présent.

— Admettre que vous vous aimez n'est pas un souci, Sebastian, reprend Lindström comme si elle parlait à un enfant. Il est bon de connaître ses qualités.

— Euh, oui, oui.

— C'est même indispensable. Précisez-moi ce qui vous plaît en vous.

Pff !

— Eh bien, j'aime avoir le sens de l'humour, comme vous avez pu le constater à l'instant.

Joli, Seb.

— L'humour est une excellente chose, en effet. Il faut savoir rire.

Ouf ! J'ai eu chaud.

— Listez-moi trois de vos points forts.

Reste positif.

— Mon honnêteté. Ma capacité à m'exprimer. Ma gentillesse.

— Merveilleux. Nous apprécions l'honnêteté, ici.

— Moi aussi.

— Naturellement. Quels sont les atouts que vous admirez le plus chez les autres ?

Reste positif.

— Le courage. La confiance en soi. La loyauté.

— Formidable ! Objectif Bonheur tient beaucoup à la loyauté.

— Sans elle, rien n'est possible.

— Il va de soi que vous êtes quelqu'un de loyal, par conséquent ?

Tout à coup, je me souviens du jour où Shelly m'a demandé si j'étais prêt à mourir pour elle et de sa réaction offensée quand j'ai mis un peu trop de temps à acquiescer. Inutile de mentionner cet épisode de ma vie.

— J'espère que oui.

Rajoutes-en, Seb.

— En fait, oui, je sais que je le suis. Super loyal, même.

Trop ?

— Entendu. Et le respect ? L'obéissance ? Sont-ce là des qualités que vous admirez ?

L'obéissance…

— À cent mille pour cent, oui.

— Développez.

— Eh bien…

Lindström ne me lâche pas des yeux. Encore une fois, Manning et Fernsby guettent ma réponse. Vive l'obéissance ! Fastoche. Toutes mes années de catéchisme n'auront pas été inutiles. J'inspire. Me lance :

— À mon avis, croire que l'obéissance se résume à exécuter les ordres relève d'une mauvaise appréhension du concept. J'y vois plutôt une occasion. Pour être franc, la plupart du temps, je fonctionne à l'aveugle. Je manque d'assurance. Faire confiance à son entourage, reconnaître qu'il est susceptible de nous servir d'exemple, voilà en quoi consiste l'obéissance. Certes, il est vital de bien choisir ses mentors. Parce que ce choix détermine notre future personnalité. En bref, nous apprenons à assimiler leurs valeurs, nous empruntons le chemin qu'ils ont déjà emprunté, ce qui nous évite de nous égarer.

Youpi ! Salutations. Applaudissements.

Le visage de Lindström s'éclaire et se fend d'un grand sourire.

Je souris également.

Comme Fernsby et Manning.

Tu as déchiré, mec !

— Voilà une réflexion extrêmement sensée, Sebastian. Bravo. On a presque terminé. Par quel type de relations amoureuses êtes-vous attiré ?

Eh merde !

— Euh… relations amoureuses ?

— Oui.

— Genre…

— Et si vous nous décriviez votre idéal féminin ?

Ah…

Bon.

Je suis pris de court, là.

— Sebastian ? Quels sont les points forts que votre partenaire devrait posséder ?

Son tatouage en forme d'aile.

L'odeur de fumée humide qui émane de ses fringues.

Son côté ange déchu.

— Euh… peut-être…

Ses cheveux mouillés qui lui tombent dans les yeux.

Son énergie.

— J'aimerais quelqu'un de sensible, je crois. Mais qui se connaisse bien aussi.

— Il faudrait donc qu'elle sache ce qu'elle veut ?

Elle. *Elle.*

— Quelque chose vous chiffonne, Sebastian ?

— Non, non.

— Vous êtes certain ?

— Euh… Oui. Oui, je suppose que… cette personne devrait être déterminée.

— Vous appréciez les filles qui ont du caractère ?

Qu'est-ce que je réponds à ça, moi ?

— Oui.

J'ai du mal à ne pas me coller des baffes.

— Êtes-vous déjà tombé amoureux ?

— Hein ?

— Avez-vous expérimenté ce que l'amour fait ressentir ?

— Je crois, oui.

Les doigts courent sur les tablettes.

— Et ?

— C'est comme si on avait la grippe. Une grosse grippe bien douloureuse.

— Je vous demande pardon ?

Tambourinement sur les écrans.

Change de cap, mec.

— Ou alors…

Allez, Bowie, viens-moi en aide, là.

— Oui ?

— C'est comme… une porte qui s'ouvre. Une clé qu'il nous faut tourner. Une flamme… La liberté.

Ce sont les paroles de « Love Song », dans la compilation *The Mercury Demos.*

— Intéressant.

OK, un peu excessif, mais mieux que la grippe, non ?

— Merci, Sebastian.

Je ramasse mon sac et me lève.

— Une dernière chose. Seriez-vous prêt à mourir pour quelqu'un dont vous seriez épris ?

— Euh… C'est une question rhétorique ?

Silence. Serais-je prêt à ça ?

— J'imagine que si j'aimais une personne, je ferais n'importe quoi pour la protéger.

— Merci, Sebastian, et bien joué. Encore une fois, nous sommes impressionnés par votre ouverture d'esprit. Tenez, prenez ce tee-shirt. Y sont inscrits le numéro de votre chambre actuelle et le nom de votre capsule.

— Le nom de ma capsule ?

— Oui. Suivez les indications pour la localiser.

Je déplie le vêtement. Il est vert, arbore le nombre 36 et un smiley sous le mot « Intégrité ».

— Des questions, Sebastian ?

Oui. Pourquoi m'avoir demandé si j'étais prêt à mourir pour quelqu'un ?

— Non. En fait, si. Est-ce que le Dr Stone se joindra à nous pendant Sérénité ?

— Qu'est-ce qui motive votre intérêt soudain pour le Dr Stone ?

Elle ne m'effraie pas. Contrairement à vous autres.

— Rien. Je voulais juste savoir si elle assisterait au déroulement de son programme.

— Je crains que ses recherches actuelles l'occupent trop pour ça. Mais je ne doute pas qu'elle sera ravie d'apprendre tout le respect qu'elle vous inspire. Maintenant, filez à la capsule Intégrité. Et, Sebastian ?

— Oui ?

— Donnez-nous tout ce que vous avez, vous ne le regretterez pas.

J'emprunte le sentier couvert de copeaux d'écorce, m'orientant grâce aux petites pancartes en bois qui indiquent le nom des capsules. En plus d'Intégrité, il y a Persévérance, Ténacité et Courage.

J'ai beau me repasser au ralenti les images de l'entretien, je ne me rappelle pas grand-chose. Je me souviens d'avoir prétendu que j'attachais de l'importance à l'honnêteté, ce qui était malhonnête.

Je n'ai pas franchement menti. Si ?

Elle. Elle. L'idéal féminin.

Bon Dieu ! Mon estomac se tord.

Je m'arrête devant la capsule Intégrité.

De l'autre côté de la barrière glougloute tranquillement un ruisseau, au milieu de rosiers en plastique. La pelouse est élégante. Artificielle mais élégante.

La capsule ressemble au sommet d'un œuf à la coque. Il n'y a pas de fenêtres.

En revanche, un écran m'accueille au-dessus de la porte d'un blanc étincelant.

Bienvenue, Sebastian.

Buvez un verre de limonade maison.

☺

Près de la porte, une trappe s'ouvre sur la boisson glacée. Lorsque je la sirote, un faible gémissement m'échappe. C'est délicieux.

Quelle belle journée !
Bienvenue à la capsule Intégrité !
Lorsque vous aurez un moment,
inspectez les alentours immédiats.
Vous remarquerez une aire de pique-nique, des jeux
(parfaits pour deux personnes !), une salle
à manger extérieure
et une balancelle confortable équipée de couvertures
pour les soirées fraîches. Entrez donc, Sebastian.
☺

Soudain, le battant coulisse dans un chuintement, révélant une vaste pièce ronde. Lumineuse. Aérée. Qui sent ce parfum qu'adorent les copines de ma mère. Le bois de santal.

— Il y a quelqu'un ? je lance.

Quatre paires de lits superposés sont installées contre le mur circulaire, autour d'une longue table en bois au-dessus de laquelle est suspendu un écran. Tout est très Lindström. Bois clair, lignes épurées, minimalisme à la scandinave. Pas de bazar inutile. Exactement l'inverse de l'état actuel de mon cerveau.

— Salut !

Un garçon apparaît juste sous mon nez.

— Je m'appelle Raheem, précise-t-il en montrant son tee-shirt. Numéro 43.

— Salut ! Euh… Moi, c'est Seb. Numéro 36.

Ma chambre est hiérarchiquement mieux placée que la tienne. Et vlan !

— Viens, entre, mon pote, m'invite-t-il. Il y a de quoi bouffer sur la table. J'imagine qu'on est censés se servir soi-même.

— Merci.

Je contemple les mini-sandwichs dont la croûte a été retirée et m'empare d'un de ceux au concombre. J'ai la bouche si sèche qu'il ne tarde pas à se transformer en boulette pâteuse indigeste qui se colle à mes dents. J'avale une gorgée de limonade.

Raheem a vaguement des allures de sportif décérébré comme ceux qui, dans les films d'horreur, réussissent à survivre jusqu'à la fin. Grand, costaud et physiquement potable. Tout à coup, je remarque une nana assise sur un des lits du bas. Elle est en train d'étaler ses affaires sur le matelas.

— Anoushka, se présente-t-elle. Numéro 61.

Elle a l'air sympa.

— Seb. 36. Je dois me choisir un pieu ?

— Je crois, oui, répond-elle en haussant les épaules.

J'opte pour le lit inférieur voisin du sien.

— Super, je mens. Et maintenant ?

— On attend que l'écran nous fasse signe, soupire Raheem.

Dans les heures qui suivent, plusieurs personnes nous rejoignent à Intégrité. Quelqu'un tente de lancer une conversation générale, mais elle se tarit rapidement.

Il y a là Baveux, numéro 48. Il dit s'appeler Matthew Parry-Brokingstock (d'où le snobisme). Il se pavane comme un coq en rut, à croire qu'il est propriétaire des lieux.

Arrive une beauté. Lucy. Elle saute sur le lit qui surplombe celui de Raheem et s'étire, tête appuyée sur la main, tel un mannequin qui poserait pour un magazine branché. Sa cool attitude est carrément naturelle. Elle fait partie de cette clique-là.

Une demi-portion bigleuse répondant au nom de Malachai entre et file aussitôt se cacher dans la pénombre d'un lit du haut, tel une taupe effarouchée. Il est suivi d'une fille très réservée, vêtue d'un sweat à capuche dont on dirait qu'elle l'a tricoté elle-même. Elle s'approprie la couche au-dessus de la mienne et nous informe qu'elle s'appelle Betty.

Ma copine de pieu s'appelle Betty.

Numéro 81. Franchement pas terrible.

— Il y a des toilettes quelque part ? chuchote Anoushka.

— Là-bas, l'informe Raheem en montrant une porte.

Dehors, la lumière baisse. Le faux soleil se couche.

Le battant de la capsule coulisse une dernière fois.

Espérant que ce sera sur lui, je me sens parcouru de picotements impatients.

Une silhouette s'encadre sur un fond de ciel rouge.

Je la reconnais. Dommage que ce ne soit pas celle que je désire.

— Eleanor, numéro 5, claironne-t-elle en avançant comme si elle marchait sur les eaux.

Elle prend le dernier lit libre, en haut, à l'opposé du mien. En me voyant, elle agite les doigts dans ma direction. Puis m'adresse sa drôle de moue boudeuse. Celle de la forêt, censée me faire craquer.

Les lumières s'allument, de même que l'écran.

— Chut ! nous lance Lucy. Ça commence !

Une suave voix féminine prononce les paroles qui s'inscrivent sur fond noir :

Bonsoir, capsule Intégrité. Bienvenue à Sérénité.
Merci de vous asseoir à table avec la boîte
renfermant votre objet personnel.
Les filles à gauche, les garçons à droite.
☺

J'avais complètement oublié ce truc. Je fouille mon sac, y repêche le coffret, puis vais me poser à côté de Malachai. Je tente un sourire, il se borne à remonter ses lunettes sur son nez.

J'ai l'impression d'assister à la réunion d'une secte zarbi.

Regardez autour de vous. Regardez chacun de vos colocataires droit dans les yeux.

Mon cerveau s'effondre comme une feuille de papier chiffonnée. Contact oculaire avec des inconnus. Rencontrer le diable me serait plus aisé.

Messieurs, regardez ces demoiselles.
Mesdemoiselles, regardez ces messieurs.
Vous êtes en présence de votre éventuel partenaire.
De votre possible future moitié.

Bordel de merde !

Connaître quelqu'un pour de vrai. Une tâche délicate.
Serait-il envisageable que vous vous mettiez en couple avec l'une des personnes assises en face de vous ?
Avez-vous les ressources nécessaires à cette entente ?
L'ouverture d'esprit ?
La maturité ?
L'intégrité ?
Les travaux du Dr Stone ont prouvé qu'il est effrayant de montrer sa vulnérabilité,
mais que cela permet de conduire à un bonheur authentique.

Betty est rouge comme une tomate.

Malachai semble souffrir d'une hernie testiculaire aussi soudaine qu'inattendue.

Placez votre objet personnel dans le casier
situé sous la table. Nous y reviendrons plus tard.
N'en parlez à personne.

L'un après l'autre, nous nous penchons et déposons nos trésors dans ce qui ressemble à un coffre-fort. Matthew Parry-Brokingstock s'exécute le dernier.

Merci de fermer le battant du casier.

Il obéit. *Clac !*

Bravo à tous.

La voix lâche un petit rire charmant.

Vous n'avez qu'une journée pour constater
si vous accrochez bien avec l'un de vos colocataires.
Rien d'insurmontable d'après nous.
Vous êtes quatre filles et quatre garçons,
personne n'est censé rester sur la touche.

C'est quoi, ce délire ?

Et maintenant, au lit.
Pas de discussion entre vous cette nuit.

— C'est terminé ? marmonne quelqu'un.
L'écran clignote une dernière fois.

Demain, place à l'intime.
☺

13

LE PACTE DES TOILETTES

La paume d'Eleanor se plaque sur ma bouche, laissant sur mes lèvres le goût douceâtre d'une crème pour les mains.

— Chut ! m'intime-t-elle. Viens.

J'obéis, à l'écoute de la respiration endormie des autres. L'air est dense comme celui d'une chaude nuit d'été, mon tee-shirt me colle à la peau. Au plafond, des veilleuses diffusent une lumière tamisée. Eleanor m'entraîne vers la salle de bains.

— Une minute, j'objecte. Qu'est-ce que tu…

— Tais-toi, m'ordonne-t-elle en plaquant une nouvelle fois sa main sur ma bouche.

Telle une espionne en mission, elle ouvre la porte, me pousse à l'intérieur et referme derrière nous. Un néon s'allume en clignotant. Je cherche un endroit où me poser qui m'offre également une distance de sécurité, mais les lieux sont si exigus que je suis contraint de m'asseoir sur les toilettes.

— Que se passe-t-il ? je demande.

— Il faut que je te parle.

— Ici ?

— Je ne voudrais pas que tu réveilles les autres. Tu es vraiment distrait, parfois. Un peu maladroit.

Merci du compliment.

Croisant les bras, elle se met à tourner en rond. Ses pieds nus claquent sur le carrelage.

— J'ai eu une idée, commence-t-elle. Toi et moi, on veut la même chose, non ?

— Ah bon ?

— Oui. Réussir le programme.

— Ah, ça. Ouais, j'imagine.

— C'est sûr, Seb. Je le vois.

— Si tu le dis.

— Donc, à propos des chambres. Si la 1 est bien l'objectif, je suis la fille la mieux placée dans notre capsule. Et toi, tu es le mieux placé des mecs. Moins bien que moi, mais ça n'a pas grande importance. J'espère.

D'accord, Regina George. Bon sang, je me croirais dans le film *Lolita malgré moi*.

— Tu crois vraiment que les numéros ont une signification ?

— Oh, je t'en prie, arrête de faire l'idiot. Il est évident qu'ils nous classent. Je suis numéro 5, et Finn se traîne dans les 80 et quelque… Les débiles occupent les piaules les plus proches de 100. J'estime qu'il nous serait utile à tous les deux de profiter de notre séjour à Sérénité pour améliorer notre score. Même toi, tu peux prétendre à une chambre à un seul chiffre.

— Et ?

— On devrait essayer de former un couple, Seb. Toi et moi. Il est clair que cette évaluation est primordiale. Et c'est la meilleure façon de les impressionner. Qu'en penses-tu ?

J'en pense que la salle de bains est de plus en plus étriquée.

— Euh… Ouais. Peut-être.

Je m'efforce de contrôler mon regard, de ne pas trahir que je suis terrifié.

— Tes parents ne visent pas Cambridge, pour toi ?

— Pardon ?

— Objectif Bonheur est susceptible de t'y aider, Seb.

— Comment l'as-tu appris ?

— Quoi donc ?

— Pour Cambridge.

— Oh ! C'est juste que… Tous les parents veulent que leurs gosses y aillent.

— Pas faux, ouais.

Elle continue de tournicoter sur place en se rongeant les ongles, concentrée.

— Écoute, reprend-elle en baissant la voix, si on arrive à les épater, il y aura d'autres avantages qu'une simple recommandation pour la fac, à mon avis. Il faut vraiment qu'on assure, là.

Piétinements fébriles.

— Tu piges, Seb ? C'est une super occasion… Et puis, soyons francs, j'ai déjà remarqué que le courant passe entre nous. Une sorte d'alchimie. Autant l'exploiter plutôt que l'ignorer.

J'ai l'impression que mon cerveau vient de déserter mon crâne pour exploser sur le mur derrière moi.

— Intellectuellement, je te dépasse sans doute, enchaîne Eleanor. Mais, avec un peu de travail, on devrait réussir émotionnellement, toi et moi. Je sais que nous partageons les mêmes aspirations et valeurs, exactement ce qu'ils veulent. Te mettre avec moi te profitera, Seb.

Hé bé, elle a une sacrée opinion d'elle-même, non ?

— Je…

— Fais-moi confiance et laisse-moi gérer, OK ?

Elle me fixe avec une intensité qui, dans la lumière fluorescente, lui donne l'allure de quelque créature mythologique malfaisante déployant ses talents hypnotiques. Comme les sirènes qui séduisaient les matelots et les noyaient.

— On n'a pas le choix, Seb. On doit gagner. L'enjeu ultime va au-delà de cet exercice. Largement au-delà.

Brusquement me reviennent les paroles de Finn dans la forêt. « Que sais-tu de cet endroit ? »

— Alors, qu'en dis-tu ? demande-t-elle en s'approchant de moi. Notre couple nous aiderait à l'emporter.

— Emporter quoi ?

— Tu me comprends. J'ai vu à quel point ils t'apprécient. Ça n'est pas agréable ?

Le visage de mon père surgit dans ma tête. « On te trouvera un sport dans lequel tu seras bon. »

Suis-je sur le point de signer un pacte avec Eleanor Banks, engeance du diable ?

— D'accord.

Qu'est-ce que je risque ?

— Notre relation a toutes les chances d'évoluer, Seb. Vers quelque chose de plus sérieux. Je le sens au plus profond de moi. N'ai-je pas raison ?

Non.

Oh que non !

J'émets un bruit qui n'engage à rien, puis me lève, espérant la faire reculer. J'obtiens l'effet inverse. Elle se penche, bras ouverts. Je serre les fesses à l'idée qu'elle veuille que je l'enlace.

— Ça va être top, dit-elle. Amusant, même, si ça se trouve.

Elle m'adresse un clin d'œil diaboliquement complice. Les bras ballants comme ceux d'une poupée de chiffon, je la laisse m'étreindre.

— N'en parle à personne, susurre-t-elle en frottant sa joue contre la mienne. Ce sera notre secret.

— Ça marche, je chevrote.

— Pour les convaincre que nous sommes compatibles, nous devons penser de la même façon. C'est déjà le cas, je sais, mais comme c'est moi qui détiens le meilleur numéro, je crois que le mieux serait que tu me prennes pour modèle, d'autant que mon instinct, c'est clair, cadre plus avec leurs attentes. OK ?

Où l'ont-ils dénichée, cette nana ?

— Bien sûr.

— Tu crois que tu peux y arriver ?

Qui y arriverait ?

— En tout cas, je te promets d'essayer.

— Tu es quelqu'un de bien, Seb. Montre-le-leur. D'accord ?

— Euh… oui.

— Et, ajoute-t-elle en se collant carrément à moi, je te trouve sexy.

Sur ce, elle me pince les fesses.

Des taches dansent devant mes yeux.

Je m'entends la remercier, je ne suis pas sûr. Ma bouche est si sèche que j'ai l'impression d'avoir mâché du papier-toilette. Elle me fixe, l'air de guetter une réaction supplémentaire.

— Tu l'es aussi, je mens.

— Allez, retournons nous coucher. Sans bruit.

À une époque, j'aspirais à devenir quelqu'un de bien.

J'en rêvais. Pour moi, c'était le but ultime de tout être humain. L'objectif absolu. Une fois qu'on l'avait atteint, on ne pouvait qu'être heureux. Parce qu'on méritait de l'être. De plus, je pensais qu'un tel comportement amènerait les autres à m'aimer. Shelly m'a expliqué que ça ne se produirait jamais. Pas que les gens m'aiment. Que je devienne une bonne personne.

— Ça n'existe pas, tout simplement. La bonté n'est pas une chose tangible.

Mes parents, mon école et ma paroisse n'avaient pas l'air d'accord. « Nous apprenons à être bons en observant l'exemple des autres. De nos mentors. » Lorsque j'ai cité ça à Shelly, elle a arqué un sourcil.

— En quoi les autres sont-ils bons ? a-t-elle rétorqué.

— Ils se comportent bien.

— C'est-à-dire ?

— Ils respectent leurs congénères. Obtiennent leur approbation. Réussissent.

Il se peut que ma réponse ait été inspirée par l'un des aimants de ma mère collés au frigo.

— D'accord, a-t-elle lâché. Tu n'as qu'à t'y coller, puisque tu y crois.

Parfois, je pense que j'y crois encore.

Lorsque je me réveille, quelques heures plus tard, je me demande si le pacte des toilettes n'a pas été qu'un mauvais rêve. Un coup d'œil en direction de son lit m'enseigne qu'Eleanor me fixe sans ciller. Ses yeux conservent la trace d'un éclat démoniaque qu'elle darde sur moi comme si elle s'efforçait de m'envoyer un message par télépathie.

« Pense comme moi. Nous sommes complices. Je te trouve sexy. »

Merde, ça a bien eu lieu.

J'avale un de mes cachetons. Tout le monde est en train de se lever. Vaseux, en pyjama, mes colocataires ne savent ni trop quoi faire, ni où se poser.

L'écran s'éclaire.

Bonjour, résidents de la capsule Intégrité.

Installez-vous à table. Le petit déjeuner est servi.

Des observateurs vous tiendront compagnie.

Tâchez de les ignorer.

☺

La porte de l'igloo s'ouvre sur trois Salopettes armées de leur tablette. Peluche, Queue-de-Cheval et Monsieur Muscles. Prêts à tapoter comme des dingues.

Il est l'heure d'apprendre à connaître
vos éventuels partenaires, capsule Intégrité.
Discutez entre vous.
☺

Assis autour de la table, nous nous observons avec embarras par-dessus les coupes de fruits et les corbeilles de croissants. Chacun parle surtout de soi, tandis que les observateurs rôdent alentour.

Raheem raconte en détail à Lucy ses plans pour devenir propriétaire d'une chaîne de salons de coiffure. Betty et Malachai s'affairent à mélanger des céréales, le but étant manifestement d'obtenir une sorte de combo idéal. Matthew pérore. Bruyamment. À propos de son incroyable baraque, des bagnoles de son père et de ses milliers de followers sur TikTok qui clament qu'il est une source d'inspiration pour eux chaque fois qu'il poste une de ses séances d'entraînement.

— C'est tellement dingue que j'ai du mal à m'y habituer, dit-il sans la moindre trace de modestie.

Où est Finn ? Dans quelle capsule ?

Pour l'essentiel, Eleanor réussit à capter mon attention. Elle oriente notre conversation sur l'avenir, évoque famille et succès. J'acquiesce, simplement parce qu'elle me flanque les jetons. Elle ne cesse de me tripoter le bras. Quand j'essaie de mentionner mon rêve de gosse – devenir boulanger –, elle m'aboie quasiment dessus pour que je la boucle.

Nous passons à nos films préférés. Je m'efforce de penser comme elle.

— *Lolita malgré moi* est chouette, je dis.

— Je l'adore ! jubile-t-elle.

Lorsque, à un moment, Lucy m'adresse la parole, Eleanor s'interpose.

— Seb me parlait de sa fabuleuse collection de timbres, déclare-t-elle.

Lucy ouvre des yeux ronds et se tourne vers Raheem.

— Pas question de courir le moindre risque, me souffle Eleanor.

Le reste de la matinée est consacré à des jeux de société et d'adresse. Je n'arrête pas de reluquer la capsule voisine de la nôtre, des fois que Finn y soit. Des ados en vert se divertissent sur le gazon ensoleillé. J'aperçois Ash qui s'entretient gaiement avec un grand type.

Je me surprends à me tenir en retrait, comme le ferait Finn.

— Seb ! m'appelle Eleanor.

Zut !

— J'arrive.

Pourquoi est-ce que je me sens tellement engagé par notre pacte ?

— Viens t'asseoir avec moi sur la balancelle, Sebby.

« Sebby » ? J'hallucine.

Nous jacassons, Eleanor prenant soin de s'exprimer assez fort pour être entendue de Peluche. Elle parle de voyages futurs, de nos espoirs et de nos aspirations. Je passe mon temps à me retourner pour tenter de repérer Finn dans l'un des autres jardinets.

— Tu as du mal à rester concentré, hein ? commente Eleanor.

— Quoi ?

— Laisse tomber.

— Tout le monde à l'intérieur ! crie soudain Monsieur Muscles. Il est l'heure de changer de jeu. Vous avez de la visite.

Fernsby trône en bout de table, dans son costume strict.

— Bonjour, capsule Intégrité. Je suis certain que vous avez pris plaisir à faire connaissance les uns avec les autres dans ce magnifique environnement. J'ai hâte d'écouter le rapport de nos observateurs. Merci de vous placer devant votre lit.

Nous obtempérons. Je m'aperçois que les boîtes contenant notre objet personnel, de tailles diverses, ont été ouvertes et placées sur la table.

— Nous appelons la prochaine activité À l'aveugle. L'idée est d'évaluer ce que votre instinct premier vous dit de vos colocataires. Comme vous le savez, nous vous avons priés d'apporter un objet qui vous soit cher. Ils sont présentement posés devant moi. Après les avoir regardés, vous prendrez celui dont vous vous estimez le plus proche. Il va de soi qu'il vous est interdit de choisir le vôtre.

— Dommage pour toi, Matthew, ironise Lucy.

— Vous allez mettre ces bandeaux sur vos yeux, et nous vous appellerons l'un après l'autre. Je vous demande le silence le plus complet. Le jeu démarrera dès le coup de sonnette.

Eleanor me jette un coup d'œil affolé.

Aussi discrètement que possible, je forme un éclair avec mes doigts.

« Quoi ? »

« Quel est le tien ? Vite ! »

Elle ne bronche pas, hébétée.

La sonnerie retentit.

Je vais peut-être bien finir avec Betty, en fin de compte.

— Bandeaux sur les yeux !

Avec un peu de pot, je serai appelé en dernier et n'aurai pas à choisir.

— Sebastian ? Vous avez été tiré au sort pour passer le premier.

Génial !

— Bonne chance, me murmure Betty, près de moi.

— Vous avez trois minutes, Sebastian. Cela devrait vous suffire pour suivre votre intuition. Ne réfléchissez pas. C'est parti ! Enlevez votre bandeau.

Ne pas réfléchir ? C'est tout à fait mon genre.

Eleanor. Eleanor. Qu'est-ce qu'elle apprécie ? Pas grand-chose, d'après ce que j'en ai vu jusqu'ici. Fernsby hoche la tête à mon adresse, avec cet air de dire : « J'ai confiance en vous. » Lentement, je fais le tour de la table et inspecte le contenu d'une boîte.

Pense comme Eleanor.

Un skateboard.

Non.

Un calepin. J'en feuillette les pages. Des centaines de citations tirées de Shakespeare, Jésus et mémé.

Pourquoi pas ?

Un sac à main griffé. Chanel.

Peut-être.

Un vieil exemplaire de *La Guerre des mondes*.

Ma foi… Après tout, Eleanor se montre parfois un peu fin des temps.

— Plus que deux minutes, Sebastian.

Bon sang, je ne la connais vraiment pas.

Une paire de Doc cloutées.

Ça m'étonnerait.

Une paire d'écouteurs de marque Beats.

Non.

Mon album préféré de Bowie, *Aladdin Sane*. Sa tignasse rousse, ses yeux baissés, l'éclair qui fend son visage. Salut, mon ami.

— Plus qu'une minute.

Merde, Seb, bouge-toi.

Dernière boîte. Une broche. En argent, en forme de tournesol. Je la retourne. Derrière sont gravées les initiales GM. Minuscules. À peine lisibles.

La voix de Finn résonne en moi. « Que sais-tu de cet endroit, Miss Objectif Bonheur ? »

— Dix secondes, Sebastian.

Je brandis ma trouvaille.

— Celui-ci. C'est avec lui que je devine un lien.

— Merci de regagner votre place.

À vos ordres.

— Remettez votre bandeau.

Fernsby me le tend, je m'aveugle à nouveau. Dans le noir, mon cœur résonne à travers tout mon corps.

— À vous, Eleanor. Avancez, s'il vous plaît.

Je l'entends approcher de la table.

— Trois minutes, claironne Fernsby.

Le compte à rebours commence. Je suis assis sur mon lit, dans l'obscurité, où tout paraît plus long. Je perçois les déplacements feutrés d'Eleanor.

— Plus que deux minutes.

Des pas. Les fils des écouteurs.

Elle fouille.

— Celui-ci, s'exclame-t-elle soudain. Je choisis celui-ci !

Elle a intérêt à avoir le disque de Bowie entre les mains.

Nous patientons pendant une demi-heure que chacun se soit confronté à son destin. Je serre la broche dans ma paume moite de transpiration.

— Bravo à tous, finit par lancer Fernsby. Veuillez retirer vos bandeaux, que nous découvrions quel objet vous avez élu.

Sitôt la vue retrouvée, je regarde Eleanor. Elle me sourit, le visage de Bowie entre les doigts.

Je lui montre la broche avec nervosité.

« Oui ! articule-t-elle en silence. Oui ! »

Ça tapote sec sur les tablettes.

« Miss Objectif Bonheur. »

Qu'est-ce que Finn sait ?

Oublie. Oublie. Oublie.

Il est mauvais. Mauvais. Mauvais.

Tu es quelqu'un de bien.

Autour de moi, chacun brandit ce qu'il a sélectionné. Des yeux se croisent. Des sourires sont échangés.

— Ça alors !

— Eh ben, je ne m'y attendais pas.

— Intéressant, commente Fernsby. Très intéressant.

Il se lève et noue ses doigts devant lui, comme s'il venait d'achever une excellente journée de boulot. Comme s'il avait atteint des résultats exceptionnels.

— Prenez une pause. D'ici une heure, nous nous regroupe-rons pour le dernier exercice aujourd'hui. Le Cercle du partage.

Une bouffée d'euphorie m'envahit.

Eleanor me gratifie d'un coup d'œil complice.

Que je lui retourne, me semble-t-il.

Le pacte des toilettes est officiellement scellé.

14

TOUT EST VRAI

Lucy a opté pour l'objet de Raheem, et inversement. Elle est le sac Chanel et lui, le skateboard. Ils sont à présent perchés sur le lit de Lucy, dont Raheem caresse doucement le bras. Malachai s'échine à parler à Anoushka, dont il a choisi le carnet de citations, tandis qu'elle essaie de discuter avec Matthew, parce qu'elle a pris ses écouteurs. Quant à ce dernier, il n'arrête pas de reluquer Eleanor.

Une chanson sirupeuse de Céline Dion, « All By Myself », résonne en bruit de fond. Elle est peut-être destinée à Betty, qui, seule de son côté, arrache les peaux de ses doigts.

À table, je fais face à Eleanor.

— On doit leur en donner plus, chuchote-t-elle par-dessus son jus d'ananas, sous l'œil vigilant de Peluche.

— Comment ça ?

D'un signe de tête, elle indique Raheem et Lucy, dont les visages se touchent presque. Il en est à lui caresser la joue, maintenant, et Monsieur Muscles tape sur sa tablette avec une telle ferveur que je crains qu'il prenne feu.

— Et on fait comment ?

Je lui déconseille de me pincer le cul une nouvelle fois.

Elle hausse les épaules et grimace. Je crois que c'est supposé être sa moue séductrice.

— Un baiser.

Bon Dieu !

C'est l'instant que choisit Raheem pour embrasser Lucy sur la joue. Peluche étouffe un petit rire ravi.

Eleanor s'impatiente.

Tout à coup, l'écran me sauve la vie en s'allumant.

Capsule Intégrité, c'est l'heure du Cercle du partage.

☺

— Que tout le monde me suive, ordonne Monsieur Muscles.

Avec un léger coup de pied dans le montant du lit pour tirer Raheem et Lucy de leur transe amoureuse. Nous contournons la capsule. Les autres jacassent avec entrain, comme s'ils appréciaient l'expérience.

Sur la fausse pelouse nous attendent huit coussins placés en rond, dominés par un fauteuil club en cuir qui a des allures de trône. Y est assise Lindström, et un écran placé sur l'appuie-tête affiche : « La chaise du partage ».

— C'est quoi, ce délire ? chuchote Malachai.

Lindström lève une main.

— Bienvenue au Cercle du partage, capsule Intégrité. Retirez vos chaussures et vos chaussettes. (Tout à fait son truc, les pieds nus.) Il est bon d'être en contact avec la terre. La nature nous aide à nous sentir ancrés et entiers.

De la nature en plastoc, mais pourquoi pas ?

— Le Cercle du partage est un endroit sans danger. Soyez-en assurés. Tout ce que vous direz ici restera entre nous.

Le dôme en plexiglas vire au rouge. Apparemment, le soleil de pacotille se couche de nouveau, bien qu'il ne soit que

15 heures. Nous nous déchaussons, et je tente de cacher mes panards poilus de hobbit tandis que nous gagnons les poufs.

— Pourquoi le ciel a-t-il changé ? demande Lucy.

— Excellente question. Selon les travaux de Stone, les gens se montrent plus ouverts au crépuscule, plus authentiques quand ils se livrent. D'où ce coucher de soleil projeté par Sérénité.

— C'est dingue, commente Raheem.

— N'est-ce pas ? Sérénité est un lieu proprement magique. Vous avez de la chance d'y être accueillis. Cette évaluation a été conçue tout spécialement pour *vous*. Par conséquent, je vous prie de vous y consacrer pleinement.

— C'est vachement romantique, murmure Anoushka.

Et assez beau, en vérité. Des rouges, des roses et des bleus se mélangent au-dessus de nous.

— Installez-vous.

Je me laisse tomber sur un coussin. Devant, une planchette à laquelle est fixé un questionnaire. Eleanor s'assied juste à côté de moi, s'empare de ma main et la serre. Notre pacte secret flotte dans l'air.

Soudain, les paumes abîmées de Finn surgissent dans mon esprit.

Oublie ça. Oublie ça. Oublie ça.

— J'ai appris que votre journée avait été productive, reprend Lindström en coinçant une de ses mèches derrière son oreille. Vous recelez un véritable potentiel. Et maintenant, fermez les yeux.

Sa voix est douce, comme si elle nous racontait une histoire avant que nous nous endormions. L'un après l'autre, nous obtempérons.

— Utilisez vos sens. Inspirez à fond. Que sentez-vous ?

Le déodorant puissant de Matthew, à ma gauche.

— Qu'entendez-vous ?

Les grains du pouf qui crissent sous mes fesses.

— Qu'éprouvez-vous ?

L'envie de m'enfouir sous terre.

— À présent, rouvrez les yeux. Le soleil se cache et emporte toutes nos insécurités avec lui. Nos peurs. Nos doutes. Maîtrisez votre respiration. Exhalez cinq fois par la bouche, inhalez trois fois par le nez.

J'entrouvre un œil. Tout le monde joue le jeu. Des Salopettes nous observent.

Je serre les paupières pour les oublier.

— Écoutez attentivement. Je vous demande de réfléchir à un événement de votre passé. Un événement qui vous symbolise. Il faut qu'il repose sur une expérience difficile qui révèle votre vulnérabilité. Soyez honnêtes. L'ordre a été tiré au sort. Betty, numéro 81, vous passerez la première. Je vous en prie, venez vous installer sur la chaise du partage.

J'ouvre les yeux. Lindström a cédé sa place. Avachie sur son coussin, dissimulée sous sa capuche, Betty a tiré ses manches par-dessus ses mains, comme pour se protéger de ce qui l'attend.

— Betty ?

Lentement, elle se lève, l'air d'être à deux doigts de s'évanouir.

— Tout va bien se passer, Betty. Ce n'est pas facile, je sais. Merci d'encourager votre camarade.

Nous applaudissons.

Betty gagne le fauteuil, tête basse. Elle s'y assied, penchée en avant. Il est clair qu'elle voudrait disparaître.

— Bravo, Betty. Et maintenant, réfléchissez à ce que vous allez nous raconter. Vous autres, prenez la planchette et le crayon qui se trouvent devant vous. Écrivez le nom de Betty en haut de la feuille.

Betty.

— Bien. Répétez après moi, Betty. Tout est vrai au sein du Cercle du partage.

— Tout est vrai au sein du Cercle du partage, ânonne la malheureuse d'une toute petite voix.

— Je ne laisserai pas la honte m'arrêter.

— Je ne laisserai pas la honte m'arrêter, souffle Betty, sourcils froncés.

— Cette expérience est pour moi une occasion d'apprendre et de grandir.

— Cette expérience est pour moi une occasion d'apprendre et de grandir, marmonne Betty en jetant un regard las à Lindström.

— Extra ! Avez-vous préparé votre histoire ?

— Non. Désolée… Je ne peux pas…

— Est-ce qu'un indice vous aiderait ?

Berry semble abasourdie.

— Tranquillisez-vous, Betty. Certains d'entre nous ont besoin d'un petit coup de pouce pour démarrer.

— D'accord.

— Parlez-nous de Jenna.

Betty blêmit et écarquille les yeux.

— Jenna ?

— Oui, Betty. Jenna.

Betty s'affaisse sur elle-même. Lorsqu'elle se décide, sa voix est encore plus ténue que d'ordinaire.

— Jenna était une amie. On se connaissait depuis un moment… Il n'y a pas grand-chose à ajouter.

— Ne mentez pas, Betty.

— Pardon ?

— Ne mentez pas.

Soudain, Sérénité n'a plus rien de serein. Les Salopettes qui nous encerclent fixent Betty.

— Je ne mens pas…

— Si, Betty. Or vous n'avancerez qu'en étant franche.

La victime sacrificielle rabat sa capuche sur son visage. Eleanor ne la quitte pas des yeux. Elle secoue la tête, désapprobatrice. Plusieurs parmi nous se trémoussent sur leur coussin.

C'est alors qu'une phrase s'inscrit sur l'écran de l'appuie-tête :

Patience, capsule Intégrité.
Accueillez avec bienveillance cette vulnérabilité.
☺

— Betty résiste. Sa lutte est un spectacle difficile, mais accompagnons-la dans son inconfort.

Nous la regardons donc. Qui résiste. Jusqu'à ce que :

— L'an dernier, j'ai…

— Continuez.

— Je…

Elle arrache des lambeaux de peau à ses doigts, qui commencent à se taveler de taches rouges. On dirait de la chair à saucisse.

— J'avais cette… amie. Jenna. J'allais au lycée en train, et… Je l'ai rencontrée à la gare un matin. Elle avait l'air très sûre d'elle. Elle portait un manteau en peluche incroyable, d'un violet pétant, et de grosses chaussures à talons compensés. Elle semblait se moquer de tout. Absolument de tout. Vous voyez le genre ? Ça m'a plu. Sans doute parce que… nous étions à l'opposé l'une de l'autre.

» On a commencé à discuter, on a découvert qu'on aimait la même musique. Elle m'a offert un café. Tous les jours, on se retrouvait à la gare et on parlait. Un rendez-vous quotidien qui comptait beaucoup pour moi. Elle était gentille avec moi. Des fois, elle me prêtait des fringues. Mon sac partait en cacahuète, elle m'en a donné un neuf. On s'est mises à se rejoindre plus tôt afin d'avoir plus de temps pour échanger. Je me levais à 6 heures, je prétextais que j'avais des cours à 7.

» Un matin, Jenna m'a dit qu'elle avait des cachets. Qui rendaient tout extraordinaire. Un seul suffisait, apparemment. D'après elle, j'étais toujours très triste, ça m'aiderait. Ça ne me tentait pas du tout, mais elle a suggéré qu'on le fasse ensemble. Je savais que, parfois, ma mère en prenait… Ce n'était pas la fête, à la maison… Disons que je me sentais juste…

— Poursuivez.

— Je me sentais seule. Alors, j'ai cédé. Après, c'est le trou noir. J'ignore ce qui s'est passé, mais je me suis réveillée à l'hôpital avec une jambe cassée. Selon un témoin, j'étais tombée sur les rails du chemin de fer. Il paraît que j'ai eu de la chance. Je n'ai jamais revu Jenna.

Nom de Dieu !

— Étiez-vous en colère contre elle ?

— Non. J'avais seulement l'impression d'avoir été idiote.

— Et ?

— Ma mère était furieuse. Folle de rage.

— Ça suffira comme ça, merci, chuchote Lindström à travers les sanglots de Betty.

L'écran se rallume :

À présent, capsule Intégrité, répondez aux questions qui vont suivre. Soyez attentifs, ça va être rapide.
☺

Mon crayon tremble entre mes doigts.

Betty vous donne-t-elle le sentiment d'être faible ou forte ?

C'est quoi, cette question, merde ?

Le regard démoniaque d'Eleanor me vrille la tempe. Le pacte de la salle de bains. OK. Qu'est-ce qu'elle va répondre ? J'ai du mal à écrire droit et appuie comme un malade sur la mine.

Faible.

Betty vous donne-t-elle le sentiment d'être une personne honnête ?

Non. Elle a été malhonnête avec sa mère.

Je suis incapable de poser les yeux sur Betty.

Betty se cherche-t-elle des excuses ?

Oui, elle accuse les autres.

Définissez Betty en trois mots.

Immature.
Fragile.
Paumée.

Que vous apprend l'histoire de Betty ?

Qu'il ne faut pas faire confiance au premier venu.

Est-ce que l'expérience de Betty lui a servi de leçon ?

Ce n'est pas parce qu'elle se sent idiote qu'elle ne recommencera pas.

Pardon, Betty.

Est-ce que vous trouvez Betty jolie ?

Quoi ? Eleanor se tourne vers moi. Son regard est impitoyable. Merde de merde.

Non.

Éprouvez-vous une attirance physique pour Betty ?

Non.

Attribuez à Betty une note entre 1 et 10.

3/10.

J'ai la nausée. Je suis tellement désolé, Betty.

— Merci, Betty. Regagnez votre place dans le Cercle du partage. Les autres, détachez vos feuilles de la tablette.

Nous obtempérons. Les Salopettes nous les prennent.

Betty retourne s'asseoir sur son pouf. Elle essuie ses larmes avec ses manches.

Elle paraît terrifiée.

Honteuse.

Cet exercice est tordu.

— Numéro 36, Sebastian. À vous.

OK, j'en suis capable.

— Merci d'approcher. Que les autres inscrivent son nom en haut de la page.

Je me lève. J'ai le vertige. J'essaie de marcher comme le ferait Eleanor. À grands pas, tête haute. Je m'assieds sur la chaise du partage comme si je m'en fichais. Prêt à impressionner mes camarades.

— Répétez. Tout est vrai au sein du Cercle du partage.

— Tout est vrai au sein du Cercle du partage.

Fastoche.

— Je ne laisserai pas la honte m'arrêter.

— Je ne laisserai pas la honte m'arrêter.

— Cette expérience est pour moi une occasion d'apprendre et de grandir.

— Cette expérience est pour moi une occasion d'apprendre et de grandir.

— Avez-vous pensé à votre histoire ? s'enquiert Lindström en se penchant vers moi.

— Absolument, je réponds avec assurance.

Je suis sûr que Lindström va adorer. Eleanor aussi. Je vais décrocher un 10/10.

— Merveilleux !

— Je voudrais évoquer le jour où j'ai participé à la vente de gâteaux de ma paroisse, malgré les nombreux obstacles...

— Stop, Sebastian.

— Pardon ?

— Et si vous nous parliez plutôt de l'épicier.

Mon cerveau se vide. Mon corps se fige comme s'il ne m'appartenait plus.

— L'épicier...

Non. Ce n'est pas poss...

— Oui. L'épicier.

Le regard curieux d'Eleanor me demande de quoi il retourne.

J'ouvre la bouche, mais rien ne sort. J'ai la gorge sèche. Comment vais-je m'en tirer ?

— D'accord. Mais...

— Commencez par le début. Avez-vous besoin d'un indice ?

Les autres attendent en me dévisageant.

— Je...

— Vos parents étaient sortis dîner, Sebastian. Nous vous écoutons.

Comment est-elle au courant ? A-t-elle parlé à mes vieux ?

— Ah, oui. OK. (Malgré moi, ma voix tremble.) Quand j'avais... Mon Dieu, je suis désolé.

J'ai cessé de respirer. Mon champ de vision se trouble.

— Allez-y, Sebastian. Vous en êtes capable. Il le faut.

Je m'aperçois que je plante mes ongles dans la peau de mes bras.

— J'avais quatorze ans, je crois.

— Seize, me corrige Lindström avec un sourire.

Bordel !

— Pardon. Dans ces âges, donc. J'ai... j'ai du mal à me rappeler.

— Ah bon ?

Pourquoi me fixe-t-elle comme ça ?

— Je ne sais pas trop comment...

Je transpire. Lindström plisse le front. Eleanor fait la gueule.

Je suis navré. Vraiment navré.

Pourquoi mes yeux se remplissent-ils de larmes ?

Ça suffit. Reprends-toi.

J'inspire profondément.

— C'était… un vendredi soir. Je voulais acheter… Hum… Je voulais de l'alcool. Pour me remonter le moral, j'imagine. Me sentir mieux. Arrêter de… réfléchir. (Un étau broie ma poitrine.) Mes parents étaient sortis. J'ai emprunté une chemise à mon père pour avoir l'air plus âgé. C'était stupide…

— Continuez.

— J'ai marché assez longtemps pour me rendre dans une boutique où on ne me connaissait pas. Quand je suis entré, il… Il n'y avait qu'un seul autre client. Un type de mon lycée. Connor. Pas un ami. Il achetait des cigarettes au vieux qui… À l'épicier. Craignant que Connor lui dise que je n'avais pas l'âge de boire, j'ai eu la frousse et je me suis rabattu sur un paquet de bonbons. Puis je suis allé patienter derrière lui à la caisse.

— Et après, Sebastian ?

Pourquoi me torture-t-elle comme ça ?

— Euh… Un homme est arrivé. En claquant la porte. Il était… immense. Il a poussé Connor et exigé du propriétaire qu'il lui remette sa recette. Le vieux a essayé d'ouvrir sa caisse, mais il était trop lent au goût du costaud. Alors, ce dernier l'a attrapé par les épaules, l'a basculé par-dessus le comptoir et l'a jeté par terre. Il s'est mis à le frapper. Connor a chopé le gars par le bras. Il m'a crié de venir l'aider à retenir le dingue. Il m'a ordonné de me bouger.

— L'avez-vous fait ?

— Non.

— Pourquoi ?

— Parce que… j'étais paralysé.

— Par quoi ?

— La peur.

Je n'ose plus lever les yeux.

— Que s'est-il passé ensuite, Sebastian ?

— Je me souviens des hurlements. De Connor qui m'apostrophait, qui me disait d'appeler la police. Le visage de l'épicier était… Le costaud avait du sang sur les poings. Il y en avait aussi sur le sol.

— Et pendant ce temps, vous faisiez quoi ?

— Rien. Je n'ai rien fait.

Silence.

— Et plus tard ?

— Je me rappelle les sirènes. Connor avait réussi à avertir les flics. Des gyrophares partout. Des voitures de patrouille. Une ambulance. La police a embarqué l'agresseur. Le SAMU m'a emmené dehors. Un enquêteur m'a demandé de lui raconter les événements. J'ai entendu Connor expliquer que je n'avais rien fait pour l'aider.

Silence.

— Comment allait-il ? L'épicier ?

— D'après les infirmiers, il avait eu de la chance. Ça aurait pu être bien pire. Sans Connor…

— Vos parents ont-ils été déçus ?

Pitié !

— Ils… Je crois qu'ils n'ont pas compris que je n'aie pas téléphoné à la police.

— Et vos camarades du lycée, ils n'ont pas compris, eux non plus ?

Connor avait tout balancé dès le lundi.

— Non.

— Vous auriez pu faire plus.

— Oui.

— Merci.

Je devrais sans doute ajouter quelque chose. Genre, que l'incident m'a rendu meilleur. Qu'il m'a permis de prendre conscience de mes défauts. Que j'ai appris de mes faiblesses. Que je suis devenu plus fort. Plus apte. Je m'en abstiens. Assis sur la chaise, la nuque en feu, je contemple mes collègues de capsule gribouiller sur leur feuille.

J'ai le cerveau en compote.

Comment Lindström a-t-elle su ?

Qu'écrivent-ils sur moi ? Ai-je échoué ?

On avait un plan.

Eleanor fixe sa planchette, une lippe dédaigneuse aux lèvres. « Qu'est-ce que tu veux que je fasse, maintenant ? »

Elle me regarde. Furibonde. Déçue.

— Que tout le monde lève sa page.

Cette fois, c'est plus fort que moi.

— Une seconde, je braille. Il faut que je précise quelque chose.

— Sebastian… proteste Lindström en agitant le bras.

— Ça ne sera pas long, promis. Écoutez, j'ai retenu une leçon, aujourd'hui. Une leçon importante. Toute ma vie, j'ai eu peur. J'ai été faible, diraient certains.

Lindström baisse son bras.

— Mais depuis que je suis ici, à Objectif Bonheur, j'ai rencontré quelqu'un dont les capacités de résilience m'ont donné envie de changer. Ce qui est justement le but de cet exercice visant à créer du lien.

Finn. Son visage. Son odeur.

— Les autres nous inspirent. Nous adoptons leurs qualités. Ce qui fait de nous une équipe. Ensemble, nous devenons plus endurants. Nous réussissons à mieux réagir dans les moments de frayeur. Voilà ce que je recherche. Vraiment. Je veux apprendre à m'affirmer. À être fort. Courageux. À affronter les obstacles, ce que, jusqu'à présent, je n'ai pas su faire.

Depuis toujours. J'en ai marre. Ici, à Sérénité, je tiens l'occasion de m'amender.

Mes pieds bougent. L'adrénaline qui m'envahit floute tout ce qui m'entoure. Mon sang est empli d'une substance chimique et amère qui tétanise mon esprit.

Je ne pense plus. Je n'entends plus.

Mes pieds me portent vers elle. Vers son visage anguleux. J'attrape sa main.

— Merci, Eleanor, je dis haut et fort pour le bénéfice de l'assemblée. Merci pour tout.

C'est comme si, ayant investi mon cerveau, elle m'avait convoqué. Si je ne me l'explique pas clairement, j'obéis. À cause du pacte. Et peut-être, parce que, au fond de moi, je pressens qu'elle a raison, qu'ils ont raison, et que – oui, pourquoi pas ? – je pourrais connaître le bonheur. J'ignore complètement à quoi il ressemble, mais je tiens à ce que ma famille, la terre entière voient que je suis susceptible d'être heureux.

Je me penche. Je l'embrasse. J'embrasse Eleanor Banks sur la bouche.

J'ai l'impression qu'une grosse limace visqueuse s'est posée sur mes lèvres. Pourtant, je continue. Parce que quelqu'un dit quelque chose.

— C'est trop mignon !

Applaudissements. Je me redresse. La limace a laissé place à une Eleanor un peu perplexe.

— Eh bien, Sebastian, merci, lâche Lindström. Voilà qui était fort éloquent.

Alors je m'interroge. Je me demande si cet endroit n'est pas ce dont j'ai toujours eu besoin.

15

LA SONDE

Ma bouche est parcheminée comme si elle s'était remplie de sable pendant mon sommeil. Un filet de salive a séché à la commissure de mes lèvres. Quand j'ouvre les paupières, je vois les cheveux noirs de Betty qui pendent depuis le lit du dessus. Elle se retourne, les yeux rougis, le visage bouffi. Pendant une seconde, elle ressemble à la fille qui sort du puits dans le film *Le Cercle*.

Je ne me souviens plus des histoires des autres. Juste qu'il y a eu des pleurs. Beaucoup de pleurs.

Ça fait un moment que je suis réveillé. Que je pense à lui. À cette fin d'après-midi sur le balcon. Il émane de lui quelque chose qui me colle à la peau comme un chewing-gum sur mon tee-shirt, impossible à retirer.

Pourquoi m'a-t-il traîné jusqu'à la clôture ? Pour m'effrayer ou pour me protéger ?

Pourquoi moi ? On se connaît à peine.

Quoi qu'il en soit, il est une épine dans mon pied. Une épine qui m'empêche d'avancer.

Soudain, des Salopettes – nombreuses – déboulent bruyamment.

— Qu'est-ce que… commence Betty, aussitôt rappelée à l'ordre par une Salopette.

Lindström gagne le bout de la table.

— Merci de vous joindre à moi. Nous avons vos résultats.

Quoi ?

— Dépêchez-vous, il nous reste des tas de capsules à visiter.

Nous obéissons. Lucy se tient tout près de Raheem. Pour ma part, j'essaie d'éviter le regard d'Eleanor. De toutes mes forces. Sauf que, tout à coup, elle est à côté de moi.

— Salut, beau gosse ! me murmure-t-elle à l'oreille.

Un postillon m'atterrit sur la joue.

— Salut.

Elle entrelace ses doigts aux miens, je retire ma main et me gratte le nez.

— Qu'est-ce qui se passe ? graillonne Matthew d'une voix encore endormie.

Lindström lève le bras pour le faire taire.

— Nous avons analysé vos performances, lu vos questionnaires et les notes des observateurs. Certains parmi vous se sont révélés très prometteurs. Aussi, ils vont être invités à participer à une dernière évaluation avant de quitter Sérénité : la Thérapie de couple. Il s'agit de ceux qui, d'après nous, ont réalisé leur potentiel thérapeutique. Il ne s'est pas produit d'affinités dans toutes les capsules. D'autres, en revanche, en ont vu éclore plus d'une.

Ça chuchote sec dans notre groupe.

— Nous avons sélectionné un couple dans la capsule Intégrité.

— Rien qu'un ? objecte Matthew.

Personne ne lui répond. Je fuis le regard de la mort d'Eleanor.

— Ceux qui n'ont pas été sélectionnés observeront. Ce sera l'occasion pour eux d'apprendre et de voir ce qui, chez nos chers élus, est thérapeutiquement conciliable. La Thérapie de couple testera le degré d'engagement de chacun envers l'autre.

Elle consulte sa tablette et enchaîne :

— Le couple d'Intégrité est constitué d'Eleanor et Sebastian.

Eh merde !

— Hein ? s'étrangle Raheem, tandis que Lucy semble ne pas comprendre.

— Nous estimons que vos différences, quoique parfois extrêmes, sont susceptibles d'être complémentaires. La solide attitude émotionnelle d'Eleanor pourrait aider Sebastian à s'endurcir. De son côté, Eleanor aurait intérêt à s'inspirer de l'hypersensibilité de Sebastian. Intellectuellement compatibles, vous renforcez mutuellement l'engagement de chacun, un élément essentiel à l'établissement du bonheur. Il est évident que vous vous respectez et que vous adhérez sincèrement à notre programme. Quant à votre attirance physique, elle est indéniable. Félicitations.

Eleanor semble sous le choc. Des camarades applaudissent, d'autres non.

— Et maintenant, nous souhaitons vous encourager par une récompense bien méritée avant que vous subissiez le prochain test, qui sera intense, voire dangereux.

Une minute ! Dangereux ?

— Silence, s'il vous plaît.

Les lumières dans l'igloo se tamisent. Une femme et un homme qui, tous les deux, ont des airs d'Eleanor, apparaissent soudain sur l'écran. Ils se tiennent devant une grande maison.

À côté de moi, je devine qu'Eleanor se tend.

— Eleanor, dit la femme, grande et blonde, le visage anguleux comme celui de sa fille. Chérie. (Eleanor émet un petit bruit.) Comme nous aimerions te voir ! Tu réussis très bien, et nous sommes fiers de toi.

Eleanor fixe l'écran avec une adoration absolue.

— Maman ! lance-t-elle en agitant la main.

— Ils ne nous entendent pas, Eleanor, lui murmure Lindström.

— Oh !

La mère d'Eleanor disparaît une seconde avant de resurgir avec un gros chat velu, dont elle saisit une patte pour nous faire coucou.

— Ne te repose jamais sur tes lauriers. Nous avons foi en toi. Sois-en certaine.

— Waouh ! lâche Anoushka.

— La mère est bandante, souffle Matthew.

— Tais-toi, tu es dégueu.

L'image change. Au tour de ma famille.

Mes parents et ma sœur sont assis sur le canapé à fleurs de notre salon. En toile de fond, le papier peint beige. Bizarre de les revoir dans la capsule Intégrité. Lily brandit une bannière : « Allez, Sebastian ! » Bon Dieu ! Il y a même des ballons.

— Eh bien, dit papa, qui l'aurait cru, hein, fiston ?

Ma mère souffle dans une langue de belle-mère. Pouët !

J'ai l'impression que mes jambes vont se dérober sous moi. Tout le monde me reluque.

Par pitié, arrêtez le massacre !

— Nous avons appris que tu réussissais très bien, Sebastian. Nous sommes fiers de toi. Le cheminement que tu es en train d'accomplir a l'air de t'être bénéfique. Et… cette photo nous remplit de joie.

Elle montre un cliché de moi dans le jardin de la capsule. Je rigole. Avec Eleanor. Pendant un jeu d'adresse.

— Regardez-moi ce sourire !

Qu'est-ce que… Comment ?

— Continue comme ça, m'encourage ma mère, les yeux humides.

— Pour être franche, je pensais que tu rentrerais au bout de deux jours, ricane Lily. Bravo, frangin ! Ne lâche rien !

Je suis désorienté.

— Continue tes efforts, lance mon père à son tour. Rends-nous fiers.

Je fixe le sol.

La vidéo s'arrête.

Je relève la tête. Malachai contemple l'écran avec envie. Lucy et Raheem semblent toujours aussi déçus. Je me précipite aux toilettes.

— Seb ?

« Nous sommes fiers de toi. »

Ils ne me l'avaient jamais dit. Jamais.

Refermant la porte, je m'écroule par terre, joue contre le carrelage, les tympans assourdis par les battements de mon cœur. J'essaie de respirer plus lentement.

On finit par frapper.

— Sebastian ? Vous allez bien ? C'est l'heure de la Thérapie de couple.

Sur le faux gazon, devant le chapiteau, sont alignées deux rangées de chaises face à face, une trentaine environ. Alentour, la foule se rassemble. Des ados en vert, des Salopettes et des contrôleurs. Il y a là Fernsby, Lindström et Manning, debout sur le monticule herbeux où est installé le micro. Je repère Antiseptique. Une fois n'est pas coutume, il ne sourit pas. Il a même l'air… inquiet.

Où est Finn ? Je scrute les visages.

— Du calme, lance Manning. Du calme, s'il vous plaît. Nous comprenons votre enthousiasme. Bienvenue à la Thérapie de couple. Nos heureux élus auraient-ils l'obligeance d'avancer ?

On nous applaudit. *Nous*.

J'aperçois Ash avec son mec, le grand.

Quand elle me voit avec Eleanor, elle agite la main. Heureuse pour nous, apparemment.

Nous lui retournons son salut.

J'ai un peu l'impression d'être un athlète aux Jeux olympiques. D'être… puissant.

Je contemple notre groupe de privilégiés. Je reconnais Armoire à Glace. Des Salopettes coiffées d'une charlotte d'infirmière se tiennent au premier rang. Bizarre. Nous sommes priés de nous placer devant les chaises, garçons d'un côté, filles de l'autre.

— Cet ultime défi de Sérénité est destiné à déterminer jusqu'où vous êtes prêts à aller pour votre partenaire thérapeutique. Il s'agit de tester votre loyauté, votre engagement et votre altruisme. Asseyez-vous.

Eleanor et moi nous installons l'un en face de l'autre.

Des Salopettes approchent avec des potences métalliques, comme celles qu'on voit dans les hôpitaux. À chacune est fixé un sachet en plastique rempli d'un liquide. Deux longs tubes transparents y sont reliés. Les observateurs plantent ces pieds à perfusion entre chaque couple.

Eleanor m'adresse un signe de tête confiant.

— La seule règle est que les poches soient vidées de leur contenu en deux minutes maximum, reprend Manning. Ce n'est pas plus compliqué que cela. Pour déclencher l'écoulement de la solution, appuyez sur la pompe. (Elle indique une poire en caoutchouc attachée à chaque tuyau.) Tâchez de vous coordonner pour réussir. Dans la vie, on doit apprendre à partager les fardeaux et à se faire mutuellement confiance avec bienveillance.

« Dans la santé et dans la maladie. Jusqu'à ce que la mort nous sépare. »

— Que contient la solution ? demande quelqu'un.

— Vous le saurez en temps voulu.

Antiseptique baisse la tête.

— Elle sera administrée par voie nasale.

— Quoi ?

— Par le nez ?

— Hors de question ! s'écrie mon voisin. Vous voulez qu'on s'injecte ce truc dans le pif ?

— En effet.

— Nan. Je refuse.

Il saute sur ses pieds. Sa partenaire le toise avec colère.

— Qu'est-ce que tu fous ?

— Ils ne me mettront rien dans le corps.

Sur ce, il s'éloigne à grands pas, sous les huées de quelques-uns. Après un gros soupir et un regard contrit à Manning, sa copine se dépêche de courir derrière lui.

— Qui d'autre souhaite partir ? s'enquiert Manning. Décidez-vous maintenant.

Au bout de la rangée de chaises, un couple se lève.

— Le choix vous appartient, enchaîne Manning. Encore une fois, l'objectif, ici, est la confiance. Avez-vous confiance l'un dans l'autre ? Avez-vous confiance en *nous* ? Sans confiance, aucun progrès n'est possible. La sonde nasogastrique est une technique éprouvée et rapide pour administrer des fluides, et notre équipe médicale est là pour veiller à son usage en toute sécurité. Par ailleurs, cela permettra à nos contrôleurs de vérifier que la solution va droit dans votre estomac, et que vous n'avez aucun moyen de l'éviter.

— Pour quelle raison voudrait-on l'éviter ? Qu'y a-t-il dedans ?

Après un silence, Manning reprend la parole :

— Chaque couple va être connecté à la même poche, la tâche étant de la vider à deux, le plus vite possible.

Je sens l'odeur de gants chirurgicaux.

— Ne bougez pas, m'ordonne une voix masculine dans mon dos.

Soudain, on m'immobilise la tête, tandis qu'une infirmière s'empare du tube.

— Ne vous agitez pas, monsieur Seaton.

Misty. Elle insère le tube dans ma narine droite.

J'essaie de me concentrer sur autre chose. Je dévisage Eleanor, qui, une fois de plus, me gratifie d'un hochement de menton. Je respire. Du calme, Seb, du calme.

— Lâchez-moi ! hurle quelqu'un.

Du coin de l'œil, je vois un nouveau couple s'éloigner.

— On y est presque, m'annonce l'infirmier qui enserre mon crâne dans un étau.

Je commence à avoir des haut-le-cœur. Je suis pris d'un étrange vertige.

— Ça y est, c'est déjà fini ! s'exclame Misty.

Elle colle un pansement sur ma joue afin d'y fixer le tube.

— Pour qu'il tienne bien, précise-t-elle. Ça vous facilitera la tâche. Bonne idée, hein ?

Je contemple Eleanor. Elle a fermé les yeux pendant l'opération.

Misty plaque sur ma poitrine une espèce de détecteur comme ils en ont dans les aéroports.

— Je vérifie juste que la sonde est bien en place, explique-t-elle. On ne voudrait pas que ça atterrisse dans vos poumons… Ce serait ballot.

Elle appuie sur un bouton, l'engin bipe. Elle balaie mon torse et mon ventre.

— Il est pile dans l'estomac, annonce-t-elle à son collègue.

Ce dernier m'assène une petite tape sur l'épaule.

— Ne tentez pas de le retirer. Ça serait très bête.

Manning arpente la rangée. Elle me sourit. « C'est bien, mon garçon. »

Puis elle s'arrête, et un silence total tombe sur la foule.

— Que ceux parmi vous qui ont décidé de rester regardent leur partenaire, ordonne Manning.

Eleanor me fixe.

« Ça va ? » j'articule.

Elle acquiesce, mais je vois qu'elle tremblote.

Les infirmiers s'éclipsent.

— Prêts ? lance Manning. Mains sur la pompe…

À tâtons, je trouve la poire reliée à mon tube. Dans ma paume, elle ressemble au klaxon d'enfant que je faisais couiner au nez de Lily quand elle m'embêtait.

— Vos deux minutes commencent… maintenant !

Les yeux d'Eleanor sont durs. Déterminés.

— À trois ? propose-t-elle.

Ses tressaillements font tinter la potence.

— D'accord.

— Un, commence-t-elle.

— Deux, j'enchaîne.

— Trois, disons-nous d'une même voix.

J'appuie sur la pompe, et la solution se met à circuler.

J'appuie encore. Et encore.

Le liquide monte jusqu'à mon visage. Et descend.

Dans mon corps.

Je sens un chatouillis. Un grand souffle.

C'est là. En moi.

Très vite, des fourmillements m'envahissent. D'étranges picotements parcourent ma peau.

Une chaleur.

Je pompe. Je pompe. J'ai de plus en plus chaud. Lentement, le niveau de liquide dans la poche diminue.

J'entends des cris au loin. Des hurlements.

Concentre-toi, mon gars.

J'ai l'impression que les tendons de mes muscles sont en feu.

— Plus qu'une minute et demie, décompte Manning.

Ma vision commence à se brouiller de taches. Le sac. L'assistance. La tronche d'Antiseptique. Eleanor. Le jaune des Salopettes. Tout se mélange.

Une amertume envahit ma bouche, comme si mon corps tentait de rejeter ce que je m'injecte.

Un coup d'œil à gauche m'apprend qu'Armoire à Glace est plié en deux. Tout rouge, les yeux blancs. Il dégobille. Sans cesser de serrer la poire, cependant.

Bon Dieu !

— Continue ! m'encourage Eleanor d'une voix faiblarde.

Je vacille comme si je me tenais sur un bateau en pleine tempête. Ma peau brûle et me démange, à croire qu'on la frotte avec des orties. Un carillonnement m'assourdit, la nausée me transperce le torse.

La voisine d'Eleanor pleure à gros sanglots.

Je pompe.

Je bave. La salive me coule sur le menton.

J'ai mal à la tête.

Je ne peux pas…

Je ne peux plus respirer.

J'ai mal. Partout.

Mes poumons sont lourds comme du plomb. Mes lèvres semblent boursouflées au point d'éclater.

Une agitation secoue l'assistance. Un brouhaha. Manning s'égosille, mais je ne comprends plus ses paroles.

Eleanor s'affaisse sur le côté, retenue par les bras de sa chaise. Elle lâche sa poire.

Merde.

Il reste quelques centimètres de solution.

J'entrevois les Observateurs qui tapent sur leur tablette.

Je suis en feu.

Je tangue.

Je pompe.

Je vomis.

Je pompe.

Pompe.

Pompe.

Pompe.

« Nous sommes fiers de toi. »

Montre-leur.

Montre-leur.

Montre-leur.

Je me concentre sur la poche.

Le produit se déverse en moi.

Une douleur fulgurante me déchire la poitrine.

Comme si mon corps criait.

Dans mes oreilles, le carillonnement est devenu cacophonie.

À chaque inspiration…

Le sac est presque…

Vide…

Du sang.

Du sang goutte de quelque part.

De mon nez.

Il se répand sur mon sweat-shirt, par terre.

Je me sens… calme.

Finn.

C'est toi ?

Ton visage. Dans cette mer de survêtements verts.
Rien de tout ça n'est normal, hein ?
Je devine que je tombe.
Des silhouettes s'agitent autour de moi.
Puis je ne distingue plus rien.
Je n'entends plus rien.
Noir.

16

RÉSERVÉ À L'USAGE D'OBJECTIF BONHEUR

Bip.

Bip.

Bip.

Bip.

— Il bouge.

— Sebastian ? Vous m'entendez ?

Oliver et moi, on avait quinze ans quand on s'est embrassés.

À une fête en l'honneur de mon père.

C'était l'été. La canicule.

Oliver était le fils d'une copine d'église de ma mère. Je l'avais rencontré comme ça, car, bien qu'au même niveau au lycée, on fréquentait des cercles différents.

À vrai dire, je ne fréquentais aucun cercle.

Oliver ne me saluait jamais en public, et il était clair que si j'avais laissé entendre qu'on se connaissait, ça se serait mal terminé pour moi. Ça m'allait.

Il passait parfois chez nous, un soir de la semaine, quand nos mères se cherchaient une excuse pour boire une tasse de thé ensemble (se bourrer la gueule au vin blanc) et discuter des affaires de la paroisse (baver sur les autres femmes). Elles nous ordonnaient de jouer à des jeux vidéo ou de société, à n'importe quoi censé distraire des ados.

Ça nous arrivait de le faire. Sinon, il allumait la télé de ma chambre, et je restais assis, mes écouteurs vissés aux oreilles. Seul, il était plutôt sympa. Il était curieux de la musique que j'aimais, posait des questions.

Des fois, il me fixait bizarrement. Pendant des plombes.

Si je le prenais en flagrant délit, je lui demandais si tout allait bien, il répondait que oui, bien sûr, et se réintéressait à la télé, un brin embarrassé. Ça me rendait nerveux, mais de façon assez chouette. Ça m'excitait, j'imagine.

Il était grand, pratiquait la natation, et tout le monde le trouvait cool. Genre sportif populaire. Tant auprès de ses pairs que des adultes. Un *winner*, quoi.

— Il est très beau garçon, disait ma mère. Très mûr pour son âge.

Notre jardin est long et en partie planté d'un méli-mélo de buissons. Derrière, il y a une petite cabane, un salon de jardin et un barbecue offert par ma mère à mon père pour l'un de ses anniversaires.

On fêtait une promotion paternelle. La maison était pleine de collègues et d'amis paroissiens, tous plus survoltés les uns que les autres. Le bruit était tellement insoutenable – strident – que je suis sorti m'isoler avec ma musique près du barbecue. La nuit tombait, ma mère avait installé des guirlandes électriques et un cendrier pour ceux qui fumaient en cachette.

— Salut ! a soudain lancé quelqu'un.

Oliver, près des buissons.

— Salut.

— Qu'est-ce que tu écoutes ?

— Rien de spécial.

J'ai retiré mes écouteurs.

— Laisse-moi deviner, a-t-il bêtement rigolé. Ton foutu Bowie ?

Il s'est assis en face de moi.

— Tu es zarbi, hein ? a-t-il ajouté.

— Euh… merci.

— Non, ce que je veux dire, c'est que tu es un vrai solitaire.

— Oui.

— Ne le prends pas mal, hein ? En fait, je trouve ça intéressant.

Il s'est penché par-dessus la table. Il avait le regard trouble.

— Je suis bourré, a-t-il avoué.

Il est parti d'un tel rire qu'il a failli se casser la figure.

— Mon vieux m'a autorisé à apporter ma bibine.

Son haleine empestait la bière.

— C'est cool, j'ai commenté.

Il s'est redressé, s'est retourné pour inspecter la maison. Vérifier. Puis il m'a fait face et a marmonné quelques mots inaudibles.

— Pardon ?

— J'ai pensé à toi, a-t-il répété, d'une voix forte et empâtée.

Mon ventre s'est noué.

— Ah bon. OK. Super.

Je crois avoir répondu ça.

— J'ai pensé à t'embrasser.

Aussitôt, mes mains se sont engourdies.

— Euh… j'ai toussoté. Vraiment ?

Il m'a rejoint.

— Tu n'aurais rien contre ? a-t-il demandé. Tu as le droit de refuser.

De nouveau, il a regardé la maison.

— Euh, oui, d'accord.

J'ignore comment j'ai fait, parce que je ne sentais plus mes jambes, mais je me suis retrouvé debout devant lui. Il s'était aspergé d'un parfum luxueux. Il a rigolé.

— Faut une première fois à tout, non ?

— Oui.

Il s'est incliné vers moi.

— Haut les cœurs, a-t-il marmonné en trébuchant.

Lorsque ses lèvres ont effleuré les miennes, j'ai été partagé entre la terreur et la joie, l'étonnement et l'enthousiasme, la chaleur et une honte absolue.

Ça n'a duré qu'une ou deux secondes.

Parce qu'il a tourné la tête en direction des buissons d'où émanaient des ricanements.

J'ai ouvert les yeux.

Lily.

Oliver m'a repoussé. Brutalement.

Je suis retombé sur ma chaise.

— Bas les pattes, Seb ! a-t-il lancé. Je te l'ai déjà dit, merde. Désolé, mais je ne suis pas gay.

Il levait les mains, comme un type pris au beau milieu du cambriolage d'une banque.

— Pardon, Lily, a-t-il enchaîné. Je ne voulais pas mettre ton frangin dans la panade, mais il commence à exagérer. Il n'arrête pas de tenter le coup, avec moi.

Il a grimacé, l'air de dire : « Je sais, je sais, comment lui en vouloir ? »

— Je n'ai rien contre les pédés, a-t-il poursuivi. Mais ce n'est pas parce que je suis sympa avec lui qu'il a le droit de m'emmerder.

Il est parti en direction de la maison, non sans me crier :

— T'inquiète, Seb. Je ne dirai rien à personne.

Ma sœur m'a observé avec jubilation.

— Tout s'éclaire, a-t-elle lâché.

Puis, comme Oliver, elle a rejoint la fête.

Bip.

Bip.

Bip.

Bip.

Mes yeux s'ouvrent.

Je suis dans une pièce que je ne connais pas.

Ça tangue.

Je regarde mon corps.

Réservé à l'usage d'Objectif Bonheur.

Réservé à l'usage d'Objectif Bonheur.

Réservé à l'usage d'Objectif Bonheur.

Les mots écrits en vert se répètent sur une blouse jaune.

Je suis dans un lit que je ne connais pas. Avec une machine sur ma droite. Et une perfusion dans le bras.

Bip.

Bip.

Bip.

Bip.

— Il se réveille.

Une main sur la mienne.

— Bonjour, monsieur Seaton. Ne parlez pas. Vous devez vous reposer.

D'autres voix.

— Vérifiez sa puce.

— Tout est en ordre.

Une lumière. Aveuglante.

Un sourire.

Des fleurs. Des fleurs en plastique.

— Merci, Sebastian.

— Je…

Noir.

Tout est fragmenté.

Défilé d'images.

— Où suis-je ?

Mon corps est douloureux.

J'ai la tête qui tourne.

Où est-ce que je peux gerber ?

— Vous êtes dans le bâtiment principal. Détendez-vous…

Je lève les yeux. Misty. Misty l'infirmière. Assise sur une chaise, au pied du lit.

— Vous avez brillamment réussi, Sebastian. Reposez-vous, à présent.

« Méfie-toi d'eux. »

Il l'a dit.

Il m'a mis en garde.

Un gobelet d'eau.

Je le vide d'une traite.

J'ai soif. Tellement soif.

— Excusez-moi…

Je ne peux pas… Je ne peux pas…

Noir.

— Comment vont les autres ?

— Les six couples qui ont terminé l'épreuve se remettent très bien.

— Super.

— C'est très prometteur. Très, très prometteur.

17

DANS LA NUIT

Je cligne des yeux.

Recommence.

Je distingue un reflet rouge au plafond. Il provient du réveil posé sur le bureau.

00 h 02.

Je dois être de retour dans l'une des chambres du couloir de la transformation.

Qu'est-ce que… Que s'est-il passé, bon sang ?

Mon corps pèse lourd. Ma gorge est douloureuse, comme si j'avais avalé du verre. Un bruit sourd pulse quelque part à la base de mon crâne. Je pivote lentement sur moi-même, mets les pieds par terre. J'ai l'impression d'avoir perdu ma musculature, d'être faible, minable. Je suis courbaturé.

Un picotement démange l'intérieur de mon avant-bras, juste au-dessus de la veine. Je constate que j'ai un hématome, une petite tache grise aux contours tremblés, pareille au premier coup de pinceau d'une aquarelle.

Lorsque je tente de me lever, je suis pris de vertige. Enfin debout, je tangue.

La taille de la chambre me frappe. Elle est immense. Le lit est deux fois plus grand que les précédents. Il y a une table de salle à manger sur laquelle ont été placés une carafe d'eau, des biscuits et des fruits frais. Il y a même un canapé. Mon survêtement vert est soigneusement plié sur un fauteuil. Quelqu'un a disposé mes cachets sur la table de chevet, près de mon inhalateur.

M'approchant de la fenêtre, je tire les rideaux. Le terrain de sport est illuminé par la lune.

Quel jour sommes-nous ?

Mes oreilles bourdonnent. Une sorte de vide s'est installé dans mon cerveau, que j'essaie de combler avec mes souvenirs. Une vidéo. Mes parents. Lily. Des ballons. Des applaudissements.

Je me traîne jusqu'à la porte, que j'entrebâille. Me déplacer trop vite est douloureux.

Le couloir est plongé dans le noir.

J'avance d'un pas, frissonnant sur le carrelage.

Rien n'a changé. Et pourtant, si.

Il y a un truc de différent.

Un calme bizarre règne.

En face de moi, l'écran affiche un smiley.

Chambre 6 : Sebastian Seaton

☺

La 6 ?

Je perçois des bruits de pas feutrés.

Je scrute l'obscurité. Rien.

Puis un martèlement de chaussures. *Clac. Clac. Clac.*

Mon cœur se serre, une bouffée d'angoisse me traverse. Je chancelle. Me tenant au mur, je réintègre ma piaule. L'air dense me donne la sensation de me mouvoir dans du miel.

Je gobe un cachet.

Respire.

Je me glisse sous la couette. Les piétinements se rapprochent.

Clac. Clac. Clac.

Ils s'arrêtent. Juste devant ma porte.

Tout va bien.

Je tire la couette sur ma tête.

La porte s'ouvre.

Bon Dieu !

Ne bouge pas. Ne bouge pas d'un cheveu.

Je ferme les yeux.

C'est peut-être Misty. Revenue veiller sur moi.

Partez ! Partez ! Partez !

Le bureau qu'on tire. L'intrus est tout proche. Très près de mon visage. Un *ploc*. J'entrouvre les paupières.

Le reflet rouge a disparu.

Une voix.

— Hé… C'est moi.

Je me redresse d'un bond.

Finn.

Regard Polaire.

Un bleu électrique qui tranche sur la pénombre. Accroupi près du lit, il a posé son index sur ses lèvres.

— Pardon de t'avoir fait peur. Je crois qu'ils espionnent nos conversations par le biais des réveils.

Il me montre qu'il a débranché le mien, dont la prise traîne sur le sol.

— Il fallait que je voie si tu allais bien.

— Je…

— Désolé pour ce qui t'est arrivé.

Suis-je en train d'halluciner ? Il m'inspecte, scrute mes traits, mon corps. Je ravale la sensation de chaleur qui monte en moi.

— Finn, je chuchote d'une voix rocailleuse, s'ils te trouvent ici, on est tous les deux bons pour…

— Quoi donc, Seb ? Une mise à mort ?

Le mot reste suspendu dans l'air. Ce n'était pas ce que j'allais dire. Pas du tout.

Lentement, je bascule mes jambes par-dessus le rebord du lit, en m'efforçant de dissimuler ma douleur.

— Fais gaffe, me conseille-t-il.

Quand il s'empare de mon bras pour me stabiliser, une décharge d'un million de watts m'électrifie.

— Salut, je dis, bêtement.

— Salut.

Il m'adresse un mince sourire, puis exhale.

— Je me suis inquiété pour toi, ajoute-t-il.

— Pour moi ?

— Oui.

— Je vais bien. Vraiment…

Je cherche à me lever, chancelle de nouveau.

— Reste tranquille, dit-il en m'aidant à me rasseoir. Tiens, bois ça.

Il me verse un verre d'eau que je vide d'une traite. Ma respiration doit devenir sifflante, car il me passe mon inhalateur. Il se raccroupit devant moi, repousse ses cheveux en arrière. Quand j'inspire, mes poumons se gonflent, et le monde devient plus clair, la réalité s'impose à moi.

Lui. Dans ma chambre.

— Je voudrais que tu m'accompagnes, murmure-t-il. Tu as compris qu'il se trame de drôles de trucs, ici. Ça pue, Seb.

Je m'efforce de rassembler mes idées.

— Euh… Oui, c'est un peu… Juste un peu bizarre.

— C'est comme ça que tu qualifies cette tentative d'auto-empoisonnement ?

Je hausse les épaules, histoire de minimiser l'incident. De le convaincre que je gère.

— Comment as-tu vécu Sérénité ? je demande. Tu as l'air en meilleure forme que moi.

— Ils ne m'ont pas attribué de capsule.

— Pourquoi ?

— À cause de l'entretien préalable. De ce que je leur ai dit. Ils m'ont gardé sous le chapiteau pendant deux jours, avec d'autres gens qui, visiblement, n'avaient pas eu les bons mots non plus. Ils ne nous en ont sortis que pour assister à la Thérapie de couple. Pour qu'on s'en inspire, d'après eux. J'ai été témoin de ce qui s'est produit.

Tout à coup, un bruit résonne dans le corridor. Nous regardons vivement en direction de la porte. Des pas. Je retiens mon souffle. D'une main, Finn m'indique de me taire et de ne pas broncher.

Nous tendons l'oreille.

Ce sont les Salopettes qui patrouillent.

Nous attendons qu'elles se soient éloignées.

Finn se redresse et s'installe sur le lit, à côté de moi.

— Je vais t'expliquer, chuchote-t-il. Mais pas ici. Le temps presse.

Je contemple son profil. Le bout de son nez légèrement retroussé, ses joues creuses, ses sourcils froncés, sa vivacité, comme s'il était fait pour cette heure de la nuit.

— Il faut que je découvre la vérité sur cet endroit.

Sa voix est déterminée. Il est sûr de lui.

— Et j'ai besoin de ton aide, précise-t-il.

Mais oui bien sûr.

Une vague d'affolement me balaie. Je me lève et gagne la fenêtre pour tenter de l'endiguer. J'ai beau essayer de réfléchir, j'ai l'impression que mes idées ont été pulvérisées par un mixeur.

— Il vaudrait peut-être mieux que tu t'adresses à quelqu'un d'autre, je dis. Tu me connais à peine.

Je l'entends qui se lève à son tour et se rapproche de moi. Il prend ma main, la serre.

— Regarde-moi, ordonne-t-il.

Je me noie dans le bleu polaire de ses yeux.

— Tu es un type bien, Seb. Crois-moi.

Il guette une réponse.

Je suis incapable de lui en donner une.

Il secoue la tête, comme si ça ne le surprenait pas.

— Écoute, reprend-il, j'ai croisé des tas de salopards dans ma vie, et tu n'en es pas un. Même si tu penses le contraire. Tu es futé, drôle. Ton comportement envers les autres… Tu es gentil. Grâce à toi, sur le balcon, j'ai… Les gens ne me parlent jamais comme ça, quand ils me rencontrent. Jamais.

Il écarte une mèche de cheveux. La lumière pâle de l'extérieur nimbe sa peau.

— Vise-moi cette piaule, enchaîne-t-il. Leur but est que tu te sentes unique en faisant ce qu'ils te demandent de faire. Ils te lavent le cerveau, Seb.

Il s'interrompt, je reste muet.

— Ils veulent que tu aies l'impression d'être un salaud et que tu croies qu'ils t'aident à arranger ça. À te réparer, comme si tu étais cassé. Pour te persuader que ce foutu programme te rendra meilleur. Qu'ils ont la solution. Tu ne peux que voir qu'ils sont tordus, j'en suis sûr. Puisqu'ils t'ont forcé à nier celui que tu es… À te changer. Rien ne t'y oblige, Seb.

La lune se reflète dans ses yeux, le dotant d'une pureté luminescente.

Soudain, j'ai envie de pleurer.

De poser ma tête sur son épaule et de disparaître. De me fondre en lui.

Eleanor l'a traité d'homme des cavernes. De brute qu'il faudrait piquer.

Le contact de ses doigts est doux. Tendre.

— Ce n'est pas ce que voulait Stone, marmonne-t-il. Impossible.

— Qu'en sais-tu ? C'est elle qui a conçu le programme.

— Vraiment ? Je lui ai parlé, après qu'ils m'ont viré de la réunion. Elle ne m'a pas semblé comme eux.

Ma conversation avec elle me revient. « Si j'ai créé Objectif Bonheur, c'est pour que les gens comprennent qu'ils sont en mesure d'être heureux par eux-mêmes. »

— J'ai discuté avec elle aussi, je dis. Après t'avoir abandonné près de la clôture.

— Elle t'a fait la même impression qu'à moi ?

Fernsby m'arrachant à elle pour me ramener vers mon groupe. « Vous n'auriez pas dû déranger le docteur… »

— Peut-être.

Je tremble de tous mes membres.

— Ils la tiennent à l'écart de leurs manigances. Ils l'ont exilée dans la forêt pour éviter que nous posions des questions. J'ai essayé d'aller la voir, après le débriefing. Pour parler de la méditation guidée.

Des bribes de souvenirs de ce soir-là commencent à prendre un sens. Finn hurlant qu'ils connaissaient des détails sur lui, des détails qu'il n'avait confiés à personne.

— Ils ont tout tenté pour m'en empêcher, poursuit-il. Ils m'ont suivi et ramené de force ici. Je suis prêt à parier que Manning ne tient pas à ce que Stone découvre ce qu'ils fabriquent. Ce qu'elle-même mijote. Si Stone a créé Objectif Bonheur pour que nous acceptions de nous faire du mal au nom d'une prétendue thérapie de mes deux, je veux comprendre pourquoi. J'ai vu jusqu'où ils t'ont poussé.

Il se tourne vers moi, mais je n'ai pas le courage de le regarder.

— Ils n'arrêtent pas de nous seriner que nous ne risquons rien. Ils veillaient soi-disant sur ta santé, hier. Quand tu as fini par tomber dans les pommes, tu avais l'écume aux lèvres. Comme un type victime d'une overdose.

Je garde les yeux rivés sur le sol.

— J'ai essayé d'interrompre cette mascarade. J'ai hurlé. Ils m'ont viré.

Je me souviens du tohu-bohu dans l'assistance. De son visage. C'était bien lui.

— Quelque chose cloche, et ça ne va pas s'arranger. Soit tu m'accompagnes, soit tu restes ici et tu continues de faire semblant que c'est ce que tu souhaites. Que c'est ce dont tu as besoin pour être heureux.

Je finis par le dévisager.

— Et toi, je lâche, tu es heureux ?

— Je… Je m'efforce de l'être.

Il a l'air effrayé. Comme moi.

— Moi aussi. Où comptes-tu aller ?

— Chez Stone. Pour discuter avec elle tant qu'il fait nuit, et qu'il y a moins de personnel dans les parages.

— Mais…

— Je sais comment sortir sans qu'ils nous repèrent.

Je me rends compte qu'il a toujours sa main sur la mienne.

Qu'il la tient.

Qu'il *me* tient.

Je sens la pression de ses doigts sur ma peau. Rassurante. Et puis il me scrute d'une manière qui m'inspire des émotions indéfinissables. Qui m'éclaircit les idées, qui interrompt le bourdonnement dans mes oreilles.

Je ne panique plus.

Je n'ai plus peur.

Je ne vois plus que lui.

Je n'ai pas envie de m'éloigner de lui. Je sais qu'il a raison.

Alors, je choisis de lui faire confiance. Parce que, pour la première fois depuis mon arrivée ici, pour la première fois de ma vie, même, je me sens…

Vivant.

Lorsqu'il me lâche, une espèce de vide m'envahit.

— Tu viens ? Il faut que nous partions maintenant, avant la prochaine tournée d'inspection.

Sans réfléchir, j'enfile mon survêtement et me chausse aussi vite que mon corps meurtri me le permet. Puis je lui emboîte le pas. Couloir. Volées de marches.

Au rez-de-chaussée, une veilleuse verte indique la sortie de secours. Nous poussons la barre de sécurité, plongeons dans la nuit.

18

PLEIN OUEST

J'essaie de garder le rythme tout en m'orientant au bruit des pas de Finn dans les feuilles mortes et les brindilles, mais il est beaucoup plus rapide que moi.

— Par ici, me souffle-t-il.

Je n'arrive à le distinguer que lorsqu'il traverse un rayon de lune qui transperce les arbres. Il fonce au milieu des fourrés, dont les branches fouettent ses vêtements.

Qu'est-ce qui m'a pris d'accepter ?

— Dépêche !

J'ai besoin d'une pause. Mes poumons sont douloureux, mes muscles engourdis me ralentissent et m'invitent à me coucher sur le sol. Des résidus de poison circulent encore dans mes veines.

— Une seconde, Finn…

J'ai beau essayer de forcer la voix, elle reste coincée dans ma gorge. Plié en deux, mains sur les genoux, j'avale de grandes goulées d'air humide. Je contemple, derrière moi, les contours du bâtiment et le dôme incurvé de Sérénité. Une chouette hulule, on dirait qu'elle pleure. Ou qu'elle se moque de ma bêtise.

— Ça va ? me lance Finn.

— Ouais, ouais.

Nous nous enfonçons dans les bois, où les troncs sont plus gros et la ramure plus dense. La terre est pleine de flotte, boueuse, épaisse. Mes chaussettes sont vite trempées.

J'ai ingurgité du poison pour eux.

Pour *elle*.

Je l'ai embrassée.

Eleanor Banks.

J'ai embrassé Eleanor Banks !

— On y est, souffle Finn, me tirant de mes réflexions.

D'un signe du menton, il montre le cottage de Stone. Aucune lumière ne brille, nul filet de fumée ne sort de la cheminée.

— Un instant, m'ordonne Finn.

Nous tendons l'oreille.

Calme. Silence. Rien.

Lorsqu'un nuage cache la lune, nous sommes plongés dans une obscurité presque complète.

— Allons-y.

J'avance, bras tendus, jusqu'à toucher les briques du mur, et tâtonne avant de trouver une surface lisse. Du verre. Une fenêtre. J'y colle mon visage, en quête d'une fente entre les rideaux à fleurs. Un espace d'à peine deux centimètres me permet de constater que l'intérieur baigne dans un noir d'encre.

— Tu vois quelque chose ?

— Non.

— Viens.

Soudain, je me rappelle un film que Shelly m'avait traîné voir au cinéma. Et qui m'a donné des cauchemars dans lesquels on me massacrait à la scie tronçonneuse en pleine forêt.

La Cabane dans les bois, il s'appelait.

Nous gagnons la porte.

— Prêt ? me demande Finn.

Le suis-je ? Hélas, il frappe avant de me laisser le temps de lui répondre.

Nous sommes sans doute en train de commettre une erreur. Je pourrais rentrer. Je pourrais.

— Il y a quelqu'un ? lance Finn. Docteur Stone ?

Il toque de nouveau, plus fort, au point que le battant s'entrebâille.

— Ce n'est pas fermé.

Il fait un pas en avant.

— Finn…

Il est déjà entré. Je le suis dans la pénombre, la porte se referme en grinçant.

— Ohé ? je souffle.

Finn craque une allumette et la brandit. Dans cette lueur, la pièce m'apparaît, telle que j'en ai conservé le souvenir. Sauf qu'elle est rangée. Les livres et les papiers qui jonchaient le sol ont disparu. Le bureau est vide, et les coussins du fauteuil ont été retapés. Les longues tentures pendent bien droit devant les carreaux. Même les Post-it aux murs ont l'air d'avoir recouvré un semblant d'ordre. La cuisine est propre, la vaisselle empilée. Je hume une faible odeur de nettoyant.

Sans bruit, Finn gagne le rebord d'une fenêtre. Il s'empare d'une bougie, l'allume et me la donne. Il en allume ensuite une autre. Je me balade dans le salon avec la mienne.

C'est étrange.

Très étrange.

— Où est la chambre ? je demande à Finn.

— Ici, apparemment.

Je m'apprête à dire que Stone doit dormir dans son fauteuil quand ma semelle se coince dans un pli du tapis. À la faible lumière de la flamme, je distingue des taches, couleur rouille.

— Viens voir ça, Finn.

Il s'agenouille près de moi, son visage se crispe.

— C'est... du sang ?

Il rapproche sa bougie, révélant d'autres points rouille ainsi que, sur le parquet, les traces d'une flaque rouge sombre. Comme si on s'était efforcé de la laver sans réussir à en effacer les bords.

— Merde ! lâche-t-il d'une voix apeurée. Qu'est-ce qu'ils lui ont fait ?

Un silence de mort s'ensuit.

— Ne touche à rien, m'intime Finn.

Il se précipite dans la cuisine, dont il ouvre les placards.

— Qu'est-ce que tu cherches ?

— N'importe quoi. Un signe. Je ne sais pas...

Je gagne le bureau. Des livres y sont entassés. Bien moins que lors de ma première visite. Les lampes roses avec leurs abat-jour à glands sont toujours là. Je contemple un presse-papier ayant la forme d'un oiseau, un pot de crayons et de stylos, ainsi qu'une petite boussole. Doigts tremblants, j'entreprends d'inspecter les bouquins. *L'Esprit et le Corps... L'Indifférence du monde... Gérer ses peurs...* C'est alors que je repère un modeste calepin noir qui n'a pas de titre.

Je l'ouvre. Les pages sont couvertes d'une écriture serrée. Chacune est datée. Un journal intime. Celui de Stone. Je le feuillette jusqu'à la dernière entrée, qui remonte au 6 septembre. Juste avant Sérénité. Les feuilles suivantes semblent avoir été arrachées.

Je retourne au jour de l'exercice de survie.

4 septembre

Je parcours les lignes, finis par tomber sur ce que je cherchais. Mon estomac se noue.

Le participant Sebastian Seaton a déboulé dans mon jardin, aujourd'hui. Il a carrément piétiné mon potager. Un jeune homme intéressant. Très ouvert d'esprit, même si j'ai l'impression qu'il craint de dévoiler ses ressources. Pour l'instant. Lorsqu'il y parviendra, il révélera le grand potentiel qui couve en lui. Il est doué, perspicace. Prometteur, en dépit des obstacles qu'élève devant lui sa peur d'être mal perçu par les autres…

— Tu as trouvé quelque chose ? dit Finn, me faisant sursauter.

Le cœur battant, je referme le carnet.

— Son journal… Ses dernières notes en ont été arrachées, je crois.

Soudain, dehors, un craquement retentit.

— Derrière les rideaux, ordonne Finn. Vite !

Il souffle les bougies, m'attrape par le bras et me propulse contre une fenêtre avant de tirer les tentures sur nous.

La porte grince. Le plancher aussi.

Une lampe s'allume.

Une respiration lourde.

Des clapotis.

Le bruit sourd d'un objet sur le sol.

M'inclinant le plus discrètement possible, j'épie ce qui se passe. Fernsby. Malgré la lumière tamisée, je constate qu'il est rouge et agité. Ses lunettes sont embuées, ses cheveux décoiffés, avec quelques mèches collées à son front en sueur. Retirant son grand manteau noir, il roule les manches de sa chemise. Un seau est posé devant lui. Il s'accroupit et y plonge les mains… interrompt son geste.

Je retiens mon souffle. Je l'entends tournoyer dans mon crâne, comme quand ma mère plaquait un coquillage contre mon oreille, à la plage.

Finn et moi sommes juste au-delà du cercle lumineux projeté par la lampe.

Le silence est profond. Très profond. Le moindre mouvement, et…

Le regard de Fernsby s'attarde un instant sur les rideaux. Puis il se gratte le nez, et ses épaules se détendent. Il essore une éponge et se met à frotter le tapis. À l'endroit des taches couleur rouille… Du sang. Près de moi, Finn est raide comme la justice. L'air qu'expulsent ses narines se dépose sur le carreau avant de s'évaporer lentement.

Inspiration, expiration.

Inspiration, expiration.

Nos regards se croisent. Le sien est interrogateur. « Fernsby », j'articule sans émettre un son.

Mes tremblements sont si intenses que je redoute de les communiquer au tissu qui nous dissimule. Fernsby lâche un grognement. À travers la fente, je constate qu'il s'essuie le front. Après quelques marmonnements, il se relève, lâche son éponge dans le seau et sèche ses mains sur son pantalon.

Il se fige, fixe notre planque. Me fixe, moi ?

Nom d'un chien !

Il avance d'un pas.

Par pitié, non !

D'un second pas. Sourcils froncés.

Tout à coup, des bruits secs transpercent l'air froid. Fernsby se tourne vivement vers la porte. Puis il s'empare de son seau et se rue pour le vider dans l'évier de la cuisine.

— Eileen ? appelle quelqu'un dehors.

— J'arrive ! crie Fernsby avant de proférer un juron à voix basse.

Lorsqu'il se dirige vers le perron, un éclat de lumière traverse ses yeux, leur donnant une expression de pure malfaisance. Il pousse un soupir, affiche un immense sourire, comme s'il avait appuyé sur un interrupteur intérieur. Il ouvre la porte.

— Bonsoir ! lance-t-il avec chaleur.

— Professeur Fernsby… Nous avons appris la nouvelle.

J'ai beau me dévisser le cou, je ne distingue rien.

— Non mais regardez-vous, rigole Fernsby. Je vous inviterais bien à entrer pour vous réchauffer, mais je m'apprêtais à partir.

Me penchant un peu plus, j'aperçois des silhouettes en jaune regroupées sur le seuil. Des Salopettes. Cinq environ. J'identifie Antiseptique, en retrait.

— Nous tenions à savoir comment elle va, explique un grand type. Nous étions du soir et avons décidé de lui rendre visite à la fin de notre service. De lui apporter de la soupe. C'est la moindre des choses.

— Vous êtes trop aimables. Nous veillons à ce que le Dr Stone ne manque de rien. Merci quand même. C'est affreux, n'est-ce pas ? Nous étions au courant qu'Eileen déclinait, ces deniers temps, mais son état s'est brusquement aggravé. Sauf que vous la connaissez, hein ? Elle ne veut *jamais* déranger, elle tient tant à ce que le programme se déroule normalement… Nous l'avons transportée à l'hôpital, elle est entre les meilleures mains qui soient.

— À l'hôpital ?

— Y a-t-il quoi que ce soit que nous puissions faire ?

— Non, non…

Fernsby hésite avant de reprendre :

— Je suis juste passé nettoyer le cottage avant son retour. L'ordre n'est pas son fort, comme vous savez.

Vague de rires.

— Elle sera enchantée par votre gentillesse et le souci que vous avez d'elle. Comptez sur moi pour l'en informer.

— Elle paraissait si robuste, marmonne un observateur. Je n'en reviens pas.

Antiseptique scrute la pièce, posant ses yeux sur les étagères, comme s'il cherchait quelque chose de précis. Son regard s'arrête soudain sur le bureau, surpris.

— Elle nous a laissé des instructions écrites, et nous poursuivrons ses travaux. Elle a demandé que Gloria endosse la responsabilité d'Objectif Bonheur pendant son absence, ce qui ne vous étonnera pas.

— Comment va-t-elle ? demande Antiseptique sans cesser de fixer le bureau.

— Nous croisons les doigts, Mark. Mais c'est plus sérieux que ce qu'elle a bien voulu admettre. Nous savons combien elle compte pour vous. Nous vous tiendrons au courant, bien sûr.

— Et Gloria ? insiste Antiseptique.

— Gloria ?

— Oui. Comment prend-elle la nouvelle ?

— Elle… Elle a le cœur brisé, mais elle est déterminée à continuer. Tout cela est d'une grande tristesse. Nous informerons nos participants demain. Nous devons être forts. Pour eux…

Finn s'agite. « Menteur », dessine sa bouche.

— C'est ce qu'Eileen aurait voulu, enchaîne Fernsby. Un avenir meilleur. C'est une véritable visionnaire. Et maintenant, je comptais vous l'annoncer demain, mais puisque vous êtes là… Concernant les instructions qu'elle a formulées dans sa lettre… Nous allons modifier certaines épreuves. Elles seront… comment dire ? Plus… rigoureuses. Stone estime que nos jeunes ont si bien réagi à la Thérapie de couple qu'ils devraient être capables de subir des évaluations un peu plus exigeantes. Afin d'accélérer leurs progrès. Conséquemment, nous allons renoncer à notre agenda originel, et l'exercice de la Traque commencera à 17 heures. (Il consulte sa montre.) Mon Dieu ! Il est déjà si tard ?

— La Traque ? marmonne quelqu'un.

— Euh, oui… Stone souhaite que nous testions au plus vite l'esprit d'initiative et l'endurance de nos participants. L'idée est qu'ils se dissimulent sans se faire prendre. Une sorte de partie de cache-cache, si vous voulez. Histoire qu'ils apprennent la robustesse, l'indépendance. Espérons aussi qu'ils s'amuseront, naturellement. Aux yeux d'Eileen, ils sont prêts.

— Super, commente un gars. Ils vont adorer.

Mes jambes tremblent en raison des efforts musculaires que je déploie pour entendre sans être vu.

— Écoutez, encore merci de votre gentillesse et de votre soutien. À présent, allez vous reposer. Demain sera une grosse journée. Vous en connaîtrez les détails très bientôt.

— Merci à vous, Professeur.

— Je vous en prie. Bon, sauvez-vous…

Fernsby repousse ses visiteurs intempestifs.

Les craquements des brindilles sous les semelles s'estompent peu à peu.

Bon Dieu ! Je n'aurais jamais dû venir ici. Je fixe Finn. « On fait quoi, maintenant ? »

Bruits de pas sur le tapis. De Fernsby qui remet son manteau. J'aperçois sa silhouette qui se penche au-dessus du bureau. Il y observe quelque chose avec intensité. Il passe son index sur l'abat-jour rose de la lampe. Quand il l'inspecte, son doigt est noir de poussière.

— Répugnant, murmure-t-il. Comment peut-on vivre dans une telle saleté ?

Il regagne la cuisine, récupère son seau, revient dans la pièce. Il hoche la tête, satisfait de son nettoyage, puis file vers la porte.

Qui claque.

Nous restons silencieux.

Longtemps.

J'ai l'impression de percevoir les battements du cœur de Finn.

Qui finit par écarter les rideaux.

— Qu'est-ce qu'ils lui ont fait, merde ?

Je ne l'écoute qu'à moitié, parce que je contemple ce qu'Antiseptique a observé tout à l'heure. La photo où il tient Stone par la taille, tel un fils avec sa mère.

Elle est à l'envers.

M'en emparant, je me rends compte que le cadre bouge. Je démonte la plaque de verre, libère le cliché. Un morceau de papier pas plus grand qu'un billet de banque tombe alors sur la table.

Je le déplie.

Il est couvert de lignes, apparemment tracées à la va-vite. Il s'agit d'une sorte de dessin. D'un plan.

— Viens voir ça, Finn.

Il obtempère. Près d'un long bâtiment, les lettres *OB*. L'édifice est entouré d'arbres, de tournesols. Au-delà, un vaste espace avec une flèche pointant vers le bord de la feuille – *plein ouest jusqu'à la côte*, est-il écrit. Un X est positionné au bout de la flèche, sous ce qui a l'air d'être un phare. Des ondulations. La mer. Un long trait vertical qui doit représenter le littoral. Quelques mots : *sous le phare*.

Mais ce qui affole mon pouls, c'est l'épaisse ligne noire qui débute à la mer, entoure le bâtiment d'Objectif Bonheur et revient à son point de départ de l'autre côté du phare. Pareille à un gigantesque fer à cheval. La clôture.

— Qu'est-ce que ça signifie ? chuchote Finn.

Je retourne le bout de papier.

Mark,

Ils viennent me chercher. Je compte résister, mais ils veulent me déplacer d'ici. Sous prétexte que je suis malade.

Elle a enclenché le protocole Prévention des erreurs. Les jeunes ne sont plus en sécurité. Il faut stopper ses manigances.

Trouvez-moi.

Stone

« Prévention des erreurs » ?

— Mark ? murmure Finn. Comme…

— Il était là à l'instant.

— Elle souhaite qu'il la retrouve.

— Oui, mais…

Je regarde les taches de sang, à présent effacées.

— Et si elle était morte ?

— Il n'y a qu'une façon de le découvrir.

« Les jeunes ne sont plus en sécurité. »

« Il faut arrêter ses manigances. »

— L'exercice de la Traque, je marmonne. Si tout le monde se cache, ça pourrait nous être utile, non ?

Finn prend la boussole sur le bureau. Dans la pâleur lunaire, on dirait un être surnaturel.

— Plein ouest ! décrète-t-il, le regard étincelant.

19

PASSAGE INTERDIT

Je contemple la rame de papier qu'on m'a donnée ce matin. J'ai couvert des pages de croquis, de gribouillis, de paroles de Bowie. Pourvu qu'ils ne comptent pas les récupérer, parce que je n'ai pas fourni beaucoup d'efforts pour accomplir la tâche assignée : « analyser mon cheminement présent » grâce à la thérapie par le dessin.

En revanche, j'en ai déployé énormément pour ne *pas* faire des tas de trucs.

Ne pas *le* dessiner.

Ne pas péter un câble.

Ne pas me persuader de renoncer à notre projet insensé.

Puis-je seulement avoir confiance en lui ?

Certes, hier soir, alors qu'il était magnifique sous la lune, je lui ai accordé ma confiance. Maintenant…

Le réveil bipe.

16 h 45.

Rebonjour, Sebastian. Nous espérons que vous vous êtes bien reposé. Votre puce nous indique que vous avez retrouvé une forme suffisante

pour participer à notre prochaine épreuve.
Merci de vous rendre sur le terrain de sport
afin d'entamer l'évaluation appelée la Traque.
Ça va être très amusant !
Cette fois, vous serez seul. Essayez de ne pas
vous laisser attraper !
☺

Impossible d'y échapper, apparemment.

Nous nous rassemblons dans un bourdonnement de voix excitées, dans nos survêtements verts, sur lesquels nos pin's smiley jaunes tranchent gaiement. Des Salopettes en treillis et rangers nous entourent, des jumelles autour du cou. Certaines se sont peinturluré le visage en mode camouflage, comme les types qui figurent dans les campagnes de recrutement pour l'armée. Tête basse, Mark fouille dans son sac à dos.

Finn est quelques rangs derrière moi, capuche sur la tête.

Lui et moi avons concocté notre plan en revenant de chez Stone. J'ai suggéré d'avertir Mark, de lui montrer la lettre de Stone, mais Finn s'y est catégoriquement opposé. Tant que nous ignorons où elle se trouve, pour peu qu'elle soit encore vivante, nous devons nous méfier de tous. Mark pourrait être à la solde de Manning, nous dénoncer, et ensuite ? Bref, nous avons décidé de dénicher Stone par nous-mêmes. De nous rendre au phare, puis…

Nous ne sommes pas allés plus loin que ça.

On nous a remis à chacun un paquetage, et mes camarades l'inspectent et brandissent son contenu. Il semble que nous n'ayons pas tous le même équipement.

— Hé, proteste Malachai en voyant que sa voisine a une lampe. Je n'en ai pas, moi. On échange ?

— Qu'est-ce que tu as ?

Il lui montre un paquet de nouilles lyophilisées.

— Pas question.

Il se tasse sur lui-même.

— À ta place, lâche Eleanor, j'accepterais. Une lampe te trahira, alors que manger est plus important.

Je l'avais oubliée. Presque. Elle vient se planter près de moi.

— Salut ! Tu as eu droit à des trucs intéressants ?

Pas un mot sur le fait que je me suis empoisonné et ai failli mourir pour toi, meuf ? Rien de rien ?

— Je n'ai pas encore regardé, je réponds, le cœur serré.

Si je me tais, elle s'en ira peut-être. Je fourre ma main dans ma poche, tripote mes cachets, mon inhalateur et la carte dessinée par Stone.

— Je suis super fière de nous et de nos résultats à Sérénité, enchaîne Eleanor. Dommage que l'épreuve d'aujourd'hui soit individuelle, hein ?

— Ouais, j'acquiesce sans oser lui faire face.

— Tu n'as pas l'air très en forme. Tu t'es reposé ? Franchement, je ne te remercierai jamais assez… Pour ce que tu as fait. C'était très… courageux. Ils t'ont donné mes fleurs ? Je t'en ai apporté à l'infirmerie.

Elle se rapproche, colle son épaule à la mienne. J'essaie de ne pas reculer.

— Je t'en prie, ce n'était pas grand-chose.

— Tu as la chambre 6, maintenant, me chuchote-t-elle à l'oreille comme un insecte agaçant. Qu'est-ce que je t'avais dit ? Ils *t'adorent*. Moi, je suis dans la 4. Je suis un peu déçue que ce ne soit pas mieux, mais…

— Salut, Eleanor.

Finn.

— Manquait plus que ça ! marmonne-t-elle, avant de se retourner en affichant un grand sourire faux. Salut, Finneas. Tu arrives juste à temps pour pourrir l'ambiance.

Il lui retourne son sourire hypocrite.

— À propos de pourriture… Tu as l'intention de massacrer d'autres animaux sans défense, aujourd'hui ?

— Tu sais, si tu arrêtais une seconde de jouer au con, tu comprendrais ce qu'il faut faire pour réussir, ici.

— J'ai une assez bonne idée de ce qu'ils veulent de nous.

Je baisse les yeux.

— Voilà pourquoi tu t'échines à les contrarier ? Au nom de quoi ? De ta rebelle attitude ? Tu es trop fort, Finn. Bravo !

— Merci.

— J'ai du mal à saisir… Tu n'as donc pas envie d'être heureux ?

— Pas de la même façon que toi.

— Comme tu voudras, soupire-t-elle. Tu n'auras à t'en prendre qu'à toi-même. Bon, j'en ai assez de toute cette négativité. Je dois me préparer. Salut, Seb, et bonne chance.

Elle m'embrasse sur la joue, et Finn se détourne en se grattant le nez. J'ai la chair de poule. Eleanor s'éloigne pour rejoindre Ash, qui vient de trouver une cuillère en bois dans son paquetage, ce qui la rend dubitative. Finn me bouscule doucement de l'épaule.

— Ça va ?

— Ouais… Elle… On…

— C'est ça, oui.

Ne sachant que répondre, je la boucle. Je hume l'odeur d'humidité qui émane de ses vêtements.

— Fais-moi confiance, on va s'en tirer, me chuchote-t-il, précédant la question qui me brûle les lèvres.

J'ai l'impression d'être un essaim d'abeilles enfermées dans une petite boîte.

Soudain, les gens réclament le silence en désignant l'estrade qui a été installée au bout du terrain. Fernsby, dans son manteau noir, avec son éternel sourire à la bouche, se tient devant un micro qu'il tapote.

— Nous avons une triste nouvelle à vous annoncer. Notre chère Dr Stone a été victime d'un malaise hier soir.

Finn me lance un coup d'œil. Tout est bien réel. Le nœud dans mon ventre se resserre.

— Elle a été transportée à l'hôpital. Il y a longtemps qu'elle était souffrante mais, égale à elle-même, elle n'en a rien confié afin de ne pas affecter la mise en pratique de ses travaux. Il nous revient de rendre hommage à son côté visionnaire en poursuivant Objectif Bonheur, comme elle le souhaitait.

— Il parle de la vieille bizarroïde du premier soir ? Celles aux bottes en caoutchouc ?

— Ouais, celle qui a inventé le programme.

— Elle était plutôt décatie.

Je regarde Antiseptique. Il n'a pas relevé la tête.

— Le Dr Stone a prié Mme Manning de la remplacer en dirigeant seule Objectif Bonheur. Encourageons-la dans son nouveau poste. Merci d'applaudir Mme Gloria Manning.

Les Salopettes entreprennent de nous séparer pour former une allée centrale, comme Moïse aurait ouvert la mer Rouge. Manning apparaît, emmitouflée dans une imposante fourrure, coiffée d'une toque russe, des lunettes noires d'aviateur sur les yeux. Elle avance au milieu de nous, se délectant des applaudissements.

— Elle a une sacrée allure, murmure quelqu'un.

— J'espère que c'est de la fausse fourrure.

— Quelle putain de sociopathe, marmonne Finn dans sa barbe.

Manning gagne l'estrade, suivie de Lindström dans le rôle d'une sorte de dame de compagnie. Une fois devant le micro, Manning se tourne vers l'assistance, qu'elle scrute. Elle kiffe, c'est clair.

— Bonjour à tous. C'est un honneur pour moi que de prendre le relais de notre merveilleuse amie et collègue Eileen Stone pendant qu'elle se remet. Son absence m'attriste énormément.

Pourquoi jubiles-tu, alors ?

— Mais venons-en au défi de la Traque. (Elle retire ses lunettes et nous couve, nous, ses enfants, d'un regard étincelant.) Chacun de vous a reçu un paquetage au hasard. Aujourd'hui, mes observateurs seront vos traqueurs. La règle ? Ne pas vous faire prendre d'ici demain 17 heures. En cas de situation désespérée, vous disposez tous d'une fusée de détresse. Allumez-la, et nous viendrons vous aider. Ce qui, cependant, signera la fin de votre évaluation.

» Les traqueurs déclencheront un signal bleu dès qu'ils auront récupéré l'un de vous, qui sera ramené ici et enfermé en attendant la fin de l'épreuve. Notre territoire est vaste. Pour votre propre sécurité, il est impératif que vous ne franchissiez pas la lisière de la forêt. Toute personne prise dans cette zone sera disqualifiée.

Je me force à ne pas croiser le regard de Finn.

Avec sa cagoule jaune et ses bâtons de marche, Queue-de-Cheval a l'air de s'être préparée toute sa vie à cet événement.

— Servez-vous de votre imagination et ayez l'esprit d'initiative pour rester hors d'atteinte. Nous vous accorderons une avance d'une demi-heure, puis vous entendrez une sirène annonçant le départ des traqueurs. Je participerai également au défi. En tant que nouvelle directrice, je tiens à montrer mon engagement. Par ailleurs, cette évaluation m'apparaît comme très divertissante. Les contrôleurs Fernsby et Lindström en seront eux aussi. (Elle adresse un clin d'œil complice aux intéressés, qui rient.) Ne vous attendez pas à ce que nous vous fassions de cadeaux, mes amis ! Ceux qui réussiront seront récompensés. Nous avons désormais une assez bonne idée des alphas parmi vous. La Traque est une occasion pour les autres de les rejoindre à la tête de la meute.

Des chuchotements ravis parcourent la foule.

— Vous avez hâte, je le devine, alors ne perdons plus de temps.

L'une des Salopettes pousse un petit hourra.

— Bonne chance à tous ! Dernière chose, je vais vous montrer comment utiliser votre fusée. (Manning brandit un pistolet en plastique orange devant elle.) Et n'oubliez pas : « L'engagement, le développement, la reconnaissance et l'obéissance mènent au bonheur. »

L'obéissance ? C'est nouveau, ça.

Elle pointe son flingue en l'air et tire. Une boule de feu orange explose en sifflant, et nous l'observons qui se dissout dans le ciel qui s'assombrit.

— Alors, ajoute-t-elle, qu'est-ce que vous attendez ? Filez !

C'est le chaos. Si certains décampent en direction des bois, d'autres restent figés sur place, désorientés.

— Il caille, lâche quelqu'un.

— Ils se foutent de nous ?

— Je me rends tout de suite.

— Fais pas ta fiotte, Teddy, fonce.

— Bordel de Dieu ! OK.

Bonne chance, Teddy.

Des camarades me dépassent à toutes jambes en se bousculant.

— Fais gaffe, connasse !

— On se retrouve au bout du ruisseau, à la lisière des bois, me souffle Finn. Il suffit d'en suivre le cours, pigé ?

— Pars le premier.

Il acquiesce et se fond dans la cohue. Je contemple mes collègues, tout en songeant qu'ils ont l'air extrêmement jeunes. Ma mère me chantait souvent une comptine parlant d'agneaux perdus, et c'est la comparaison qui me vient à l'esprit lorsque je les vois se disperser en bêlant au milieu des arbres.

Il fait déjà presque nuit.

Je fouille mon paquetage, qui comprend :

- une montre en plastique ;
- un duvet ;
- un sifflet (super pratique pour rester discret) ;
- de la crème bronzante (pourquoi pas ?) ;
- une lampe électrique (Eleanor a tort, c'est pour moi un objet très utile) ;
- un sachet de bonbons ;
- une espèce de tapis en alu.

J'allume la torche, qui émet un rayon plutôt puissant, vu sa taille modeste. J'avale une friandise, ramasse mon sac et me mets en route.

Tandis que je m'éloigne du bâtiment en remontant le ruisseau, j'aperçois des gens qui se creusent un abri ou se camouflent en se maculant le visage de terre. Un type extirpe une caisse de sous un buisson, la fracasse avec une pierre et met au jour des boîtes de conserve. Un autre me double à toute vitesse, couvert de feuillages qu'il a fixés avec des ficelles, ce qui lui donne l'allure de Groot.

Tout à coup, quelque chose frappe mon épaule. Une pomme de pin qui rebondit sur le sol.

— Psst ! siffle une nana.

Levant les yeux, je constate qu'elle est perchée sur une haute branche.

— Il y a de la place pour deux, poursuit-elle. On pourrait partager nos rations ?

Elle agite un paquet de pâtes déshydratées.

— Non merci, je préfère rester par terre.

— Ne reviens pas me supplier de te reprendre quand tu crèveras de faim et de froid, se fâche-t-elle.

Sympa. Je ne sais pas comment elle envisage d'allumer un feu sur son perchoir.

Je continue mon chemin.

Un *boum !* lointain retentit, et une boule de feu orange s'épanouit dans le ciel. Manning et ses traqueurs se sont mis en chasse.

Je m'enfonce dans la pénombre, en me guidant avec ma lampe, escaladant des monticules vaseux et des rochers, dérapant sur de la mousse. Je n'entends que le glouglou du ruisseau. Le faisceau de ma torche éclaire une étendue infinie de brindilles, de boue, de racines et d'humus.

Courage, Seb !

La forêt s'interrompt brusquement. Le cours d'eau s'est transformé en ruisselet.

Devant moi, un mur dense de tournesols.

Un grand panneau jaune :

PASSAGE INTERDIT.
TOUT PARTICIPANT RETROUVÉ
DANS CE SECTEUR
SERA DISQUALIFIÉ.
☺

Je marque une pause en haletant. Un éclat, suivi d'une fumée bleue. Quelqu'un a déjà été attrapé.

Où est Finn ?

Notre projet est sûrement une mauvaise idée. Après tout, je ne connais pas Stone. Et si son mot était un piège ? Si elle était morte ? Qu'arriverait-il après ? Je pourrais faire demi-tour ou…

— Salut !

Je virevolte sur mes pieds. À un mètre environ, Finn observe la pancarte, les yeux plissés.

— Tu as le plan ? s'enquiert-il.

J'acquiesce. Il tire la boussole de Stone de sa poche.

— Je tiens à te féliciter, reprend-il.

— De quoi ?

— D'avoir accepté de m'accompagner.

Je m'apprête à répondre quand résonne un ronronnement ténu. Lointain, mais qui vient dans notre direction. Un moteur.

Vroum.

— Merde de merde ! s'exclame Finn en scrutant l'obscurité. Suis-moi !

Des aboiements.

— Amène-toi !

Finn court le long du champ de tournesols. Je lui emboîte le pas, plié en deux.

Vroum.

Le bruit s'amplifie.

Vroum, vroum.

Des phares transpercent les bois, éclairent les fleurs jaunes par intermittence.

— Finn ?

Des voix. Des cris.

Je ne le distingue plus.

Mon Dieu !

Vroum, vroum.

J'accélère, me mets à trotter.

C'est ridicule. Tellement…

— Par ici !

Finn me chope le coude et me tire au milieu des rangées de tournesols.

— Baisse-toi ! (Il me flanque par terre, me coupant le souffle.) Chut ! Ne bouge pas.

Nous nous allongeons sur le dos, son bras plaqué sur mon torse.

Des millions d'étoiles brillent au-dessus de moi.

Finn s'efforce de ralentir sa respiration.

Je fouille des yeux la jungle que forment les tiges des fleurs. Des quads, dont les phares balaient les environs. Je distingue deux hommes. Des Salopettes… Des traqueurs. Ils retirent leur casque jaune. L'un d'eux est Mark. Ils ne bronchent plus, à l'affût. Ils sont tout proches de nous.

— On les a perdus, dit le collègue de Mark. Je vais chercher par là, toi par là-bas. Fernsby nous a recommandé de nous séparer.

— Ça marche. Je prends la section nord, le long de la lisière.

Je tourne très légèrement la tête afin de mieux voir. Une brindille casse. *Crac.*

Finn appuie durement sur ma poitrine.

Un chien aboie.

Le traqueur inconnu braque sa torche juste au-dessus de nous.

— Qu'est-ce que…

— Je n'ai rien entendu, objecte Mark. Des renards, j'imagine. Personne ne se risquera à quitter les bois.

— Mouais.

Le rayon de lumière s'écarte.

— S'ils le font, ils devront en répondre devant la dirlo. Bon, c'est reparti.

Des pas.

Des kicks qu'on écrase.

Des moteurs qui s'allument.

Vroum, vroum, vroum.

Ils s'éloignent dans la direction opposée, regagnent la forêt.

Nous restons immobiles encore dix bonnes minutes.

Jusqu'à être certains qu'ils sont partis. Jusqu'à ce qu'il ne règne plus qu'un silence pesant.

— Allez, finit par dire Finn en se relevant.

Il examine la boussole dans sa paume gantée. L'aiguille pointe droit derrière nous.

— Par ici.

20

LES GENS COMME NOUS

Ça sent la terre humide et la bouse de vache. Depuis un moment. Et comme le dirait Shelly avec sa délicatesse légendaire, il fait un putain de froid de canard.

Devant moi, Finn s'arrête. Il brandit la boussole, suit des yeux la direction indiquée.

Droit dans l'obscurité la plus totale.

Il en va ainsi depuis quatre heures maintenant.

De temps en temps, un trait de lumière bleue déchire le ciel dans notre dos, indiquant qu'un traqueur a fait une nouvelle prise. À présent, les explosions ressemblent à de petites lucioles. Parfois, je jurerais entendre des aboiements. Plus près qu'il le faudrait. Nous descendons une pente abrupte, marquons une pause à son pied.

— Quelle heure est-il ? demande Finn.

— Pas loin de minuit, je réponds après avoir consulté ma montre.

— Tu as un réveil, là-dessus ?

— Ouais.

— Alors, on devrait s'arrêter ici pour se reposer un peu.

Difficile de déterminer cet « ici ». J'oriente ma lampe sur le pré alentour, aperçois un bosquet à quelques pas de nous. Finn s'y dirige, pose son paquetage et l'ouvre. Il en tire un paquet de clopes, en allume une. Il inhale longuement, les yeux clos. Je le rejoins sous les feuilles, me frotte les mains afin de les réchauffer.

En vain.

Le silence est immense. Je n'essaie pas de le combler. Ce qui ne me ressemble pas.

Je sors le plan, bien que je l'aie déjà examiné à au moins trois cents reprises.

— Ça ne peut plus être si loin, je marmonne, alors que je n'en ai pas la moindre idée.

— Tu as l'air mort de froid.

— Non, non.

Malgré cette assertion, je claque des dents.

— Tiens, j'ai ça.

Il extirpe de son sac un grand drap en plastique noir.

— Une housse mortuaire. Génial ! Exactement ce dont j'ai besoin en pleine nuit au milieu de nulle part.

Lorsqu'il s'esclaffe, je me rends compte que c'est la première fois que je l'entends rire de bon cœur. C'est chouette. Très chouette.

— Dans ce cas, on n'a qu'à s'en servir pour nous abriter.

Nous nous mettons rapidement au travail. Lampe coincée entre mes dents, j'aide Finn à étaler la bâche sur les branches les plus basses. Nous obtenons une sorte de tente, dont nous coinçons les pans avec des pierres. À un moment, je trébuche, manquant de détruire notre pitoyable résultat, et Finn part d'un rire si puissant que ses échos se répercutent dans le champ. Je me sens idiot, mais aussi exalté. Exalté, parce que nous rigolons et que je suis également terrifié. Nous avons beau nous répéter d'être plus discrets afin que les traqueurs ne nous repèrent pas, nous nous marrons de plus belle. Je m'efforce de ne pas réfléchir. De ne pas m'emballer. Sauf que c'est lui. *Lui.* Il éveille en moi…

— C'est bon, lâche-t-il soudain en se redressant pour contempler notre affaire. Pas trop miteux.

Nous nous glissons dans notre refuge. Mes mains sont engourdies. Je déplie ma feuille d'alu pour nous faire un tapis de sol.

— Et voilà.

Je m'emmitoufle dans mon duvet le plus vite possible. Finn s'assied à côté de moi, capuche sur la tête. Il prend dans son paquetage un énorme sachet de raisins secs.

— Monsieur est servi, dit-il en m'en proposant.

Il en verse quelques-uns dans mes paumes en coupe.

— Merci.

Je prends conscience que je suis affamé. Il produit ensuite une bouteille d'eau et en avale une rasade avant de me la passer.

— Pas mal du tout, comme dîner, commente-t-il en reprenant une poignée de raisins secs.

— Je ne pensais pas que tu étais du genre à aimer les fruits secs.

Je gigote pour éviter les aspérités du terrain.

— Je suis un type plein de surprises.

Oh oui, tu l'es.

S'emparant de la boussole, il la tripote avec attention, caressant les lettres des points cardinaux et les chiffres romains gravés sur le pourtour en bois. Il est calme comme jamais.

— C'est vraiment un joli objet, marmonne-t-il.

Ce mot, « joli », dans sa bouche, m'étonne. Tout en me réchauffant le cœur. Qu'un garçon comme lui l'utilise sans s'inquiéter que ça fasse… Je ne sais pas. Pas trop viril, je suppose.

— Oui, j'acquiesce. Très joli.

Il hoche la tête, tourne et retourne la boussole entre ses doigts. Brusquement, je me souviens de son cauchemar. De ses cris.

— Je peux te poser une question ?

— Oui, dit-il sans relever les yeux.

— Qu'est-ce qu'ils t'ont montré, pendant ta séance de méditation guidée ?

Il m'adresse un regard qui me donne le sentiment que le charme est rompu. Que je suis allé trop loin.

— Ce ne sont pas mes oignons. Je suis d…

— Mes parents, me coupe-t-il doucement. Des photos de mes parents. Manning n'a pu les obtenir qu'en les fauchant.

— Ou alors, je réponds après un instant de réflexion, elle les leur a juste demandées ?

— Ils sont morts.

— Oh… C'est… C'est vraiment…

Il se frotte le visage, l'air épuisé.

— J'étais tout gosse. Un incendie.

— Je suis désolé.

— Pas de problème. Mais merci.

Je me souviens qu'il a refusé de s'occuper du feu pendant l'exercice de survie, malgré l'insistance d'Eleanor.

— C'étaient *mes* photos, enchaîne-t-il. Personne n'en avait connaissance, à part mon assistant social, il y a des années. Même ma nouvelle famille ignorait que je les avais. Alors, quand je les ai vues, j'ai compris qu'il y avait quelque chose de vraiment chelou à Objectif Bonheur.

Il grignote les peaux d'un de ses ongles.

— Ils sont sympas, ta nouvelle famille ?

— Ils m'ont bien traité.

— Cool. Des frères et sœurs ?

— Non. Il n'y a que moi. (Il pose son menton sur ses bras, noués autour de ses genoux, tel un oiseau repliant ses ailes sur lui-même.) Ils sont un peu âgés, mais je suis avec eux depuis que j'ai six ans. Ils m'ont adopté. Ils sont réglo.

Le silence s'installe, rompu seulement par le vent contre notre toile en plastique. Je me sens plus audacieux. Soit parce que je suis sous le choc de ce qu'il vient de me révéler, soit parce qu'il a accepté de le faire.

— Qu'est-ce que tu leur as dit, à Sérénité ?

— Quoi ?

— Lors de l'entretien préalable. Qu'est-ce que tu as dit qui les a décidés à ne pas te placer dans une capsule ?

— Oh, ça ? Quand ils m'ont demandé de décrire mon idéal féminin, je leur ai répondu que les filles ne m'intéressaient pas. Je suis pédé.

Il gobe un raisin sec, me tend le sachet. Je le dévisage. Il en parle comme si ce n'était *rien*.

— Puisque tel était le cas, ils m'ont signifié que je n'étais pas en mesure de participer à l'évaluation. Ça a peut-être un rapport avec cette « Prévention des erreurs ». J'ai la sale impression que ce programme ne va pas bien se terminer pour ceux qui ne correspondent pas à leurs critères. Pour les gens comme moi.

Je déglutis.

— Les gens comme nous, je précise, le ventre serré.

Il sourit.

— Oui, les gens comme nous.

— C'est ça.

— Alors, toi et Eleanor ?

Bon Dieu !

— Je ne sais pas ce qui m'a pris. J'ai sûrement voulu faire ce qu'il fallait. Pour être apprécié.

— Mais tu l'es, Seb, s'étonne-t-il. Est-ce que je peux *te* poser une question ?

Je me racle la gorge.

— Bien sûr.

— Tu crois qu'on a besoin d'un autre pour être heureux ?

Je tripote le bord de mon duvet.

— Je… Je me suis toujours senti mieux seul. Je préfère ça. Pour être franc, la plupart des humains me terrifient.

— Moi aussi.

Il se tourne vers moi, se mordille les lèvres.

— Pas toi, ajoute-t-il. J'aime ta compagnie.

Bon sang !

— C'est… Merci.

Silence. Une chaleur envahit ma poitrine. J'ai très envie de le regarder.

Et en même temps, non.

Et en même temps, si.

J'ai mal au crâne.

— J'aime ta compagnie également, je marmonne, incapable d'endiguer le flot. Je te trouve super craquant.

Oups ! Un peu osé, ça. Un peu trop.

Qu'est-ce que tu fous, mon gars ?

— Ah bon ?

Il a l'air surpris.

— Dans le genre ange déchu. Vampire. Pas un méchant, un gentil vampire.

Tu déconnes, Seb ! Ferme-la.

— On ne te l'avait jamais dit ?

— Bizarrement, non, se marre-t-il. Tu es beau aussi, Seb.

Il se penche légèrement vers moi, soutient mon regard. Bouche sèche. Raisins secs dans ma bouche sèche. Difficile de parler, dans ces conditions.

— Tu trouves ?

Il sourit.

— Arrête de faire l'idiot. Bien sûr que tu l'es. On ne te l'avait jamais dit ?

— Jamais.

— Eh bien, tu l'es.

— Tu n'es pas obligé de me le dire simplement parce que, moi, je t'ai…

— Ce n'est pas le cas. Tu es vraiment beau.

Son accent est tellement…

— Écoute, poursuit-il, on va se sortir de ce merdier, OK ? Toi et moi… On peut se soutenir. S'aider. Si tu es d'accord.

— Je le suis, je murmure.

Nous contemplons la flèche de la boussole entre ses doigts. Mon ventre fait des cabrioles et des galipettes. Pour tenter de dissimuler la cacophonie d'émotions que je ressens, je mange un bonbon et le croque. Les débris durs collent à mes dents. Je me rends compte qu'il me regarde. Une commissure de ses lèvres est retroussée. Un éclat traverse ses prunelles polaires.

Brève décharge électrique.

Soubresaut de mon cœur.

— Quoi ?

— Rien.

Il sourit carrément, à présent.

— Un bonbec ?

Je lui tends le paquet.

— Non, merci.

Il frissonne.

— Tu ne peux pas dormir en survêt, tu vas cailler.

— Les habitants de Manchester sont habitués au froid.

Son haleine forme un halo. Sa bouche… Soudain, je dis :

— Tu n'as qu'à… Enfin, si tu veux… On n'a qu'à… partager mon duvet ?

Il me dévisage. En cet instant, j'ai l'impression que tout mon être gonfle et s'emplit de toutes les émotions que j'ai déjà éprouvées. Comme si le monde entier se trouvait sous cette tente.

— Tu es sûr ? souffle-t-il.

— Oui. (Je me racle la gorge.) J'ai vu dans une émission de survie que partager la chaleur des corps permet de…

Par pitié, Seb, ferme-la !

Je la ferme, d'ailleurs, parce que, maintenant, il bouge.

Je fais glisser la fermeture Éclair de mon sac de couchage.

Il s'allonge sur le tapis de sol.

— Seb ?

— Oui ?

— Je suis content que tu sois là.

— Moi aussi. Euh, je veux dire content que *tu* sois là.

Il se trémousse pour se rapprocher de moi.

Fourre ses pieds dans le duvet.

Se colle à moi.

Torse contre torse.

Jambes entremêlées.

Bras autour de ma taille.

Des fourmis parcourent mon corps.

Qui brûle.

— Tu trembles, fait-il remarquer. Tu as encore froid ?

— Non.

— Tu vas bien ?

— Oui. Mieux que bien.

Je relève les yeux.

Plonge dans le bleu des siens.

Son index caresse ma joue.

Il se produit quelque chose.

Un déplacement.
L'univers bascule.
Je le sens.
L'air change.
Entre nous.
Il m'embrasse.
Tout disparaît.
J'explose en un million d'éclats.
Comme si un électrochoc avait ébranlé mon cerveau.
Comme si on avait allumé la lumière.
Sa chaleur frémit à travers moi.
C'est ce à quoi ça devrait ressembler.
Je suis en sécurité.
Avec lui.

21

DU SANG SUR LES MAINS

À mon réveil, il a disparu.

Non. Non !

— Finn ?

Je le savais. Je savais que je n'aurais pas dû l'accompagner. Que c'était une erreur.

Une erreur grossière.

Irréparable.

Me tirant du duvet, je cherche ma montre.

4 h 49.

Il fait encore nuit.

Où est la lampe ? Merde, il l'a prise. Il me l'a piquée, cet enfoiré.

En m'abandonnant ici.

Seul.

Salopard !

Je rampe hors de la tente, marche sur la terre couverte de rosée. Les étoiles piquettent le ciel noir.

— Finn ?

Rien.

OK…

Plan d'action, Seb. Tu retournes dans les bois. Tu termines l'épreuve. Comme si de rien n'était.

Pas mal.

Pourquoi lui ai-je fait confiance ?

Tout à coup, un faisceau lumineux. Qui se rapproche vivement.

— Seb !

Sa voix. Troublée. Affolée, même.

— Où étais-tu ? J'ai cru que tu m'avais lâché, connard !

Hors d'haleine, il attrape ma main.

— J'ai entendu un moteur. Ils doivent s'être rendu compte que des participants ont quitté le périmètre autorisé. Ils sont juste de l'autre côté de cette colline.

Il tend le bras et, malgré l'obscurité, je devine les contours d'une élévation.

— Il faut qu'on file. Maintenant !

Un chien aboie.

Finn me tend la boussole et éteint la lampe.

Merde !

Nous retirons la bâche, ramassons nos affaires et décampons.

Nous courons. Encore et encore.

Côte à côte.

Plein ouest.

À l'aide de la boussole.

Le soleil pointe.

Nos jambes brûlent.

Nous ne regardons pas derrière nous.

Champ après champ.

Vert.

Gris.

Mauve.

Jusqu'à ce que nous nous arrêtions.

Parce que, soudain, le sol se dérobe devant nous.

Une falaise. La mer. De part et d'autre, la clôture, qui s'enfonce dans l'eau sur environ deux cents mètres.

Comme indiqué par Stone.

Nous sommes prisonniers.

De notre point de vue, la barrière semble si minuscule qu'on croirait pouvoir l'enjamber.

Je me retourne. Des kilomètres carrés de prairie. Aucune idée de l'endroit où nous nous trouvons. Il se pourrait même que nous ne soyons plus en Écosse. Ni en Grande-Bretagne. Ni dans une réalité qui me soit familière.

Au sud, à une distance qui paraît énorme, je distingue une modeste crique. Avec une plage. Au nord, le littoral s'étire en une série de roches hautes et acérées. Au bout de la falaise, au bord de l'enceinte, une tache blanche sur le ciel encore sombre.

Un phare.

— Le plan précise que c'est sous le phare.

— Et le seul moyen d'y arriver… c'est de descendre.

Debout près de lui, je pousse un caillou du pied. Il se détache et dégringole.

Tout, tout en bas.

— Ça devrait être faisable, je marmonne.

La faim me donne la nausée, nous avons épuisé nos réserves d'eau.

— Tout ira bien si nous prenons notre temps, répond Finn.

Il jette un coup d'œil derrière nous. Voilà à peu près une heure que nous avons semé les chiens et les quads.

— Qu'est-ce que tu en penses ? me demande-t-il.

Je consulte ma montre. 6 h 16.

— D'accord. On y va doucement.

Il me regarde.

— Exact. Doucement et prudemment.

Se mettant à genoux, il entreprend de descendre en rappel, nez sur la pente, s'agrippant aux touffes d'herbe.

— C'est bon ! me lance-t-il. Ce n'est pas aussi impressionnant qu'il y paraît d'en haut.

Chaque fois qu'un de ses pieds dérape, mon ventre tressaille. Je croque un bonbon.

— Fais gaffe !

Mon cri est emporté par le vent, qui le jette aux vagues. Finn s'arrête parfois pour assurer sa prise. Il lui arrive de vaciller et de se rattraper à tout ce qui se trouve sous sa main.

La tache sombre de ses cheveux ne cesse de s'éloigner.

Il finit par atteindre la plage de galets.

— À toi ! me lance-t-il.

Fastoche.

Je glisse la boussole dans la poche de mon sweat-shirt et entreprends de suivre Finn. Très vite, mes jambes tremblotent, ce qui n'aide pas. Je suis plus lent que lui.

— Attention en bas ! me prévient-il. Certains rochers sont super coupants.

Encourageant.

Une pierre bouge sous ma semelle. Merde.

Doucement et prudemment.

Pas de panique. Pas de panique. Pas de panique.

Un pas.

Un autre.

Un troisième.

Etc.

Fastoche.

Tout à coup, la pluie se met à tomber dru, me fouettant le visage. Les bourrasques me collent à la paroi. Je regarde la mer pendant un instant, et le ciel couleur d'aquarelle boueuse.

Quelque chose s'échappe… La boussole est tombée de ma poche.

Elle dévale la falaise.

Je tente de la rattraper. La loupe.

Tombe à mon tour.

Sensation étrange.

Mes mains ne me retiennent plus.

Je chute à une vitesse incroyable.

Mon sac s'érafle sur les cailloux.

La mer est floue.

Je culbute.

Des pierres.

De l'eau.

Des pierres.

De l'eau.

Soudain, j'ai le souffle coupé.

Crac !

Ma tête.

Lorsque j'atterris sur les galets, je me relève immédiatement. Et m'écroule aussitôt. Une douleur vive irradie ma jambe. Un liquide chaud imprègne ma chaussette.

— La boussole… je murmure.

Finn.

Il me parle, mais je ne le comprends pas. Mon cerveau n'est que bruit blanc.

Je ne distingue plus rien.

Finn s'agite autour de moi, il a du sang sur les mains. Et ce n'est pas une image.

Il profère des jurons tout en tentant de me rassurer, ce qui a l'effet inverse.

Je baisse les yeux.

Mon pantalon est déchiré.

Une entaille balafre mon tibia.

Profonde.

Dont les bords ressemblent à des steaks chez le boucher.

— La boussole, je répète. Pour rentrer.

Je ne la vois pas. J'ignore où elle a fini sa course. Finn se retourne.

— Merde !

Il disparaît.

Je ne sais pas combien de temps. Quand il revient, il est mouillé. Il a récupéré la boussole, elle aussi, mouillée.

Les élancements dans ma jambe vident mon cerveau.

Alentour, tout tressaute.

Se calme. Recommence. Comme une bobine de vieilles photos sépia.

Les rochers.

Son visage.

La mer.

La falaise.

Je tente de me redresser, en vain.

— Typique, je marmonne avec une fausse décontraction. Ça n'arrive qu'à moi. Rien de grave.

À genoux, Finn ouvre son paquetage. J'entends un bruit de déchirure.

— Ça risque de faire mal.

Il s'affaire du côté de ma blessure, l'enveloppe dans quelque chose.

— Juste pour tenter d'arrêter l'hémorragie.

J'aperçois une étoile filante dans le ciel matinal. Des couleurs. Rose et orange.

Je suis pris de nausée. J'essaie de la ravaler. Impossible…

— Désolé, je balbutie.

— T'inquiète. Tu as pris un coup sur le crâne. Elle va te soigner. Elle est médecin.

— Docteur Eileen, je grommelle. *Come on, Eileen.*

J'essaie de chanter le morceau des Dexys Midnight Runners, mais la mélodie m'échappe.

— Reste tranquille, me gronde Finn, sérieux comme un pape.

Il m'aide à me relever.

— Ça va aller, Seb.

J'aime quand il prononce mon prénom.

Il m'entraîne en me soutenant sur les galets cahoteux. Un pas après l'autre. On s'arrête souvent pour qu'il se repose. J'ignore combien de temps ça prend. Je ne distingue plus le phare.

— Je te laisse une minute, m'annonce-t-il. Juste pour voir si c'est encore loin.

Main en visière, il scrute la grisaille de la brume pluvieuse. Il a l'air crevé.

— Attends, je proteste. Non, d'accord, vas-y.

— Je reviens, promet-il. Vite.

Il rajuste son sac à dos. Je suis frappé par sa beauté. Sa tignasse qui s'agite au-dessus de ses traits ciselés.

Si beau.

Si…

Pareil à un sombre personnage de dessin animé.

Passionné.

J'aime la passion.

Je suis passionné. Je le sais.

J'ai l'impression que ma tête flotte au-dessus de mon corps.

Il retire son sweat-shirt.

— Non, non, ce n'est pas la peine.

— Tu trembles. Plus que de raison.

Il me drape dans son vêtement, puis détale et s'évanouit derrière les rochers.

Il finit par resurgir, sa silhouette sautant de pierre en pierre. Il court sur les galets.

— Elle est là, m'annonce-t-il. Dans une espèce de cabane. Sous le phare. À environ dix minutes d'ici.

— Tu l'as vue ?

— Oui.

Je crois dire que c'est top.

— Malheureusement, il y a un type. Il est descendu du phare. Par une échelle. Je me suis planqué pour l'observer.

— Top. Il va nous aider ?

— Non, Seb. Il est armé.

22

LE PROTOCOLE PRÉVENTION DES ERREURS

Je perds et reprends conscience par intermittence. Bercé par un bruit étrange.

Clic. Clic. Clic.

Quand j'ouvre les yeux, le cliquetis s'arrête.

— Bonjour, Sebastian.

Stone. Face à moi dans un fauteuil.

— Ils m'ont autorisée à garder mes plantes et mon tricot. Très généreux de leur part, n'est-ce pas ?

Elle soulève une pelote de laine bleu layette du panier posé à ses pieds. Puis elle se reconcentre sur ses aiguilles, et ses doigts reprennent leur valse rythmique.

Clic. Clic. Clic.

Une croûte de sang entaille son front.

— Écoutez-moi bien, enchaîne-t-elle d'une voix tendue et basse. Ne vous approchez pas des fenêtres et évitez de faire du bruit. Si quelqu'un se présente à la porte, cachez-vous dans la salle de bains et n'en ressortez pas avant que je vous le dise. Il leur arrive de patrouiller.

J'acquiesce.

Je suis allongé sur le tapis d'une modeste pièce qui me rappelle la cabane de jardin, chez mes parents.

— Pas très accueillant, désolée.

Stone tousse.

— Comment vous sentez-vous ? s'enquiert-elle.

Comme une merde.

— Je ne sais pas. J'ai froid.

Je regarde ma jambe. Elle a été bandée.

— N'ayez pas l'air aussi inquiet, Sebastian. Vous souffrez d'une légère commotion, mais vous devriez vous en sortir. Quant à votre blessure, je m'en suis chargée.

Une casserole pleine d'une sorte de mélasse verdâtre est posée près de moi.

— J'ai utilisé certaines herbes aux propriétés antiseptiques. L'onguent que j'ai appliqué va aider à la cicatrisation. Si on avait tardé, ça aurait pu être plus grave. Vous avez eu de la chance. Finn vous a sauvé.

Je me redresse, provoquant un élancement dans mon crâne, et contemple les lieux avec hébétude. Un petit radiateur électrique à l'ancienne diffuse sa lumière orangée. Quelques plantes en pot sur le rebord de la fenêtre. Un lit simple collé au mur.

Finn y est assis, jambes croisées, cheveux humides, une serviette sur les épaules.

J'essaie de lui sourire. « On a réussi ? »

Il hoche la tête. Mais son visage est tiré et gris, comme si la vie l'avait déserté.

M'a-t-il vraiment parlé d'un homme armé ?

— Mangez. Vous avez besoin de recouvrer vos forces.

Stone montre, sur le plancher, une assiette contenant du fromage et du pain. J'engloutis le tout sans protester, me sens déjà mieux.

— Que faites-vous ici, docteur Stone ? je croasse.

— Ils me retiennent prisonnière, grogne-t-elle. Ma santé s'est malheureusement dégradée, ajoute-t-elle quand elle me surprend qui fixe ses doigts tremblants. Croyez-moi, d'habitude, je suis plutôt alerte. Ils me surveillent depuis le phare, au-dessus de nous.

— L'homme armé ?

Elle arque un sourcil.

— Oui.

Un silence. Ses traits se durcissent.

— Ils m'ont confisqué mes chaussures, ma canne et mes lunettes pour m'handicaper.

— Je… Nous avons trouvé votre lettre. Celle destinée à Mark.

Un silence.

— Oui.

Ses aiguilles recommencent à s'agiter. *Clic. Clic. Clic.*

— Et maintenant, je vais vous révéler certaines choses. Elles ne vous plairont peut-être pas, mais votre présence ici signifie que, dorénavant, vous êtes impliqués. Plus que vous l'imaginez. (Elle interrompt son tricot, le place sur ses genoux.) Je suis trop fatiguée pour terminer mon écharpe, soupire-t-elle. Il faut croire que je vieillis.

Elle relève la tête, plisse le front. Son regard se durcit.

— Il y a douze ans, je travaillais dans un hôpital de Londres. Dans une unité pour adolescents atteints de graves troubles mentaux. J'y ai vu défiler une génération de jeunes gens qui avaient des difficultés avec le monde dans lequel ils étaient nés et le système qui les contrôlait. L'Internet. L'école. Les examens. Les médias. La pression qu'on exerçait sur eux pour qu'ils deviennent quelque chose, qu'ils adoptent un comportement prédéfini. Pour qu'ils réussissent, quel qu'en soit le prix. La notion de succès leur était prescrite, administrée, on les en nourrissait. Or le problème ne cessait d'empirer. Ils souffraient.

» Parmi eux, une jeune fille. Appelons-la Hannah. Elle était chez nous depuis trois mois, terriblement malheureuse. Elle avait dix-sept ans. Comme vous deux. On a essayé divers traitements et thérapies. Elle a consulté des psychologues, des psychiatres et des médecins. Rien n'avait d'effet. Elle avait un passé difficile. Sa mère était morte quand Hannah était jeune, d'abus d'héroïne si je me souviens bien. Elle n'avait jamais connu son père. Toute son existence, elle s'était débrouillée seule. Battue pour survivre dans une société qui, finalement, l'informait qu'elle n'y avait pas sa place. Qu'elle incarnait l'échec, qu'elle ne s'en sortirait pas. Elle a fini par se suicider. Elle… (Stone regarde le radiateur.) Je m'étais attachée à elle. J'ai eu l'impression que je l'avais laissée tomber. Que nous l'avions abandonnée. J'ai alors fait le serment de trouver un complément à une médication psychoactive efficace. D'inventer une solution pour que les jeunes comme Hannah sentent qu'il existait une réponse à leur mal-être. Qu'il leur était possible de s'en tirer. C'est ainsi que j'ai créé Objectif Bonheur. Un lieu où des ados seraient accueillis, où ils apprendraient de leurs pairs. Un refuge préservé de la pression du monde extérieur. Qui leur permettrait d'acquérir les moyens de résister à un monde de plus en plus destructeur. De gagner en confiance. En compassion. En générosité. Un endroit où ils comprendraient l'avantage que présente l'altruisme par rapport à l'égocentrisme. Ainsi que le concept d'unité. Où ils remettraient en question la notion de succès, tel que l'appréhende notre société moderne.

Le vent souffle contre la petite fenêtre au-dessus du lit, elle bouge dans son encadrement.

— Mes collègues ont aimé mon idée. Vraiment. On m'a accordé des subventions pour que je développe ma proposition avec, à la clé, l'occasion de la présenter aux autorités, qui prendraient sur elles de la concrétiser au fil des années. Ils en avaient plein la bouche. « L'avenir de notre jeunesse. » « Une véritable tentative pour éradiquer cette épidémie de mal-être paralysante. » J'ai assisté à toutes les réunions. Mon rêve devenait réalité. On a trouvé des terrains où construire les centres, les entrepreneurs se sont mis au travail, ici en Écosse. Au beau milieu de la nature, un élément essentiel au projet. On a parlé logistique. Fonctionnement. Recrutement des futurs participants et accord des familles. Instauration d'un environnement rassurant et encourageant. Détails du quotidien. Bref, on a fini par créer Objectif Bonheur, qui semblait porter tous mes espoirs. (Stone plisse le front, ses rides se creusent.) Une femme a été recrutée pour m'assister dans l'élaboration du programme thérapeutique. Domaine dans lequel je suis moins versée, puisque je suis avant tout médecin. C'était une psychothérapeute pour enfants renommée et brillante. L'une des personnes les plus intelligentes que j'aie croisées. De plus, elle savait par expérience ce que c'était que se battre. Avoir peur. Souffrir d'anxiété. Manquer d'estime de soi. En gros, elle incarnait la compassion. J'en ai conclu qu'elle serait la collègue idéale. Qui m'aiderait et me soutiendrait. Elle était absolument convaincue qu'il fallait faire quelque chose pour notre jeunesse avant qu'il soit trop tard. Que nous avions déjà trop tardé. Elle avait une profonde *éthique*. Elle s'appelait Gloria Manning.

Le lit craque quand Finn se penche.

— Nous avons collaboré avec les esprits les plus formidables du pays. Les autorités ont admis que nous étions en mesure de changer l'avenir de la nation. Voire de l'humanité. La terre entière était en train de mourir, non seulement physiquement, la planète en danger, mais aussi émotionnellement, ses habitants.

Dans la lueur orange, les yeux de Stone brillent. Elle est d'une immobilité totale.

— Puis, un jour, alors que le bâtiment était en cours de construction, Gloria m'a rendu visite pour m'annoncer qu'on nous demandait d'élaborer un protocole Prévention des erreurs. « Par mesure de précaution ».

Visiblement, elle cite Manning. Elle secoue la tête.

— D'après elle, c'était une exigence du gouvernement. Il voulait un document de mise en garde sur la manière dont notre système risquait d'être manipulé et biaisé s'il tombait entre de mauvaises mains. C'est là monnaie courante dans les unités hospitalières. Pour éviter les événements indésirables. D'ordre moral ou susceptibles de mettre en danger la vie des patients.

Stone contemple ses mains.

— Nous en avons donc établi un. Avons donné des tas d'exemples d'abus possibles par les responsables. Multiplié les scénarios les plus pessimistes. L'idée, selon Gloria, était de protéger notre programme. D'empêcher quiconque de le détourner de ses objectifs bienfaisants. De prouver aux autorités que, si nécessaire, le projet serait immédiatement abandonné.

Ses lèvres frémissent.

— Et que disait ce document ? demande Finn.

Soudain, une clé tourne dans la serrure.

— Vite, dans la salle de bains ! nous ordonne Stone, blême.

Nous tirons le rideau de douche autour de la baignoire, dans laquelle nous nous accroupissons. Finn pose un doigt sur sa bouche, clairement inquiet. Le soleil a réapparu, inondant la grande fenêtre située juste au-dessus de nos têtes, laquelle est pourtant assombrie par une sorte de moisissure verte. Je m'adosse à la porcelaine, Finn à mon côté. La bonde est crasseuse.

Nous tendons l'oreille. Des voix étouffées nous parviennent de la pièce principale.

— Oui ? dit Stone.

— Votre petit déjeuner.

— D'accord.

— Je peux entrer ?

Silence.

— Si vous l'estimez nécessaire. Mais posez votre pistolet. Vous n'en aurez pas besoin.

— J'ai des ordres.

— Ah oui ?

L'homme pénètre dans le salon.

— Prenez bien vos médicaments, docteur. Vous avez une mine épouvantable.

— Ce sera tout ? Je suis occupée.

— À tricoter ?

— Oui.

— Il faut qu'on parle, docteur.

— Tiens donc ? C'est pour ça que vous avez un attaché-case ?

— Oui.

— Est-il possible de discuter dehors ? Il y a du soleil, et j'ai envie de prendre l'air. Ça m'aidera sûrement à avoir une mine moins épouvantable.

— Vos sorties sont limitées, vous le savez.

— Vous croyez vraiment que je vais essayer de m'enfuir sans ma canne ?

Silence.

Bruits de pas.

La porte grince avant de se refermer en claquant.

Finn et moi ne bougeons pas pendant très longtemps. À un moment, je suis quand même obligé de changer de position, car ma jambe est douloureuse.

— Qu'est-ce qu'ils fabriquent ? je chuchote, la peur au ventre.

— Aucune idée.

Je remarque que la fenêtre de la salle de bains est entrouverte.

— C'est comme ça qu'on est entrés ?

Il acquiesce.

— Bordel ! Je ne me rappelle rien. Désolé d'avoir pété un plomb, là-bas.

— Pas de souci. J'ai bien aimé ta chanson.

— Merde !

— Joli vibrato, rigole-t-il.

Je me sens rougir.

— Merci. Merci de… De m'avoir amené ici entier.

— Je suis soulagé. Tu vas t'en sortir. J'étais un peu inquiet.

Je contemple les robinets rouillés. Écoute l'eau qui goutte. Tout à coup, je m'entends lâcher :

— Pardon. De ne pas avoir dit la vérité, à Sérénité. À mon sujet. Pendant la consultation… Je ne me comprends pas… J'ai suivi le mouvement. J'aurais dû être franc. Cette nuit a été super… Incroyable… Je n'avais jamais… Je n'avais encore rien éprouvé de tel… Je regrette seulement…

— Hé, Seb, arrête, m'interrompt-il en posant sa main sur mon bras, tandis que je me mords les lèvres. Inutile de t'excuser. Rien de tout ça n'est simple.

Vrai.

— Et puis, on est ensemble, non ?

— Oui.

Il frotte ses yeux rougis.

— Tu es fatigué ?

— Claqué, ouais. Et toi ?

— Aussi. À ce stade, je ne sais plus ce qui est réel ou irréel.

Mon cachet ! Je ne l'ai pas pris hier soir. Pourvu que… Je fouille la poche de mon pantalon. Ouf !

— Pourquoi tu bouffes ces trucs ? Tu n'es pas obligé de répondre.

— Euh…

Je fais tourner mon index sur ma tempe.

Il ne dit rien.

— Ça m'aide à ne pas craquer, j'imagine.

Tu « imagines », Seb ?

— À ne pas plonger.

Rouge comme une pivoine, j'avale une pilule. Le silence est assourdissant.

— Et c'est efficace ?

— Je crois. J'en prends depuis un bon moment.

Nouveau silence.

— Quoi qu'elle nous révèle, quoi qu'il arrive, nous devons nous promettre de veiller l'un sur l'autre. D'accord ?

— Oui.

La clé tourne dans la porte principale. Des pas puis celle de la salle de bains s'ouvre.

— Il est parti.

Un plateau en plastique bleu et une bouteille d'eau ont été posés sur une table. La bouffe grisâtre ressemble à du gruau. Stone y trempe une cuillère, suspicieuse. Finn se rassied sur le lit, et moi par terre devant le radiateur.

— Que voulait-il ? je demande.

— Que je signe un papier officiel certifiant aux autorités que le programme se déroule bien. Que tout se passe comme prévu.

Stone s'exprime d'une voix plate, dénuée d'émotion, mais ferme. Elle tremble. Parce qu'elle a eu froid dehors ou parce qu'elle en colère ? Furibonde. Rageuse.

— Difficile de refuser quand on pointe un pistolet sur vous.

Elle avale une bouchée de bouillie, grimace, et boit deux gorgées d'eau. Refermant la bouteille, elle regagne son fauteuil. S'essuie la bouche.

— Et maintenant, souffle-t-elle, je vais vous détailler ce à quoi nous sommes confrontés. En élaborant le protocole Prévention des erreurs, Gloria et moi avons évoqué tous les abus hypothétiques susceptibles de se produire. Un des fondamentaux du programme était d'éviter toute influence extérieure, ce qui, nous en étions conscientes, conférait un pouvoir énorme aux responsables en interne. L'idée générale consistait à théoriser toute tentative de manipulation.

» Nous avons abordé diverses dérives. Favoritisme. Brimades. Négligence. Autoritarisme. Comportement punitif. Nous avons exploré la possibilité d'un syndrome de Stockholm, genre gagner la confiance des participants tout en les maltraitant avec leur accord.

— Comme dans une secte, lâche Finn.

— Oui. J'ai mentionné l'éventualité que les dirigeants d'Objectif Bonheur se laissent emporter et trouvent un moyen de manipuler les jeunes pour accélérer les résultats. En divisant nos ouailles. En identifiant celles qu'ils jugeraient capables et en les regroupant, dans une tentative pour les séparer de celles qui résisteraient à nos méthodes. Bref, en séparant le bon grain, l'élite, de l'ivraie, la lie.

— Des chouchous, en somme ? je précise.

— Exactement. Cette perspective a aussitôt fasciné Manning, qui s'est mise à s'interroger sur ce qui se passerait si nous encouragions la formation de couples au sein des meilleurs. Ce qui pourrait être bénéfique aux générations à venir… C'est ainsi que cette conversation a abouti à la pire idée possible : que l'essence même du programme soit détournée afin de faciliter l'émergence d'un schéma eugéniste, façon d'éradiquer les mentalement plus faibles.

— Nom d'un chien ! souffle Finn.

— Pardon ? je sursaute.

— L'eugénisme repose sur la théorie darwinienne de la sélection naturelle. Le but est d'effacer les caractéristiques indésirables de l'espèce humaine.

— Quelles caractéristiques ? je demande.

— Leur détermination est subjective, ce qui est tout le problème du concept, dont le principe de base tourne autour de la promotion des qualités estimées supérieures par ses défendeurs. Ceux qui sont considérés comme psychologiquement doués, florissants et heureux doivent se reproduire et se multiplier. Au détriment des inférieurs. Les instables, fragiles et malheureux sont laissés pour compte. Voire pire.

Se reproduire ? Le mot s'attarde sur ma langue avec un goût amer.

— Qui décide ?

— Les chefs d'Objectif Bonheur. Moi. Elle.

— Donc, intervient Finn en se redressant, vous pensez qu'elle est en train de mettre sa théorie à l'épreuve ?

— Il semble que oui. À quelle échelle, je n'en sais trop rien.

Silence.

— Elle nous a obligés à faire des trucs dingues, chuchote Finn.

— Oui. J'ai découvert que vous aviez été soumis à des épreuves qui n'étaient pas du tout prévues.

Un éclat de vulnérabilité traverse les yeux de Stone, pleins de culpabilité et de honte.

— Elle s'est débrouillée pour me tenir à l'écart. Me dissimuler la vérité. C'est elle qui a eu l'idée d'installer mes quartiers dans les bois. Elle a exploité ma mauvaise santé pour mettre en œuvre des choses auxquelles je me serais forcément opposée.

— Genre ? je risque, bien que je n'aie pas très envie de l'apprendre.

— L'architecture du bâtiment a été modifiée sans que je sois mise au courant. Par exemple, vous changer de chambre après chaque évaluation n'était pas du tout envisagé au départ.

Soudain, je songe qu'elle ignore peut-être un détail.

— La clôture est électrifiée.

Elle tressaille, secouée par la surprise, la colère et la peur.

— Quoi ?

— Vous ne le saviez pas ? lance Finn, soupçonneux.

— Non, bien sûr que non, affirme-t-elle en soutenant son regard. Jamais je n'aurais…

Elle porte une main à ses lèvres, ferme les paupières.

— Comment a-t-elle osé ? chuchote-t-elle, la gorge nouée par l'angoisse. Objectif Bonheur n'avait pas pour but de contrôler les gens, mais au contraire de les libérer.

— C'est pourtant ce qu'elle fait ! je m'affole. Elle nous accouple, nous oblige à ingurgiter des trucs bizarres qui nous rendent malades. Histoire de tester notre loyauté. Vous n'étiez pas au courant de ça non plus ?

— Pas avant qu'il soit trop tard, se défend Stone en s'éclaircissant la voix et en séchant furtivement ses yeux. Mark a essayé de garder le contact, mais Gloria et ses contrôleurs le surveillent de près.

— Ils sont tous complices, hein ? maugrée Finn. On a vu Fernsby nettoyer votre bureau pour effacer toute trace de votre agression.

— Lui, oui. Et Lindström. D'après Mark, Gloria a également sélectionné des observateurs censés empêcher leurs collègues de poser des questions. Il a réussi à me rendre visite pendant que les autres étaient occupés par ce qu'elle appelle la Thérapie de couple. J'ai convoqué Manning pour avoir des explications.

— Fernsby a dû arracher ces pages-là, je dis.

— Pardon ?

— Vos notes prises après cette date manquent dans votre journal.

— Ils veulent que je disparaisse. Que je m'efface. Ce que vous n'avez pas pu lire, c'est à quel point j'étais bouleversée qu'elle mette nos participants en danger. Je l'ai menacée d'alerter mes contacts auprès des autorités et de l'administration. Elle a riposté que je perdais la tête, ce dont elle les convaincrait sans peine. Personne ne me croirait. C'est sous le prétexte fallacieux de mon rétablissement qu'elle m'a fait transporter ici.

Je réfléchis à toute vitesse.

— Elle cherche à nous diviser, c'est ça ?

— Apparemment.

— Et après ?

— À ce stade, j'en suis réduite aux spéculations. Quoi qu'il en soit, Gloria compte explorer comment pousser plus loin cette ségrégation. L'élite deviendrait une sorte de groupe spécial qui aurait droit à des tests additionnels. La lie serait elle aussi utilisée.

— Comment ? s'enquiert Finn.

Stone tripote ses tresses, songeuse.

— Quels sont vos numéros de chambre ?

— Je suis dans la 6.

— Et moi, la 83.

— C'est clairement une méthode de classement.

— Eleanor n'a pas arrêté de me dire qu'il fallait se rapprocher de la 1, je confie à Finn.

— Eleanor ? grimace Stone. Dans laquelle est-elle ?

— La 4. Pourquoi ?

— Il est intéressant d'apprendre que la nièce de Gloria réussit aussi bien.

— Quoi ? je lance.

— Hein ? s'étrangle Finn avant d'écarquiller les yeux et d'ajouter : Mais oui, bien sûr.

— Je crois comprendre que c'est un secret, conclut Stone.

J'ai l'impression d'avoir été giflé.

— Eleanor est la nièce de Manning ?

Puis ça me revient. Les initiales GM sur la broche en forme de tournesol. Gloria Manning.

— Merde, jure Finn. J'ai soutenu depuis le début qu'elle en savait plus qu'elle voulait bien l'admettre.

« Miss Objectif Bonheur. »

— Il semble que vous, Sebastian, ayez été pressenti pour rejoindre l'élite.

— Oui, j'avoue, le cœur battant. Mais les autres ? La lie ? Qu'est-ce qui les attend ?

Finn se ronge les ongles. Stone se tourne vers lui.

— Rappelez-vous qu'on nous a priées d'envisager les pires scénarios, le prévient-elle.

— Allez-y. Qu'arrive-t-il aux nuls dans ce cauchemar hypothétique ?

— L'idée est de voir s'ils peuvent être d'une quelconque utilité à l'élite. Ou alors, dans les cas les plus graves, ceux risquant de représenter une menace au développement de leurs supérieurs, de les éliminer.

— Comment ça ? gronde Finn.

Stone ne répond pas.

— Elle n'oserait tout de même pas…

Je m'interromps, faute d'être en mesure de finir ma phrase. Je suis furieux. Contre moi. Pour avoir joué le jeu. Pour avoir cru Manning et ses sbires quand ils m'ont dit que j'étais prometteur. Finn avait raison depuis le départ.

— Je suis de moins en moins certaine de ce dont elle est capable, murmure Stone. De jusqu'où elle est susceptible de pousser les choses.

— Elle est complètement dingue, râle Finn.

Stone se remet à tousser.

— L'un de vous aurait-il l'obligeance de me donner un peu d'eau ?

— Bien sûr, j'acquiesce en approchant de la table.

— J'ai la tête qui tourne…

— Une minute, je marmonne en inspectant la bouteille.

Un trou minuscule a été pratiqué dans le bouchon, à peine visible.

« Ma santé s'est malheureusement dégradée. »

— Regardez ça, docteur Stone. Vous vous êtes plainte d'aller moins bien, ces derniers temps. D'être affaiblie. Malade. Regardez un peu.

Elle inspecte la bouteille à la lumière. Découvre la perforation.

— C'est peut-être la même chose que ce qu'elle nous a donné pendant la Thérapie de couple. Et si elle…

— M'administrait de toutes petites doses ? Pour pouvoir lancer le protocole Prévention des erreurs sous mon nez.

Finn s'est levé.

— Elle est folle à lier ! Comment cela a-t-il pu vous échapper ? Quand vous avez rédigé ce machin ? Quand elle salivait à l'idée de ce qu'elle allait faire ?

— Elle était mon amie. Je ne me serais jamais attendue à ce qu'elle… Pourquoi l'aurais-je fait ? J'avais confiance en elle.

— Eh bien, voilà où ça nous a menés, grogne-t-il en arpentant la pièce. C'est dément. Comment on s'en sort ? Comment on quitte Objectif Bonheur ? Écoutez, ajoute-t-il en passant frénétiquement ses doigts dans ses cheveux, il faut qu'on donne l'alerte. Qu'on prévienne quelqu'un, n'importe qui…

— Risqué.

— Pardon ? Ils retiennent prisonniers des ados et s'apprêtent à les accoupler sur la foi d'une idée tordue reposant sur la force mentale. Et après, ils tuent les laissés-pour-compte ? Vous en êtes consciente ?

— Oui.

— Comment l'arrêter ? reprend-il en nous regardant, désespéré. N'y a-t-il donc personne à qui en parler ? À qui téléphoner ?

— Avec quoi ? réplique Stone. Même les employés sont privés de mobile. Ils communiquent avec des talkies-walkies. Il n'y a pas d'Internet. Juste le serveur, dont Gloria restreint l'accès.

— Et contourner la clôture par la mer ?

— Vous vous noieriez avant de mourir de froid.

— Un bateau ?

Finn est vraiment aux abois. Il s'adosse au mur, frappe sa tête contre la paroi.

— La grille de la clôture, je suggère. Où est la clé ?

— Dans un coffre-fort du bureau de Manning. Qui nécessite un passe électronique.

— Mark a une carte magnétique, je dis, tout excité. Elle ne permet pas d'y entrer ?

— Non.

— Mais il pourrait récupérer un passe ?

— Trop dangereux.

— N'empêche, c'est possible ?

— Peut-être.

— Quelle est la combinaison du coffre ?

— Vous serez pris, Sebastian.

— Connaissez-vous la combinaison ? j'insiste. S'il vous plaît, c'est notre seule chance.

Stone observe Finn, son désarroi.

— Vous avez raison, ça l'est, finit-elle par admettre. La combinaison est 0308. Le jour et le mois de l'anniversaire d'Hannah.

Je me tourne vers Finn, dont le regard s'est éclairé.

— Mark va devoir voler un passe pour entrer dans le bureau, ajoute Stone. Il est le *seul* qui soit digne de confiance.

Soudain pleine d'énergie, elle ouvre un tiroir de la table installée derrière elle. En sortant une feuille et un crayon, elle entreprend de gribouiller quelques lignes.

— Vous lui remettrez ceci. Ça explique tout. Le passe, le coffre, le protocole… Il comprendra et vous aidera. (Elle replie son papier et me le tend.) Prenez en soin, Sebastian. Et maintenant, si vous voulez bien vous glisser sous le lit.

J'hésite. D'un geste, elle m'ordonne d'obéir.

— Dépêchez-vous. Puisque nous avons décidé d'agir, nous n'avons pas de temps à perdre.

Je m'exécute. Au fond, parmi les moutons et les toiles d'araignées, je trouve deux appareils électroniques de la taille d'une boîte de Tic-Tac. Je les ramène au jour. Ils sont équipés d'un écran et de boutons.

— Qu'est-ce que c'est ?

— Des pagers. Des radios, si vous préférez. La communication ne se fait que de l'un à l'autre. Longue distance, messages courts. Écoutez-moi attentivement. Si… Quand vous serez dehors, remettez-en-une à un homme nommé Tom Jarrow. C'est un haut fonctionnaire de Whitehall, le siège du gouvernement à Londres. Et un ami fidèle. C'est compris ?

Nous hochons la tête.

— Lui sera en mesure de nous secourir. Il saura comment agir. Personne d'autre. Nous devons lui apporter un maximum de preuves. Qu'il me contacte avec cet engin.

Elle attrape ma main. Les siennes sont froides, sa peau est fine et parcheminée, avec les veines apparentes.

— Approchez, Finn.

Il obéit.

— L'homme ne va pas tarder à venir voir si j'ai terminé mon petit déjeuner. (Elle s'empare également de sa main.) Jamais je ne me le pardonnerai si Gloria parvient à mettre en œuvre le protocole Prévention des erreurs. Jamais.

Je la dévisage comme si je lisais un vieux livre aux pages froissées. Ses yeux couleur ambre sont humides et vifs, ses lèvres frémissent. Elle parle tout bas, mais avec assurance.

— Il est temps que vous partiez. Une fois rentrés, agissez comme si vous n'étiez au courant de rien, sinon Gloria s'en apercevra et fera tout ce qui est en son pouvoir pour vous réduire au silence. Or nous devons l'arrêter.

23

À VÉLO

J'ai tellement mal au tibia que je suis sur le point de vomir.

Nous n'avons guère parlé. Juste pour nous alerter mutuellement chaque fois que nous croyions percevoir un chien ou un moteur. Je commence à perdre la notion du temps. J'ai l'impression de marcher depuis des jours. Finn a proposé de me porter sur son dos. J'ai refusé, prétendant que je sentais à peine la douleur.

Nous avançons lentement. Il me soutient, j'ai le bras autour de sa nuque. Soudain, il s'arrête.

— Regarde, Seb !

Je suis des yeux la direction qu'il indique de l'index. Une tache rose gît parmi les mauvaises herbes. De la rouille. Un panier.

Un vélo. Un vélo de fille.

Exactement comme celui que je voulais, gosse.

Finn l'arrache à la végétation. Des fleurs en plastique fanées décorent le panier.

— Il devait être là avant, je murmure.

Avant la construction d'Objectif Bonheur, s'entend.

— Il est assez grand, marmonne Finn en l'inspectant. La chaîne est en bon état. Un peu grippée, mais bon. Super, ajoute-t-il en me regardant avec une mine réjouie. Je pédale, tu pourras reposer ta jambe.

Je m'installe sur le porte-bagage.

— Accroche-toi !

J'agrippe ses épaules. Nous partons en tanguant, jusqu'à ce qu'il prenne le coup. Nous roulons au milieu des champs, encore et encore. Le vent ébouriffe mes cheveux, sèche la sueur sur mon front.

Si nous étions n'importe où ailleurs, ce serait le paradis.

La liberté.

Malheureusement, nous ne sommes pas libres.

— Enlace ma poitrine, me dit Finn, c'est plus sûr.

Je m'exécute. Il accélère, et nous finissons par arriver à un bosquet, juste avant les tournesols.

— On abandonne le vélo ici, décrète-t-il.

Je m'assieds un instant. Il allume une cigarette, souffle la fumée, profite de cette pause.

— Elle est comment, ta famille ? me demande-t-il. Tu m'as interrogé sur la mienne, mais la tienne ?

Ma famille. C'est bizarre de penser à eux. Que font-ils en ce moment, au travail, à l'école, à la maison ? Ce soir, ce sera encore des pâtes. Ignorants de ma situation. L'anxiété pèse dans mon estomac.

— Ils sont OK, je réponds, avec le sentiment de ne pas les connaître très bien. Euh… normaux, j'imagine. Mon père bosse à la mairie, un boulot qu'il déteste mais qu'il effectue quand même. Ma mère est réceptionniste dans un cabinet dentaire. J'ai une sœur. Elle a quinze ans.

— Cool.

Je dois faire la grimace, parce qu'il se reprend :

— D'accord, pas si cool que ça.

— C'est compliqué. Elle… Elle les rend heureux.

— Et pas toi ?

— Je ne crois pas, non.

Il retire son sweat-shirt et offre son visage aux rayons du soleil, paupières closes. Je contemple les tatouages sur ses bras.

L'éclair.

Un diamant. Une horloge. Des rouages. Une tête de mort.

— Qui les a conçus ? je demande.

— Moi.

— J'aime bien le dragon.

— Ah ouais ? C'est mon préféré aussi.

— Pourquoi ?

Il réfléchit un instant.

— Les gens ont peur des dragons, sauf qu'ils se protègent, c'est tout. Ils ont ces écailles affreuses, on les représente toujours comme des créatures bizarres, moches. Moi, je trouve qu'ils ont quelque chose de beau. Ne serait-ce que parce qu'ils sont répugnants, qu'ils incarnent le mal… Ce sont des incompris. Ça me plaît.

— J'en veux un.

— Toi ? rigole-t-il. J'y croirai quand je le verrai.

— Comment ça ? Je suis trop « bien élevé » pour en avoir un ?

— C'est toi qui le dis…

— Je t'autorise à le dessiner.

— Je m'en souviendrai. (Il ouvre les yeux.) Je te propose un pacte, poursuit-il. Quand nous nous serons tirés d'ici, je te dessinerai un tatouage et te montrerai Manchester.

— Ça marche.

Il contemple le ciel.

— Quelle heure est-il ? demande-t-il ensuite.

— Quinze heures.

La réalité de ce qui nous attend me frappe en pleine cœur.

— Mark a dit qu'il s'occupait de la section nord de la lisière, marmonne Finn en consultant la boussole. Allons par là-bas en restant discrets. On lui remet le mot de Stone, il nous aide à entrer dans le bureau de Manning, et on fauche la clé de la barrière pendant qu'elle est encore en train de traquer les autres.

— Tout ça en deux heures ?

— On n'a pas vraiment le choix.

Il a raison.

Nous traversons furtivement les plantations de tournesols. Tout est calme. Un silence sinistre règne. Voilà un bon moment que je n'ai pas aperçu de fumée bleue.

Une fois dans la forêt, c'est comme si nous avions regagné un paysage infernal. L'air est pesant. Il fait sombre. Une légère brume s'enroule autour de nos pieds, à croire que Manning a lancé un sortilège sur la nature.

— Par ici, chuchote Finn, les yeux rivés sur la boussole. Si on reste à la lisière des bois…

Un cri.

Merde.

— J'en vois un ! Deux ! Ils sont deux !

Un chien aboie.

Un moteur rugit. Tout proche.

— Cours ! m'ordonne Finn.

Je n'ai pas le temps de réagir, cependant, car deux bras musclés m'enserrent par-derrière et me jettent à terre.

M'immobilisent.

Un poids m'écrabouille.

Ma jambe. Ma putain de jambe.

— Lâchez-moi !

Près de moi, le visage de Finn s'écrase dans les feuilles.

— Non ! hurle-t-il.

Non.

Non.

On me retourne sur le dos. Des Salopettes me toisent en se félicitant :

— Bien joué. Deux d'un coup !

Deux fusées bleues déchirent le ciel. Des mains me soulèvent et me flanquent à l'arrière d'une carriole en bois que tire un quad. Face à moi, deux camarades en survêtement vert, même si c'est difficile à voir, car ils sont maculés de boue. De la tête aux pieds. Comme s'ils s'étaient littéralement enterrés.

— On était à deux doigts de réussir, soupire l'un d'eux.

Oh oui. Tu n'imagines pas à quel point.

C'est au tour de Finn d'être embarqué.

— Ramenez-les au bâtiment. Plus qu'une heure, traqueurs ! On fonce !

C'est le type qui m'a plaqué au sol. Ses collègues s'éparpillent.

J'interroge Finn du regard. « Et maintenant ? »

Il secoue le menton. Il ne sait pas.

Moi non plus.

Le conducteur appuie sur le champignon.

Nous partons.

Au bout de dix mètres à peine, le quad s'arrête.

— Qu'est-ce qui se passe ? s'inquiète un des boueux.

— Aucune idée, répond son comparse.

— Je prends le relais, lance quelqu'un.

— Tu es sûr ? réplique notre geôlier.

— Oui. Rejoins les autres et attrape les derniers.

— Merci !

Le chauffeur saute de l'engin, retire son casque et le tend à un homme aux cheveux noirs soigneusement coupés. Lequel s'installe au guidon avant de se retourner vers nous.

Mark.

— Prêts ? nous lance-t-il avec un clin d'œil imperceptible à Finn et moi. C'est parti.

24

LE COFFRE-FORT

Nous sommes parqués dans la grande salle de réunion du bâtiment, qui a en cet instant des allures de docu-fiction sur les survivants d'une catastrophe naturelle. Tous les présents sont sales, fringues déchirées, repliés sur leur douleur, leur peur, leur détresse. Certains se massent les jambes ou les bras, d'autres ont des pansements, d'autres encore sont enveloppés dans des couvertures en alu. Certains pleurent. Un gars est assis, vêtu de son seul caleçon.

— Trouvez-vous une chaise et attendez que le défi soit terminé, nous enjoint Mark.

— Je peux au moins prendre une douche ? demande un des boueux.

— Plus tard.

Dépités, lui et son camarade vont s'adosser au mur du fond, telles deux planches raides. Mark s'approche d'une table jonchée de papiers qu'il fouille, sans doute pour rayer nos noms d'une liste quelconque. Il est entouré d'autres Salopettes. Monsieur Muscles est là, à nous reluquer avec un sourire narquois, ravi du nombre d'entre nous qui se sont fait prendre. Mark ne cesse de jeter des coups d'œil dans notre direction, à Finn et moi.

Nous nous posons par terre. J'étire ma jambe en retenant un gémissement.

— Tu crois qu'il sait où on est allés ?

— Aucune idée, répond Finn d'une voix inquiète. Il faut qu'on lui parle. Vite. Avant la fin de la Traque. Avant que Manning regagne son bureau… Il ne reste plus qu'une heure, ajoute-t-il après avoir regardé l'horloge murale.

Soudain, tout semble très réel. Dans la prison sous le phare, la situation ressemblait un peu à un conte d'une réalité différente de la nôtre. À présent, nous sommes en plein dedans.

Je fixe la nuque de Mark. Nous devons agir. Maintenant. Me levant, je me dirige vers lui.

— Qu'est-ce que tu fiches ? me souffle Finn.

Sans répondre, je claudique comme en transe jusqu'à Mark.

— Puis-je vous parler ? je lui lance, une fois devant lui.

— Pardon ? marmonne-t-il, prudent.

— Par ici.

Je l'entraîne à l'écart de ses collègues. Me retourne.

— Elle est vivante, je murmure, si bas que je ne suis pas sûr qu'il m'ait entendu.

Il me dévisage.

— Le protocole Prévention des erreurs a été déclenché.

Son expression se modifie. Devinant qu'on nous observe, je pivote sur mes talons, trébuche. En m'efforçant d'être aussi crédible que possible.

— Merde ! je crie en m'écrasant par terre.

La douleur qui irradie mon tibia me rend plutôt convaincant.

— Ça va ? s'inquiète Mark.

— Oui, oui.

Il me tend la main. Quand je m'en empare, il plisse légèrement les yeux.

Bingo !

Je me relève en le remerciant et rejoins Finn. J'ai laissé le mot de Stone dans la paume de Mark.

— Il l'a, je murmure à Finn, qui a l'air ahuri.

— C'était…

— Quoi ?

— Bien joué.

Je me mords la lèvre pour cacher à quel point j'ai mal.

— On n'a plus qu'à attendre, je dis.

— J'espère que Stone a raison à son sujet, sinon on est fichus.

Je n'y avais pas pensé. Il est trop tard, maintenant.

Mark se rend dans un coin de la salle et se place face au mur. Après un temps d'arrêt, il tire de sa poche le morceau de papier. Au bout d'un moment, il retourne auprès des Salopettes, autour de la table.

Ma montre indique 16 h 07. Ça commence à urger.

Tout à coup, Mark me regarde droit dans les yeux. « Passe », fait-il avec sa bouche.

— Qu'est-ce qu'il dit ? demande Finn.

— Passe.

Mark désigne la poche avant de sa salopette, avant de s'approcher de Monsieur Muscles.

— C'est la brute qui l'a, marmonne Finn. Comment on va le récupérer ?

Réfléchis, Seb, réfléchis.

— Frappe-moi, je chuchote.

— Quoi ?

— Frappe-moi.

— Mais…

— Tu y vas, oui ou merde ?

Vlan !

En pleine mâchoire. Ouille. Il n'y est pas allé de main morte.

Je me mets debout. Lui aussi.

— Qu'est-ce qui te prend, connard ? je hurle de toutes mes forces en le repoussant. Tu es dingue, mec !

— Arrête de me fixer comme ça, espèce de snob !

Un clin d'œil imperceptible. Cette fois, c'est lui qui me pousse. Je trébuche. Les gens s'attroupent autour de nous. Des Salopettes accourent, dont Monsieur Muscles et Mark.

— Ça suffit, vous deux !

Non, on continue.

— C'est lui qui a commencé ! braille Finn.

— N'importe quoi, pauvre con !

Je n'ai jamais parlé ainsi.

Ça fait du bien.

Finn me donne l'impression d'être à deux doigts d'éclater de rire. Je lui vole dans les plumes.

— C'est ça, viens-y donc ! réagit-il en brandissant son poing.

— Du calme, les gars, nous lancent les Salopettes.

Quand Finn tente de me sauter dessus, Monsieur Muscles l'enserre par-derrière. Finn se débat comme un beau diable, d'autres contrôleurs s'en mêlent, c'est la pagaille. Finn agrippe, griffe, cherche la poche.

Allez, allez !

Ils le plaquent au sol.

Je veux avancer, mais des camarades me bloquent le chemin. Je n'y vois rien. Trop de gens m'écartent du spectacle. Certains crient des encouragements.

— Vas-y, mec !

— Chope-le.

— La ferme, bande de débiles ! Vous avez quel âge ? Douze ans ?

— Stop ! s'égosille Mark. Stop !

Il surgit au milieu de la meute, bras tendu. Le silence tombe comme une masse.

— Relevez-moi ce garçon.

Les Salopettes s'exécutent lentement.

— Lâchez-le.

Tout rouge, le souffle court, Monsieur Muscles pousse Finn en avant. Je fixe sa poche. Finn a-t-il réussi ?

— Une petite conversation thérapeutique est encore la meilleure solution, décrète Mark de sa voix la plus professionnelle. À Objectif Bonheur, nous encourageons à régler les dissensions par la parole.

Monsieur Muscles recule. La foule se disperse.

— J'emmène ces deux voyous se réconcilier à l'espace détente, annonce Mark.

Nous attrapant chacun par un bras, il nous entraîne vivement à travers des couloirs blancs et des volées de marches.

Une fois certain que nous sommes seuls, il nous lâche.

— Tu l'as ? s'enquiert-il.

Finn ouvre son poing serré autour d'un modeste disque en plastique.

— C'est bien ça ?

— Oui.

Mon cœur tressaute. Finn s'esclaffe :

— Géant !

— Espérons qu'il croira l'avoir perdu dans la forêt. Venez.

Mark repart. Mon pouls bat vite, mes tympans réverbèrent le frisson d'enthousiasme qui me secoue. Mark s'arrête brusquement devant une brique du mur de l'escalier.

— Le passe, Finneas.

Finn le lui remet. Il le glisse dans une rainure de la brique. Un bip retentit, et un pan du mur s'ouvre.

Un passage secret.

— Bon Dieu, je ronchonne, cet endroit est vraiment tordu.

Nous sommes devant un couloir qui n'est pas blanc, mais rouge.

Rouge sombre.

Par terre, une moquette beige épaisse.

Des lustres.

— Venez, nous ordonne Mark. On n'a pas beaucoup de temps.

Nous avançons. Finn est radieux. Résolu. Au bout du corridor, Mark se poste devant une porte.

— Je vous ai aperçus, dans le cottage de Stone, nous apprend-il. Derrière le rideau. Je le savais... Je le savais... Vous avez réussi à la contacter, bravo.

Il a les larmes aux yeux, à la fois triste et heureux, soulagé, comme s'il avait retrouvé sa famille.

— Vous la connaissiez d'avant ?

Il réfléchit un moment.

— J'étais un de ses patients, finit-il par murmurer. Il y a longtemps. Si je suis en vie, c'est grâce à elle.

Il balaie le mur avec le passe, et nous entrons dans un immense bureau. Fauteuils grenat et table de travail en bois. Rayonnages de livres partout, du sol au plafond. Une échelle est appuyée contre l'un d'eux. De grands tableaux aux lourds cadres dorés, des portraits d'hommes et de femmes à l'allure très officielle, tous éclairés par des lampes anciennes. Au fond de la pièce, derrière une arche, une sorte d'alcôve plongée dans la pénombre.

C'est magnifique. On dirait un décor tiré d'une œuvre de Dickens.

Les couleurs. La chaleur confortable. Je m'y installerais volontiers.

— Le coffre est là-bas, nous informe Mark.

Il désigne l'alcôve, où trône une grosse boîte noire.

— D'après Eileen, vous avez le code ?

— Oui. 0308. L'anniversaire d'Hannah.

Un éclair douloureux traverse ses traits. L'a-t-il croisée à cette époque ?

Sa peau est légèrement cireuse.

Il a l'air fatigué.

Usé.

Effrayé.

Pour la première fois, je vois en lui l'être humain.

— Merci, Mark.

— Dépêchez !

Finn est déjà agenouillé devant le coffre.

Bip, bip, bip, bip.

Il en tourne la poignée, inspecte ce qu'il renferme.

— Alors ? je lance, tout excité.

Quand il se retourne, son regard bleu transperce la lumière chiche.

— Elle est bien là.

Je me rue vers lui. Suivant la ligne de son index tendu, j'aperçois une carte électronique sur une pile de papiers. Deux mots sont inscrits dessus au marqueur noir : « Barrière clôture. »

Je me retiens d'attraper Finn.

De l'enlacer.

De l'embrasser.

— Vous l'avez ? souffle Mark depuis l'arche.

— Oui ! je m'écrie.

Aussitôt, je plaque ma paume sur ma bouche en me reprochant mon manque de discrétion. Finn, lui, semble ne pas s'en soucier. Il a les yeux rivés sur les tréfonds du coffre.

— Une seconde, marmonne-t-il d'une voix étrangement froide. Vise-moi ça, Seb.

Il déplace des documents, repêche un dossier noir qu'il me montre. Les lettres dorées de son intitulé luisent sous l'effet des lampes du bureau, derrière nous.

CANDIDATS AU PROTOCOLE
PRÉVENTION DES ERREURS

Soudain, c'est comme si mes poumons étaient privés d'air. Je ne respire plus.

Finn le pose doucement sur le plancher. J'appelle Mark, qui surveille la porte de la pièce principale.

— Venez, je lui dis, ça risque de vous intéresser.

— Quoi donc ? répond-il en s'approchant. On n'a pas trop le temps de…

Il s'interrompt en découvrant notre trouvaille. Ses yeux s'écarquillent.

Finn ouvre la chemise. Feuillette les pages qu'elle contient. L'une après l'autre. Des noms. Des clichés. Nombreux. J'identifie certaines personnes, que j'ai croisées à la cantine, dans le couloir de la transformation, à l'extérieur du bâtiment. Mes camarades. Finn s'arrête.

`Sebastian Seaton.`

Mon portrait me sourit. La photo de mon passeport.

Dessous, des données et des chiffres gribouillés au crayon, des éléments médicaux que je ne comprends pas. Ce langage inconnu parle de vitamines, de groupe sanguin, de constitution génétique.

Je lis le bas de la page.

Intéressant par son désir d'impressionner ceux qui exercent une autorité sur lui.

Pourrait se révéler très utile au sein de l'Élite.

Possible accouplage avec EB, à suivre sur Eynhallow.

Eynhallow ?

— L'Élite… marmonne Mark. C'est vraiment en train d'arriver…

Finn continue de consulter le dossier. Nos pairs se succèdent. Raheem. Anoushka. Lucy. Malachai.

Stop.

Il contemple son propre visage. Sous sa capuche.

Finneas Blake.

Je lis son bilan en même temps que lui.

Résistance continue. Grande instabilité, notamment due à son passé. Gros mal-être. Dangereux.

Impossible à accoupler. Voué à la lie.

Susceptible de servir sur Eynhallow.

Dans le cas contraire, y mettre un terme.

— « Y mettre un terme » ? je répète à voix haute. À quoi ?

— À ton avis, Seb ? rétorque Finn, qui consulte toujours sa fiche. « *Gros* mal-être. » (Il est secoué par un rire un peu dingue.) Il faut qu'on se tire d'ici. Salopards d'hypocrites. On doit arrêter ça.

Il se lève, le regard désespéré.

Balance un coup de pied dans le mur.

Mark s'approche, il recule.

— Calme-toi, je plaide. On va s'en sortir. S'en aller.

Je m'empare de la clé électronique pour lui rappeler notre plan, mais il ne m'écoute pas.

— Que je me calme ? ricane-t-il. Facile à dire. Tu fais partie de l'Élite. Aucun problème, pour toi. (Il s'agite dans tous les sens, se gratte les bras, ébouriffe ses cheveux.) C'est complètement taré, marmonne-t-il.

« Grande instabilité. »

« Dangereux. »

— Ça va aller, je tente.

Il me toise comme si je mentais.

— Jamais je n'ai demandé à venir ici ! Jamais je…

Un bruit. Des voix dans le couloir.

— Chut ! lui intime Mark, une main levée. Manning ! Cachez-vous, vite !

Sans réfléchir, j'attrape le dossier et la clé et les replace dans le coffre-fort, que je referme. Puis je bondis derrière le mur, sur le côté de l'arche. Il est juste assez large pour me dissimuler. Mark attrape Finn et le propulse de l'autre côté.

La porte du bureau s'ouvre. On allume les lumières.

— J'étais sûr que vous en attraperiez un, Astrid, rigole Fernsby. *Quatre*, en revanche ? Vous m'impressionnez.

— Quel culot ! répond Lindström sur le même ton. Ces machos qui doutent toujours des femmes.

— Je lui déconseille de s'y essayer dans cette pièce, intervient Manning. Un petit whisky ? Histoire de nous réchauffer. Albert ?

— Pourquoi pas ?

— Astrid ?

— Avec plaisir. Eleanor est encore dehors. Bravo ! Jamie aussi.

— Ainsi que Lucy et Raheem, renchérit Fernsby. Ils renforcent leur lien. Vous avez eu raison de ne pas les élire lors de Sérénité, Gloria. Ils sont en train de se battre pour prouver leur habileté, au-delà de leur évidente attirance physique. Exactement ce que nous attendions d'eux.

— Les jumelles, Jing et Li, n'ont pas été attrapées non plus, ajoute Lindström.

Fernsby émet un grognement approbateur.

— Qu'en est-il de Sebastian ? demande Manning après un bref silence.

— Je crois qu'il a tenu jusqu'à la dernière heure, annonce Fernsby.

— Pas si mal, commente Lindström.

— Oui, admet Manning, mais il aurait pu faire mieux. Enfin, ils sont nombreux à bien se débrouiller.

Les arômes boisés de l'alcool se mêlent au parfum de vieux papier des livres. On croirait au retour de chasseurs qui s'octroient une pause bienvenue pour célébrer leurs prises.

Ma foi, c'est précisément ce que ces trois-là sont.

Collé au mur, je constate que Mark tient toujours Finn par le bras. Si jamais nos contrôleurs décident de venir dans l'alcôve…

— Ne serait-ce pas gentil de leur accorder une récompense ? À ceux qui remplissent les critères ? Avant qu'ils partent ?

Lindström s'exprime d'une voix onctueuse comme du miel. Ils trinquent dans un entrechoquement de verres.

— Ce serait une façon idéale de fêter leurs progrès, concède Manning. Les plus méritants sont si prêts, spéciaux.

Elle parle avec une animation et une énergie qui laissent supposer qu'elle est déjà éméchée.

— Vous songez à quelque chose ? demande Fernsby.

— Vous verrez ça en temps et en heure.

— Toujours aussi mystérieuse, hein ? Quoi qu'il en soit, je suis certain que ça sera à la hauteur de leur potentiel.

Leur « potentiel ».

— C'est le début d'une nouvelle ère, Gloria, jubile Lindström.

— Grâce à vous deux aussi. Bon, impossible d'apparaître ivre morte à la réunion. Venez, on a encore du pain sur la planche.

Elle invite ses hôtes à se lever et à quitter la pièce, éteint la lumière au passage. Dès que la porte est refermée, je contemple les verres sales sur le bureau. Finn fulmine.

— Heureusement qu'on n'en a plus pour longtemps ici.

Il compose de nouveau le code du coffre.

Bip, bip, bip, bip.

Il brandit la clé électronique. Mark hésite avant de lâcher :

— Non, pas tout de suite.

— Mais… proteste Finn.

— Non. Si vous voulez éviter d'être attrapés, nous devons trouver le moment adéquat.

— Quand ?

— Cette nuit. Quand tout le monde dormira. En attendant, ce truc reste ici.

— Quoi ? Pas question que…

— Ne discute pas, Finn. Si Manning découvre que la carte a disparu, elle remuera ciel et terre jusqu'à la retrouver. Je reviendrai ici plus tard, quand je serai sûr qu'elle n'y est pas, et je vous rejoindrai à la grille. Je vous ouvrirai, puis je remettrai la clé à sa place. Comme ça, elle ne saura jamais qu'on l'a empruntée. Le code est bien 0308 ?

J'acquiesce.

Finn semble plus que partagé.

— Mark a raison, je dis. Si Manning apprend quoi que ce soit, Dieu sait ce qu'elle est capable de faire.

Il réfléchit.

— D'accord.

— Parfait. À minuit devant la grille.

25

PAPIER-TOILETTE

Lorsque Mark nous ramène dans la salle de réunion, les Salopettes nous suivent des yeux. Peluche émet des claquements de langue et des soupirs déçus quand je passe devant elle.

— Se battre ? Voilà qui ne ressemble pas au Seb que nous connaissons. J'espère que vous avez réglé votre différend, les garçons.

— Oui, ne vous inquiétez pas, je réponds.

— Bien, approuve-t-elle, souriante. Allez vite vous asseoir.

Les chaises ont été réalignées face à l'estrade. Des jeunes en vert, blessés et brisés, commencent à s'y installer. Le premier rang est réservé aux « Introuvables ».

Ma montre indique 16 h 59.

Finn et moi avons réussi.

Juste à temps.

Manning n'est pas aussi impeccable que d'habitude. Ses cheveux sont décoiffés, ses traits tirés, ses lunettes embuées. Des gouttes de sueur perlent à son front. Des feuilles mortes boueuses s'accrochent à sa fourrure. Son apparence immaculée a été mise à mal par vingt-quatre heures de chasse à l'adolescent.

— J'avais foi en vous pour briller lors de cette épreuve, commence-t-elle, mais je craignais que peu d'entre vous – aucun, en vérité – parviennent à la mener à son terme. Je la jugeais trop longue et difficile, au vu des talents de mon équipe de traqueurs entraînés. Pourtant, sept d'entre vous sont restés introuvables. *Sept !* C'est merveilleux.

Elle balaie le premier rang de la main avant de se mettre à applaudir. Les Salopettes l'imitent. Je remarque que quelques-uns ont maintenant à la ceinture ce qui ressemble à des matraques.

D'où sortent-elles ?

— L'engagement, le développement, la reconnaissance et l'obéissance mènent au bonheur, entonnent-ils.

Leur litanie rebondit à l'intérieur de mon crâne comme une boule de flipper. J'observe la rangée des gagnants. Un costaud aux cheveux noués en chignon paraît très satisfait de lui-même. Armoire à Glace (Jamie) salue, tel un gladiateur dans l'arène. Raheem et Lucy. À côté, deux filles aux yeux fiévreux. Des jumelles, apparemment, sinon que l'une est teinte en bleu, l'autre en vert. Elles chuchotent entre elles avec des airs de conspiratrices.

Et pour finir, naturellement, Eleanor.

— Merci de vous lever, Introuvables ! lance Manning. Accueillez ces louanges !

Ils obéissent. Eleanor gratifie l'assistance d'une courbette. Rares sont ceux qui, parmi nous, se joignent aux applaudissements. J'en suis. Une vraie otarie de cirque.

Montre ta bonne volonté, Seb. Comme si tout roulait.

En même temps, je suis excité. Ce soir, minuit.

— Acceptez également votre récompense ! Vous sept aurez droit pour le dîner à des pizzas et des frites. Pas un régime idéal, mais nous avons estimé que vous le méritiez.

Des gagnants tentent de dissimuler leur déception derrière de grands sourires forcés.

N'empêche, la pizza, je ne dirais pas non.

Jamie pousse un cri de joie et brandit son poing. Des perdants grognent de jalousie.

— Bravo ! piaille Queue-de-Cheval. Vive les Introuvables !

Mark sourit dans le groupe de Salopettes qui se tiennent derrière elle. Les mains en coupe autour de la bouche, il hurle :

— Bien joué !

Peu à peu, l'enthousiasme retombe. J'aperçois Finn, assis à l'arrière, tête basse.

— Oui, oui, jubile Manning, félicitez-les, ils en sont dignes. Ils incarnent notre programme de façon concrète. Notre jeunesse qui réussit. S'endurcit. Se renforce. Tout ce que j'espérais…

Rien qu'à sa fougue, il est clair qu'elle est pompette.

Soudain, une fille qui a un bleu sur la joue et dont le sweatshirt est déchiré se lève.

— Désolée d'interrompre tous ces mamours, crie-t-elle, mais nous autres, les nazes, est-ce qu'on peut aller se doucher, maintenant ? Je pue la mort !

Des murmures soutiennent la question. Quelqu'un rit. Je jette un coup d'œil à Finn.

— Patience, ma chère, répond Manning en fixant l'insolente. Patience. Par ailleurs, personne n'est naze. Ne parlez pas de vous ainsi. Chacun a fait de son mieux.

— C'est ça, riposte Madame Colère. Tout ce que vous voudrez, du moment que ça vous donne bonne conscience.

Brusque silence.

— Pardon ? sursaute Manning.

— Votre bazar est plutôt barge et, soyons francs, assez flippant. Il n'y a rien de thérapeutique, là-dedans, putain de merde.

Pourquoi ne nous expliquez-vous pas pourquoi vos sbires sont armés, maintenant ?

Les matraques. Un groupe de Salopettes a commencé à se rapprocher de la fille.

— Jennifer Beale, si je ne m'abuse ? marmonne Manning en inclinant la tête.

— Oui, et alors ? réplique l'intéressée, un peu déstabilisée.

Monsieur Muscles n'est plus qu'à un mètre d'elle.

— Il me semble que vous avez besoin d'une petite pause, Jennifer. Histoire de vous rafraîchir les idées avant de prendre votre douche.

— Ce dont j'ai besoin, c'est de foutre le camp d'ici.

Les poils de ma nuque se hérissent.

— Auriez-vous l'obligeance de justifier cet accès de résistance…

— Ma résistance ? répète Madame Colère, partagée entre rage et rires. Qu'y a-t-il d'éthique à nous laisser dehors par une nuit glaciale ? Nos parents sont-ils au courant de ce détail ? Je suis sûre que les miens me mettraient dans le premier train s'ils savaient quels risques vous…

— Excusez-moi, mais nous faisons notre possible pour que nos activités soient sans danger.

De nouveau, Jennifer se marre, non sans secouer la tête.

— Tout ce que nous entreprenons est sécurisé. Afin que vous puissiez construire…

— Vous vous moquez de moi ? J'ai failli me casser le bras en essayant de trouver de l'eau potable dans un fichu arbre. Désolée, mais je suis vraiment la seule de cet avis ?

Madame Colère nous regarde, guettant des réactions.

Manning patiente. Personne ne pipe.

Personne n'ose.

— Il semble que oui, finit par reprendre Manning. Je suis navrée que vous soyez aussi négative, Jennifer. Vraiment navrée.

Elle hoche à peine le menton, et Monsieur Muscles bondit sur la malheureuse et l'entraîne par le bras.

— Seigneur ! soupire Manning. Souhaitons que Jennifer retrouve très vite sa paix intérieure. Et qu'elle cesse de souffrir. (Ses intonations sont pleines de tendresse.) Le froid et la fatigue ont tendance à déboussoler les gens. Soyons compatissants. Traitons-la avec gentillesse. Par chance, nous sommes en mesure de l'aider, ici. C'est notre métier. Nous sommes là pour vous tous. J'aimerais que vous compreniez… combien nous tenons à vous.

Elle est sûrement diplômée en foutage de gueule, parce qu'elle est excellente.

Ce soir. Minuit.

Mon cerveau pétille.

— À présent, abordons un autre sujet. Qui, hélas, tranchera sur l'humeur joyeuse dans laquelle nous avons commencé cette réunion. Merci de vous rasseoir, Introuvables.

Ils s'exécutent. Manning retire ses lunettes et les replie avant de poursuivre :

— J'ai le regret de vous informer que quelqu'un a décidé d'enfreindre nos règles.

Silence.

— Pas seulement celles de la Traque, celles d'Objectif Bonheur dans son ensemble.

Je lance un bref regard en direction de Mark, sur le visage duquel passe un éclat de pure panique.

— Quelqu'un est entré dans mon bureau.

Je crois bien que je vais me chier dessus.

Déjà ?

Comment ?

Comment l'a-t-elle découvert ?

Des hoquets de surprise et des chuchotis parcourent l'assemblée, même si, sous le choc, j'ai du mal à me concentrer sur ce qui se passe autour de moi. Manning brandit un pin's jaune.

— Nous avons trouvé ceci sur le sol. Il appartient à l'un d'entre vous.

J'inspecte mon sweat-shirt. J'ai toujours mon pin's.

Merde ! Finn !

Je suis pétrifié.

Je n'ose me tourner vers lui.

On est foutus. Grillés.

Que vont-ils nous faire ?

— Apparemment, un passe a été perdu lors de la Traque, et quelqu'un s'en est servi pour pénétrer dans mon bureau. Ce quelqu'un est forcément ici. Je lui demande de se manifester afin de nous expliquer pourquoi il s'est introduit frauduleusement là où il n'avait rien à faire.

« Frauduleusement. »

Personne ne moufte.

Du coin de l'œil, je constate que Mark fixe le vide. Rares sont ceux parmi nous qui arborent leur pin's. Ouf ! Ils ont dû les égarer lors des épreuves précédentes ou ces dernières vingt-quatre heures dans les bois. Ceux qui l'ont encore regardent avidement autour d'eux, certains montrant même le soleil jaune censé prouver leur innocence.

— Personne ? Je vous rappelle que nous encourageons l'honnêteté. Les punitions ne sont pas de mise, juste les occasions de mûrir. Nous vous avons priés de rester dans les secteurs autorisés pour vous protéger. Nous sommes responsables de vous, devant vos familles. Votre sécurité a été compromise. Mon bureau renferme des documents importants, contenant des renseignements d'ordre privé sur chaque individu présent dans cette pièce. Si l'intrus les a consultés, cela constitue une grave atteinte à notre politique de confidentialité. J'ai absolument besoin de savoir si tel a été le cas.

Le silence est lourd.

— Personne n'avoue ?

Pourquoi me fixe-t-elle ? Me fixe-t-elle seulement ?

Je me concentre sur mes mains tremblantes.

— C'est vraiment dommage, soupire Manning. J'espère que quiconque aura des informations à ce sujet n'hésitera pas à venir nous voir. Sans crainte.

J'observe Eleanor, qui se tient raide comme un piquet. Peut-être est-elle en colère qu'on ait osé violer l'antre de sa tante.

— À partir de maintenant, reprend cette dernière, nous allons renforcer nos mesures de confinement. Malgré moi, pour votre bien, j'y suis obligée. Dès que vous aurez réintégré vos chambres, ce soir, nous reformaterons vos puces électroniques. Un détecteur nous alertera, pour peu que vous entriez dans une zone interdite, soit les quartiers du personnel et l'extérieur du bâtiment.

Quoi ? Non, non !

— Nous installerons également des caméras de surveillance aux alentours et le long de la clôture. Plus tard, nous procéderons à une fouille systématique de vos chambres. Il est dans l'intérêt de tous que je découvre si on m'a dérobé quelque chose. Les codes des passes et badges seront modifiés. N'ayez pas peur, vos données personnelles ne seront pas divulguées. Mon bureau sera gardé vingt-quatre heures sur vingt-quatre.

Je tente de croiser le regard de Finn, mais il scrute le sol.

— À présent, regagnez vos pénates. La journée de demain sera chargée.

Merde de merde !

On ne peut plus filer.

Nous commençons à quitter la salle, et je m'attarde pour parler à Finn. Lorsqu'il se rapproche, je constate qu'il n'a plus son pin's.

— Qu'est-ce qu'on va faire ? je souffle.

— Rendez-vous au pied des marches près de la sortie de secours. À minuit. On doit changer nos plans.

Il semble assez terrifié.

— Taisez-vous ! crie une Salopette.

Finn se fond dans la foule d'ados pressés de retrouver leur piaule et de prendre une douche pour se laver de ce qu'ils viennent d'endurer lors de la Traque.

De retour dans la chambre 6, je tente de respirer plus normalement. Quand mon taux d'adrénaline redescend, mon corps se rappelle à mon bon souvenir. Je suis à vif. J'ai froid. J'ai mal.

Ma jambe.

Nous sommes cuits. Comment pourrait-il en aller autrement ?

Je contemple l'assiette de poulet, riz et légumes qu'on a posée sur le bureau.

J'avale un cachet.

Allez, Seb, ce n'est pas le moment de réfléchir. Ils vont venir fouiller.

Me forçant à me lever, je vide le contenu de mes poches. Retirant une de mes chaussettes sales, j'y fourre le pager remis par Stone. Ensuite, je file dans la salle de bains, soulève le couvercle en céramique du réservoir des toilettes. Je coince la chaussette juste au niveau de l'eau, dans le système de chasse et replace le couvercle. Sur ce, je retourne m'asseoir sur le lit en essayant d'apaiser les battements affolés de mon cœur.

On frappe.

— Oui ? je lance en me levant, la boule au ventre.

Ils savent.

Ils savent que Finn et moi sommes coupables.

Ils nous ont vus.

C'est fini.

Quand Mark entre, le soulagement me donne le vertige, et je m'agrippe à la table.

— Bonsoir, Sebastian, je suis là pour vérifier tes affaires et recalibrer ta puce.

Il s'exprime avec sévérité, sans émotion. L'index sur les lèvres, il me montre le réveil et effleure son oreille. Finn avait raison. Ils nous espionnent.

— Je t'en prie, assieds-toi, me dit-il en tirant la chaise du bureau.

Il brandit ce qui ressemble à un scanner en métal. Je recule en repensant à la Thérapie de couple.

« Fais-moi confiance. »

Il appuie sur un bouton, et l'engin se met à ronronner. Il le promène devant ma clavicule. Un bip étrange retentit. Une chaleur brûlante incendie ma puce puis, avec une voix à l'accent américain, le scanner annonce :

— Reformatage accompli.

— Merci, Sebastian.

Mark s'agite alors un peu partout, déplaçant les meubles comme s'il les fouillait vraiment. Il disparaît dans la salle de bains un instant. La chaleur se dissipe peu à peu aux extrémités de mon torse et se répand dans le reste de mon corps.

— Tout est en ordre, lance Mark. Bonne chance pour l'évaluation de demain. Elle testera tes capacités à établir les fondations à la création d'un vrai bonheur. La vie nous réserve bien des épreuves, et cet exercice te préparera à endurer l'inévitable.

On dirait qu'il récite un rôle. Il a le visage fermé.

— Bonne nuit, Sebastian. Mange. Tu as besoin de recharger tes accus.

Il s'en va.

Quand je regarde la nourriture qui refroidit, mon estomac se tord. Soudain, j'aperçois un machin blanc près de ma fourchette. Un bout de papier-toilette sur lequel ont été tracées quelques lignes à l'encre noire.

Reste concentré et ne te décourage pas. Dans deux jours aura lieu un défi.

Ce sera une occasion de t'enfuir.

Mais d'abord, tu dois concourir demain dans ABCD.

L'idée est que tu réussisses, et que Finn échoue.

Place tes supérieurs au-dessus de tout.

Débarrasse-toi de ce mot.

Bien que je sois éreinté, les émotions contradictoires qui m'agitent à la perspective de révéler à Finn le plan de Mark me tiennent éveillé jusqu'à l'heure de notre rendez-vous.

Je suis censé lui annoncer qu'il doit rater l'épreuve de demain.

J'ai tenté de m'imaginer ce que ça supposait. En vain. Au moins, il sera content d'apprendre que nous avons encore une chance de… que, sûrement…

Lorsque j'arrive au pied des escaliers, il n'est pas là.

Je fixe la barre de sécurité sous la veilleuse verte.

PASSAGE INTERDIT AUX PARTICIPANTS

☺

Instinctivement, je pose la main dessus. Si je sors, Manning et ses acolytes seront alertés. Ma puce me trahira.

Que me feront-ils, alors ? Quel est le pire qu'ils puissent m'infliger ?

Je refuse de répondre à cette question.

Doucement, j'appuie sur la barre. Je cherche au plafond et sur les murs une éventuelle caméra. Rien.

— Psst !

Je sursaute.

Il était tapi dans l'ombre.

— Merde, je râle, tu m'as flanqué les jetons.

— J'ai eu une idée, dit-il en avançant d'un pas, plein d'empressement. Regarde !

Il me montre un bout de verre.

— Fais gaffe !

— Il suffit qu'on les retire, et on décampe.

— Quoi ?

— On se débarrasse de nos puces et on met les bouts. Ils ne pourront pas nous suivre.

Il commence à retirer son sweat-shirt. La courbe de son ventre. La ligne de poils au-dessus de son caleçon.

— Attends ! je proteste à voix basse. Calme-toi. C'est complètement idiot.

— Non. Ce qui l'est, c'est de rester ici une seconde de plus.

— Même si on réussit à se charcuter, comment va-t-on franchir la clôture ? La clé est dans le coffre-fort, et on ne sait pas du tout où aller…

— Mais…

— Écoute-moi.

Je plaque une paume sur son bras, levé devant sa poitrine nue, le tesson près de sa clavicule. La veine de son cou palpite.

— Mark a un plan. Dans deux jours, on aura une possibilité de décamper…

— Tu débloques ? Si ça te va, pas à moi. Je n'en peux plus… Autant prendre mon mal en patience jusqu'à la fin.

— Nous ne sommes même pas sûrs de rentrer chez nous à ce moment-là.

Il se fige, le visage sombre. J'ai fait mouche.

— Eynhallow, souffle-t-il.

— Oui. J'ignore ce qui nous y attend, mais je ne tiens pas à le découvrir.

— Alors, c'est quoi cette occasion ?

— Mark m'a laissé un mot quand il a fouillé ma chambre. Je dois réussir et toi échouer lors de la prochaine épreuve si nous voulons partir.

Sous mes doigts, je sens son biceps se bander.

— Tu lui fais confiance ? me demande-t-il.

— Oui. Il veut que nous profitions du moment idéal. Nous torturer avec un bout de verre dégueu en priant pour que le reste suive ne va pas fonctionner.

— Mais…

— Mark souhaite vraiment que nous quittions le programme. Pour aider ceux qui dorment, là-haut. Les gens comme nous.

Il incline la tête, et je hume son odeur de shampooing, de savon et de tabac.

— Il faut absolument que ça marche, finit-il par soupirer.

— Ça va marcher. J'en suis sûr.

— Tu as intérêt à avoir raison.

Il me regarde droit dans les yeux. « Y mettre un terme. » Je tremble.

— T'inquiète, j'ai raison. Je le sens.

Il lâche son tesson, qui rebondit sur le béton. Se reculant, il se rhabille.

— Donc, il faut que j'échoue.

— Oui. L'épreuve s'appelle ABCD. Mark a insisté pour que je place mes supérieurs au-dessus de tout. J'en déduis…

— Que je dois faire le contraire.

— Oui. Je n'en sais pas plus.

— OK. À propos, c'était mon pin's. Désolé.

— Ce n'est pas grave. On s'est juré de veiller l'un sur l'autre.

Je le dévisage. Il acquiesce.

— Mieux vaut qu'on ne nous surprenne pas ici ensemble, je poursuis, même si j'ai envie de rester avec lui.

— Oui.

Il me contemple un instant.

— Quoi ?

— Rien. J'y vais en premier.

Il disparaît.

26

ABCD

5 h 30.

Ce matin, ce sont les Jackson 5 qui braillent : « A, B, C… »

Bonjour, Sebastian.

Merci de vous rendre à la chambre 23.

☺

Merde. J'ai dégringolé.

Bon, je me doutais que ça arriverait, mais je ne m'attendais pas à perdre vingt échelons d'un coup. Aussitôt, je songe à Finn et me demande où il a atterri. Sans doute est-il remonté, puisqu'il n'a été attrapé qu'à la dernière heure, hier. Ils estiment sûrement que c'est un progrès, pour un type qui, jusqu'à présent, a montré qu'il n'avait rien à battre de tout ce cirque.

Quoi qu'il en soit, la priorité est d'obéir aux instructions de Mark.

J'arpente le couloir, la chaussette du réservoir dans ma poche. J'évite d'attirer l'attention, je me fonds dans la foule. J'ai toujours été doué pour ça.

Des camarades échangent des chuchotements, mais les Salopettes, beaucoup plus nombreuses que d'habitude, leur intiment le silence. Nous sommes rapidement dirigés vers nos nouvelles chambres. J'ai à peine eu le temps de planquer la radio dans les toilettes que le réveil entame sa cérémonie :

L'épreuve du jour s'appelle ABCD.
Merci de gagner la salle d'évaluation numéro 7,
au rez-de-chaussée. Vous y retrouverez l'équipe vert acide.
☺

C'est parti.

Je ne sais pas pourquoi, mais ce matin, je me sens… Je n'ose dire « fort », parce que c'est un adjectif que je n'utiliserais jamais pour me qualifier. En tout cas, il y a quelque chose de neuf en moi.

Une sorte d'entrain, peut-être.

Comme si j'étais affûté.

Galvanisé par le projet de Mark.

« Reste concentré et ne te décourage pas. »

Tout n'est pas perdu.

Dans l'escalier, je m'arrête un instant pour regarder par la fenêtre. Des Salopettes se tiennent sous un grand mât qui n'était pas là hier. Il est surplombé par une grande boule, pareille à un énorme œil noir. Une caméra. J'aperçois des installations identiques le long de l'allée, jusque dans la forêt.

Je reprends ma route en frissonnant.

Au rez-de-chaussée, mes collègues et moi nous rassemblons devant les portes des salles d'évaluation. Je me rends à la 7, où Mark est adossé à un mur, souriant – à croire que tout est normal. Comme d'ordinaire, il est nickel, sa banane luit de gel.

Détends-toi, Seb.

Personne ne sait rien.

Il n'y a rien à savoir.

Joue-la cool.

Tu en es capable.

Je repère Finn. Où est Ash ?

— Salut !

Eleanor surgit près de moi. Elle a l'air contrariée. Ses joues sont marbrées. Elle est bien loin de son allure habituelle de mannequin à la peau impeccable.

Allez, Seb, montre-lui.

— Salut, Eleanor. Bravo pour ta prestation d'hier.

Ma voix est bizarre. Sûrement parce que j'essaie de la rendre séduisante. Mark nous observe.

— Merci. Tu t'es bien débrouillé aussi. Même si je pense que tu peux faire mieux aujourd'hui.

Elle sourit et me gratifie d'un clin d'œil.

— Tu as raison. Je suis chaud.

— Parfait.

Elle me serre la main et, au lieu de reculer, je serre la sienne. Elle me regarde de biais, bat des cils.

— Tu es ravissante.

Elle s'empourpre. Pendant une seconde, elle écarquille les yeux, et j'ai l'impression que, pour la première fois, je la vois vraiment, telle qu'elle est, sans défense. Le rempart dont elle s'entoure s'est fissuré, et elle est exposée.

En cet instant, je ne la déteste plus.

— Ne dis pas de bêtises, proteste-t-elle.

Lui a-t-on déjà adressé un tel compliment ?

— Dans quelle chambre es-tu, maintenant ? enchaîne-t-elle.

— La 23.

Elle a un petit rire étranglé.

— Et toi ?

— Je suis retombée dans la 6.

Merde.

— Ça alors ! C'est mon ancienne piaule. Épatant.

— Tu trouves vraiment ? Je ne suis pas dans la 1.

Croisant les bras, elle fixe le sol, frotte le lino blanc du bout de sa chaussure.

— Est-ce que ça va, Eleanor ?

— Tu vois… J'ai *tout* misé là-dessus… C'est simplement…

Elle s'interrompt.

— Quoi ? Qu'est-ce que c'est ?

— Frustrant. Je sais que je suis assez douée. Ce truc…

— Assez douée pour quoi ?

— T'occupe. Pardon.

— Inutile de t'excuser. Les gens sont fiers de toi. Tes parents le seront. Ils semblaient beaucoup t'aimer, dans la vidéo, à Sérénité.

— Ah oui ?

Elle paraît emplie d'un espoir étonnant qui fait étinceler ses yeux. De nouveau, je distingue la fissure. Elle a peur. Elle cherche juste à ce qu'on ait une bonne opinion d'elle.

Comme moi.

— Ils savent que tu es brillante.

— Non, chevrote-t-elle. Mais je suis au-dessus de ça, même si la pression…

Elle se tait, secoue la tête. Inspire, me sourit.

— Mon Dieu, désolée. Je suis idiote. (Elle essuie ses larmes.) Désolée, c'est gênant.

— Eleanor.

— Arrête d'être gentil avec moi. Arrête. Je ne peux pas…

Tout à coup, elle reprend le contrôle d'elle-même.

— Tu es tellement sexy, enchaîne-t-elle d'une voix légèrement robotique. Tu arrives à y croire, que quelqu'un ait tenté d'entrer dans le bureau de Manning pendant la Traque ? C'est dingue. À quoi pensait le coupable ?

Ça y est. Elle est de retour.

— Complètement idiot, j'admets.

— Nous mettre en danger comme ça ! Pour quelles raisons ? Enfin, heureusement, la sécurité a été renforcée.

— Oui, c'est bien.

Un haut-parleur se déclenche, les écrans sur le mur s'allument.

Il est l'heure d'entrer dans vos salles d'évaluation.

Bonne chance.

☺

Au fond de la pièce se trouve une longue table. Fernsby y est installé, entre Peluche et une Salopette que je ne connais pas.

Mark n'entre pas.

Ce qui me rend nerveux. Plus que nerveux, même.

« L'idée est que tu réussisses, et que Finn échoue. »

« Place tes supérieurs au-dessus de tout. »

Le plus étonnant, ce sont les trois poteaux placés devant le bureau. Celui du milieu, métallique, est entouré par trois chaises qui lui tournent le dos. Chacune est placée sur un écran orienté vers le plafond. Celui de droite est en bois. Y est attachée Queue-de-Cheval, une corde aux poignets. Quand sa tête pivote, je constate qu'elle a un bandeau sur les yeux. Y est inscrit le prénom « Jane ». Queue-de-Cheval a donc un nom. Jane. Tellement… commun. Durant un instant, je l'imagine chez elle en tablier et maniques, en train de sortir un rôti du four.

Le poteau à gauche est lui aussi métallique. Une autre personne y est ligotée et aveuglée.

Ash.

Que se passe-t-il ?

— Ne vous inquiétez pas, nous rassure Fernsby, tandis que Peluche lui sert un verre d'eau avec des tranches de concombre. Tout le monde est volontaire. Ne parlez à personne. Prenez place autour du mât central. Ne traînez pas !

Me rendant à l'une des chaises, j'observe Ash. Elle a l'air presque serein, joue contre le tube de métal que ses bras enserrent. Ses mains sont retenues par un fil de fer cadenassé.

Eleanor choisit la chaise qui fait face à la porte.

Je sens la proximité de Finn.

— Ça pue, me chuchote-t-il.

— S'il vous plaît, messieurs, ne perdons pas plus de temps, s'impatiente Fernsby.

Je prends le siège qui donne sur Ash. Son bandeau porte son prénom entier, Ashley.

Finn s'installe sur la dernière chaise, en direction de Jane.

— Salut, Ash, je chuchote.

Elle ne répond pas.

Peluche surgit soudain devant moi et me tend ce qui ressemble à une camisole de force. Blanche, comme dans les films qui se déroulent dans de vieux asiles de fous.

— Veuillez enfiler ça, me dit-elle. N'ayez crainte, c'est très confortable. Levez-vous et tendez les bras.

Elle fredonne. Fernsby et l'autre Salopette équipent Eleanor et Finn. Peluche glisse la tenue le long de mes bras, comme une chemise enfilée à l'envers. Les manches sont deux fois plus longues que mes membres. L'une d'elle a quatre cadenas à son bout, l'autre quatre trous.

— Ces trucs-là s'emboîtent les uns dans les autres, précise Peluche.

Elle m'invite à me rasseoir, me demande de croiser les bras et m'attache à une série de crochets qui saillent du poteau, derrière moi. Chaque fois qu'elle enclenche une des fermetures, la camisole se resserre sur moi, de plus en plus étroitement.

— On y est presque, Sebastian. Impeccable ! Retirez vos chaussures, s'il vous plaît. Parfait. Je me charge de vous enlever vos chaussettes.

Je tressaille quand elle s'y colle. Je n'avais pas imaginé que nous partagerions un moment aussi intime, elle et moi. Ce n'est sans doute pas le moment de lui parler de mon long et vain combat pour lutter contre les poils qui enlaidissent mes orteils.

— Vous êtes prêt, finit-elle par décréter, le sourire aux lèvres.

Elle regagne la table.

— Bienvenue à ABCD, reprend Fernsby. Cette épreuve va tester vos connaissances, vos qualités d'observation et votre franchise. Utilisez vos orteils pour répondre sur l'écran placé sous vos pieds. À chaque question, plusieurs propositions : A, B, C ou D. Toute bonne réponse déverrouillera l'un des cadenas de vos manches. En cas d'erreur, vous serez soumis à une série de questions supplémentaires. Elles seront plus simples. Vous avez dix minutes. Sachant que vous souhaiterez sûrement quitter vos sièges le plus vite possible afin d'aider vos deux amies. (Il montre Ash et Jane.) La réussite suppose que tout le monde se soit libéré avant que la sirène retentisse. Votre épreuve sera brève, aujourd'hui. Prêts ? Partez !

Les lumières s'éteignent, et une horloge digitale entame un compte à rebours : 10 h 00. De la musique résonne, électronique, sommaire. Genre la bande-son de Space Invaders ou Pac-Man. L'écran sous mes pieds prend vie.

BIENVENUE À ABCD.

Règle numéro un : ne discutez pas avec les autres, vous perdrez un temps précieux !

Règle numéro deux : veillez sur ceux qui, d'après vous, en ont besoin !

Règle numéro trois : brûlez les étapes !

☺

09 h 32.

09 h 31.

Bien, c'est parti !

QUESTION 1

QUEL EST LE PLUS GRAND LAC DU MONDE ?

Quatre carrés s'inscrivent :

A : LE LAC SUPÉRIEUR **B : LA MER CASPIENNE**

C : LE LAC TANGANYIKA **D : LE LAC BAÏKAL**

De l'orteil j'appuie sur le B en remerciant Shelly pour m'avoir soûlé avec ce genre d'âneries à la bibliothèque, pendant la pause déjeuner.

EXACT ! FÉLICITATIONS !

Des ballons s'envolent sur l'écran. Avec un bruit métallique, un des cadenas de ma camisole cède.

Bon, c'est plus facile que je l'imaginais.

QUESTION 2

QUE FONT 12 × 17 × 8 ?

A : 1634 **B : 1362**

C : 1632 **D : 1326**

Merde ! Des maths. Je hais les maths.

Elle est dure, celle-ci.

La musique n'aide pas.

Alors, dix fois dix-sept égale cent soixante-dix… J'ajoute deux que je multiplie par dix…

Je regarde Ash, qui a le nez collé au mât en métal.

Derrière elle, l'horloge annonce : 07 h 32.

Bordel !

Fait chier !

Je choisis le C.

EXACT !!

Ouf ! Bonne pioche ! Cette fois, j'ai droit à des confettis. Un nouveau bing, et le deuxième cadenas s'ouvre.

QUESTION 3

QUELLE EST LA FORMULE

DE LA 5-HYDROXYTRYPTAMINE ?

Pardon ?

A : $C_9H_{13}NO$ **B :** $C_9H_{11}NO_2$

C : $C_{21}H_{30}O5$ **D :** $C_{10}H_{12}N_2O$

6 h 57.

6 h 56.

Pff !

Je n'en sais foutre rien.

Je coche le A.

Pourquoi ont-ils attaché Ash ?

FAUX !

Un clown triste qui me menace de l'index. Putain !

LA BONNE RÉPONSE EST LA D.
POUR INFO, LA 5-HYDROXYTRYPTAMINE
EST LA SÉROTONINE,
UN NEUROTRANSMETTEUR ASSOCIÉ
À L'ÉTAT DE BONHEUR !
RAPPELEZ-VOUS D'EN APPRENDRE PLUS
SUR CE QUI NOUS REND HEUREUX !

Je commence à avoir très chaud.

Ash a écarté son visage du mât et tord le nez, comme si elle voulait s'en éloigner.

Quelque chose cloche…

QUESTION BONUS !
QUI A LE PLUS TENDANCE À MENTIR ?

Oups ! Je ne m'attendais pas à celle-là.

A : ASHLEY **B : ELEANOR**
C : FINNEAS **D : MOI-MÊME**

Une brûlure remonte le long de ma nuque.

06 h 02.

Mon pied reste en suspens au-dessus d'Eleanor. Miss Objectif Bonheur…

Mon ventre est noué.

Je déplace mon orteil sur C.

Finn.

Il faut qu'il soit le plus bas possible pour que notre plan d'évasion fonctionne.

QUESTION BONUS !
QUI EST LE PLUS MANIPULATEUR ?

A : ASHLEY	**B : ELEANOR**
C : FINNEAS	**D : MOI-MÊME**

Je dois réussir.

Comment ces dingues pensent-ils ?

Comment la nièce de Manning pense-t-elle ?

Une fois de plus, j'appuie sur le C.

QUESTION BONUS !
LEQUEL DE VOS COÉQUIPIERS EST-IL LE PLUS SUSCEPTIBLE DE NUIRE AUX AUTRES ?

A : ASHLEY	**B : ELEANOR**
C : FINNEAS	**D : MOI-MÊME**

Merde !

Merde !

— Hé, vous autres, lance Finn, les poteaux sont…

— Silence ! hurle Fernsby.

J'enfonce le C.

MERCI ! VOUS VOUS ÊTES REMIS EN SELLE, SEB.

Des picotements dans mon cou.

Ashley a un comportement bizarre. Elle se tortille comme si elle voulait se libérer.

QUESTION 4
LE POTEAU DE JANE EST SANS DANGER.
MAIS SI ASHLEY RESTE ATTACHÉE AU SIEN, ELLE VA :

A : GAGNER UN PRIX
B : DANSER
C : CHANTER
D : ÊTRE BRÛLÉE

Mon dos est atrocement chaud.

Ash ne cesse de rejeter la tête en arrière et de gigoter.

— Au secours ! crie-t-elle, terrifiée et tremblotante.

— Les mâts chauffent ! braille Finn.

La sueur dégouline sur mon front.

— Je vous ai dit de vous taire ! piaille Fernsby. Trente secondes en moins sur votre temps imparti.

L'horloge dégringole pour indiquer 04 h 35.

Ash essaie de libérer ses mains, et le fil d'acier lui mord les chairs.

Qu'est-ce que…

D.

Bon Dieu !

Le troisième cadenas cède. Plus qu'un.

EXACT ! LE MÉTAL CONDUIT LA CHALEUR,
CE QUE NE FAIT PAS LE BOIS.

Un feu d'artifice explose sur l'écran.

04 h 12.

04 h 11.

— Je vous en supplie, aidez-moi ! souffle Ash d'une si petite voix que je l'entends à peine avec la musique qui braille.

Ses joues sont écarlates, des larmes coulent de sous son bandeau.

Bordel !

Manning est donc capable d'aller jusque-là pour identifier ses chouchous ?

La salope ! Elle est folle.

Parce que, là, on est carrément dans une putain de séance de torture !

Reste concentré, Seb.

QUESTION 5
COMBIEN DE NŒUDS RETIENNENT JANE À SON MÂT ?

A : 2 **B : 3**
C : 4 **D : 5**

Je n'ai pas fait attention.

Pourquoi ? Pourquoi est-ce que je n'ai pas regardé ?

— Mes bras ! Au secours ! S'il vous plaît !

La petite voix est plus forte. Plus désespérée aussi.

Accroche-toi, Seb. Trouve la bonne réponse. Allez !

Il y en a sûrement pas mal. Histoire de compliquer les choses.

C.

FAUX !

Non.

Merde.

Le clown triste agite son index.

J'entends une camisole tomber par terre.

Eleanor se précipite vers Ash et lui retire son bandeau.

— Ma pauvre ! Ne t'inquiète pas. Je vais te sortir de là.

Elle se met à tirer sur le fil qui enserre les poignets de la prisonnière.

— Aide-moi !

— Compte sur moi. Je te promets que…

QUESTION BONUS !
LEQUEL DE VOS COÉQUIPIERS EST-IL LE PLUS MALHEUREUX ?

A : ASHLEY **B : ELEANOR**
C : FINNEAS **D : MOI-MÊME**

Allez, allez, allez.

C.

QUESTION BONUS !
LEQUEL EST-IL LE PLUS SUSCEPTIBLE DE NUIRE À NOTRE PROGRAMME ?

A : ASHLEY **B : ELEANOR**
C : FINNEAS **D : MOI-MÊME**

Bon sang !

C.

QUESTION BONUS !
LEQUEL EST-IL LE PLUS ENCLIN À PRIVILÉGIER SES INTÉRÊTS AU DÉTRIMENT DES AUTRES ?

A : ASHLEY **B : ELEANOR**
C : FINNEAS **D : MOI-MÊME**

C.

MERCI ! VOUS VOUS ÊTES REMIS EN SELLE, SEB.

03 h 21

QUESTION 6
QUEL TYPE DE CADENAS EMPRISONNE-T-IL LES MAINS D'ASHLEY ?

A : UN CADENAS AVEC SA CLÉ **B : UN CADENAS À COMBINAISON**
C : UN ANTIVOL **D : AUCUN**

Soudain, je comprends que tout cela n'a rien à voir avec les maths. Ni avec la géographie. Ni avec nous autres. Ce qui compte, ce sont *eux*. Notre loyauté envers eux.

Je regarde Eleanor qui se débat avec le cadenas, dont elle tourne fébrilement les chiffres.

J'appuie sur B.

« Place tes supérieurs au-dessus de tout. »

Le dernier cadenas saute, et ma camisole s'avachit devant moi.

— Viens m'aider, Seb ! me crie Eleanor. Il faut qu'on casse ce machin.

Finn est toujours immobilisé.

Je fonce vers la table où les observateurs tapotent sur leur tablette, j'attrape la carafe d'eau et la jette par terre. Elle se fracasse, inondant le sol. Je ramasse un bout de verre.

Je cours.

En direction de Jane.

— Qu'est-ce que tu fous, Seb ? s'égosille Eleanor. Tu te trompes de mât !

Non, ma vieille, c'est toi qui te trompes.

La musique est de plus en plus assourdissante, étouffant les cris d'Ash. Les vibrations des basses me polluent le cerveau.

02 h 31.

02 h 30.

Je scie la corde qui ligote les poignets de Jane. Ma main ne tarde pas à être en sang.

— Franchement, Seb ! Tu déconnes ? Viens plutôt nous aider.

La voix d'Eleanor est floue. Jane respire calmement. Lorsque ses liens se détachent, je lui arrache son bandeau.

— Vite ! j'ordonne.

Queue-de-Cheval ouvre des yeux surpris.

01 h 03.

01 h 02.

Elle se rue sur le poteau central, écarte Eleanor et compose la combinaison du cadenas. Car elle la connaît. Forcément. Ils tiennent à nous faire savoir que, sans eux, nous ne sommes rien. Ne pouvons parvenir à rien. Quoi que nous indique notre instinct, ce sont toujours eux, la réponse. Nous leur devons une loyauté absolue.

Ash tombe à la renverse.

La sirène beugle.

Eleanor me dévisage. Mécontente de ne pas avoir pigé.

Je lâche mon tesson. Un groupe de Salopettes investit la pièce afin d'emporter Ash.

La musique se tait. Nous haletons.

— Intéressant, commente Fernsby. Très intéressant.

Monsieur Muscles apparaît et le rejoint. Après un échange à voix basse, il s'approche de Finn.

— Je vais vous libérer, lui annonce-t-il, puis vous me suivrez.

27

UN FANTÔME

Ils savent.

Je me trompe ?

Ils savent que c'était lui.

Nous.

« Y mettre un terme. »

C'était son pin's.

Le soleil souriant d'Objectif Bonheur.

C'est ma faute.

Parce que j'ai bien répondu.

Cours.

Cours.

Est-il blessé ?

Un oiseau bat des ailes.

Criaille.

Dans ma poitrine.

Il essaie de sortir.

De s'évader.

De s'envoler.

« Y mettre un terme. »

« Y mettre un terme. »

« Y mettre un terme. »

Merde.
Je n'arrive plus…
Je n'arrive plus…
Je n'arrive plus…
À respirer.
Ma poitrine.
Je n'arrive plus…
À retrouver.
Mon.
Souffle.
Respire.
Mon inhalateur.
Il me le faut.
Où ?
Où est-il ?
Seigneur !
Oh, Seigneur !
Là.
Là.
Clic.
Pschitt.
Retiens ton souffle.
3…
2…
1…
Mon Dieu !
Respire. Respire.
Des points. Lumineux.
Respire.
Inhale.
Inhale.
Inhale.

Tête entre les genoux.

Doucement. Doucement.

Bien.

Bien.

C'est ça.

Une crise d'asthme pendant que je dormais. Salut, l'ami, ça faisait un bail.

Je suis trempé.

Je me rends dans la salle de bains sur la pointe des pieds, allume la lumière. Après m'être aspergé le visage d'eau froide, je m'assieds sur la cuvette froide des toilettes et inspire. J'ouvre le réservoir.

La chaussette et la radio n'ont pas bougé.

« Remettez-en-une à Tom Jarrow. Il saura comment agir. »

Alors que je regagne mon lit, je perçois des voix dans le couloir.

— Réintégrez votre chambre, monsieur Blake, et tâchez de dormir.

Claquement de porte. Je plaque mon oreille sur la mienne. Rien. Pendant longtemps. Puis des bruits de pas. Qui s'approchent. S'arrêtent. Devant ma chambre.

Un léger coup sur le battant.

Les pas repartent.

Invitation à le suivre…

Lentement, j'ouvre la porte, distingue au bout du corridor une silhouette fantomatique adossée à un mur.

Tête basse, cheveux devant les yeux.

Un fantôme ombrageux et fragile.

Lui.

J'avance.

Il se tourne, le visage aussi pâle que la lune.

Il a l'air… changé.

Plus qu'épuisé.

Éreinté.

Je désigne la cage d'escalier. Il acquiesce et s'éloigne. On dirait qu'il flotte au-dessus du sol. Me guidant.

Je le suis jusqu'en bas, devant la sortie de secours.

PASSAGE INTERDIT AUX PARTICIPANTS

☺

Il se plante sous la veilleuse verte. J'ai du mal à le reconnaître. Comme s'il était possédé par quelqu'un ou quelque chose qui le domine et le vide de sa substance vitale. Au-dessus de nous, un murmure. Le ronronnement d'un extracteur. Finn se rencogne près de moi.

— Tu vas bien ?

Il hoche la tête, très lentement, comme si son corps fonctionnait au ralenti.

— Nom d'un chien ! Tu es certain ?

— Ça va… murmure-t-il d'une voix qui semble avoir vieilli.

Il ment, il est clair qu'il souffre.

— Où étais-tu ? je chevrote. Que t'ont-ils fait ?

— Ils m'ont interrogé. Ils me soupçonnent d'être celui qui est entré dans le bureau. Apparemment, les réponses données à ABCD m'ont désigné.

— Je suis désolé…

— Tu as agi comme tu le devais.

Il a l'air d'un dessin sans profondeur, rien qu'un contour. J'ai envie de le remplir de ce qu'ils lui ont pris.

— Tu leur as dit…

— Bien sûr que non.

Un silence.

— Mark, reprend-il.

— Mark ?

— Il était là… lors de mon interrogatoire.

— Que t'ont-ils demandé ?

Il inspire longuement et ferme les paupières.

— Si c'était moi. Si on m'avait aidé. Comment j'étais entré. Comment j'avais mis la main sur un passe. Si j'avais emporté quoi que ce soit. Si j'avais lu des papiers. Si je trouvais normal de mettre en danger tout le monde.

— Qu'as-tu répondu ?

— Rien. J'ai nié en bloc.

— Bien… Bien joué.

— Je leur ai raconté que j'étais resté caché à la lisière de la forêt pendant toute la Traque. Que j'en ai bougé uniquement quand on m'a chopé. Mark a confirmé. A assuré qu'il était peu probable que j'aie pu entrer dans le bureau.

— Cool.

— Ils ont parlé de toi.

Une pause.

— En quels termes ?

— Ils se sont émerveillés de tes résultats. M'ont reproché d'avoir une mauvaise influence sur toi. Sur toute notre équipe. M'ont accusé de te détourner de ton potentiel. De t'empêcher d'être heureux.

Un tuyau crachote quelque part.

— Ils ne… Ils ne soupçonnent rien ? À propos de nous, hein ?

Il se trémousse, grimace.

— Non. J'ai dit que je te détestais, que j'espérais bien ne plus jamais te croiser.

Il ricane, baisse la tête.

— Ça a fonctionné. Le costaud à qui j'ai volé le passe a expliqué qu'on ne pouvait pas se piffrer et qu'on s'était battus.

Merci à ce connard. J'avais peur qu'il ait compris et me dénonce. Visiblement, il est à côté de la plaque.

— Tant mieux. Et c'est super qu'ils n'aient pas envisagé que… Ben, tu sais. S'ils imaginaient que…

— Oui, acquiesce-t-il, abattu, brisé.

Je hais cet endroit. J'ai soudain l'impression d'y étouffer.

— Tu as assuré, je me force à dire. Tout se déroule comme prévu.

— Tu crois ?

Il ne me regarde pas. Nous nous taisons pendant une éternité. Le vent secoue la porte de la sortie de secours. Finn finit par se tourner vers moi, son regard brillant comme s'il était allumé par un feu intérieur.

— Foutons le camp, Seb. Maintenant. Toi et moi. Quel est le pire qui puisse nous arriver s'ils nous coincent ?

Je n'ai pas de réponse à cette question. J'aimerais, pourtant. M'enfuir avec lui. Sauf qu'on n'atteindrait même pas le portail. Il y a les caméras de surveillance. Nos puces.

— L'idée de Mark est notre meilleure chance, je plaide. Plus qu'un jour, et…

Il se tasse.

— Et si son plan échoue ?

— Il réussira.

— Tu n'en sais rien.

— Tu as raison, je reconnais, alors que je voudrais affirmer qu'il se trompe.

Quelque part, une porte claque. Nous nous blottissons dans notre coin obscur.

— On va s'en sortir, Finn, je chuchote. On y est presque.

Je serre son bras. M'y accroche. Prends conscience qu'il compte énormément pour moi.

J'ai envie de fermer les yeux.

Qu'on se dissolve dans l'air tous les deux.

Qu'on s'envole.

— Tu as une sale gueule, toi aussi, lâche-t-il.

Je souris.

Des voix, quelques étages plus haut. La relève de la patrouille.

Je plaque ma paume sur sa joue. Il me dévisage.

Je plonge dans ses yeux polaires.

Une boule dans ma gorge. Je l'attire à moi.

— J'ai hâte d'avoir mon tatouage. Tu sais déjà à quoi il ressemblera ?

Il se détend. Ce qui le hante lâche prise, à peine.

— J'y ai réfléchi.

— Et ?

— Une fleur, peut-être.

— Une *fleur* ? Dans le creux de mes reins ? Pourquoi pas ?

— Ha ! Non. Je pensais ici, plutôt.

Il effleure l'intérieur de mon avant-bras.

— D'accord. Quel genre de fleur ? Et ne me parle pas de tournesol.

Il rigole.

— Un glaïeul. Qui vient du mot « glaive » en latin. J'imagine que je te considère comme courageux.

— Ça me plaît, j'opine, le souffle court.

— C'est mon anniversaire, aujourd'hui.

— Quoi ?

— Ouais. Super façon de le fêter.

Bon Dieu !

— Bon anniversaire, Finneas.

Il se colle à moi, une ombre de sourire sur les lèvres.

— Tu es zarbi. Dans le bon sens du terme. Je t'aime bien.

Il m'oblige à lui faire face.

Prend mon visage entre ses mains.

« Je t'aime bien. »

Il se penche. Il pose son front contre le mien. Tout mon être s'enflamme.

— C'est bon pour toi ? s'inquiète-t-il.

J'émets une sorte de feulement qui doit exprimer mon assentiment.

Puis, cette fois, c'est moi qui l'embrasse.

C'est dingue.

Quand…

Soudain…

Un bruit derrière nous. Feutré.

Je virevolte.

— Qu'est-ce que c'était ?

— À mon avis…

Des pas ?

Nous patientons.

— Des rats ? je propose, guère convaincu.

— Mieux vaut regagner nos piaules, lâche-t-il d'une voix sinistre. (Ce qui le possède est revenu, toutes griffes dehors.) Inutile de courir plus de risques. Pas après qu'on a failli être pris dans le bureau. Pensons aussi à Mark.

— Donc, on s'en tient à son plan ?

— Oui. Mais si ça tourne mal, on se retrouve ici demain soir, on retire nos puces et on file. OK ?

— OK.

Ne t'en va pas.

Je veux qu'on continue.

Il me serre une dernière fois contre lui, et tout s'arrête.

28

LA RÉCOMPENSE

Ce matin, c'est une nouvelle chanson qui marque notre réveil : « The Winner Takes it All », d'ABBA.

Bonjour, Sebastian.
Merci de vous rendre dans la chambre 3.
☺

La 3.

Yes ! Yes, yes, yes !

Ça, c'est de la gagne !

J'engloutis mon petit déjeuner, pressé de me ruer dans le couloir de la transformation. Je planque ma chaussette et le pager dans l'élastique de mon survêtement et me précipite. Remontant le flux, je croise des camarades qui me regardent avec envie.

— Hé, Seb !

C'est Ash, devant la chambre 15.

— Ash ! Comment vas-tu ? Après hier ?

— Bien.

Si son regard est étrangement terne, elle arbore un immense sourire.

— J'ai grimpé de la 30 à la 15. Ils m'ont dit être très fiers de mon courage.

— Ash…

— On avance, s'il vous plaît !

Je suis emporté par le flot. Raheem et Lucy s'arrêtent devant les chambres 7 et 8.

— Salut, Seb ! Bien joué !

— Vous aussi, les gars.

Je continue.

Hier soir…

L'embrasser de nouveau.

Penser qu'on pourrait fiche le camp d'ici.

Aujourd'hui.

Nous deux.

Ensemble.

Un glaïeul. Pourquoi est-ce que ça m'excite autant ?

Concentre-toi, Seb.

Lorsque j'arrive à la 3, la porte est entrebâillée. Je m'attarde un instant. Des voix à l'intérieur.

Jane et Misty.

Merde !

J'entre, soudain très conscient de la chaussette coincée dans mon pantalon.

— Salut, je lance.

La pièce est immense, avec d'immenses fenêtres et une vraie méridienne.

— Bonjour, Sebastian !

Misty est plus enjouée que jamais. Plus que moi, même.

— Nous procédons juste à l'inspection du matin, précise Jane, qui, moins écervelée que d'habitude, semble s'être durcie. Vous avez parfaitement réussi le défi d'hier. Nous parlions d'ailleurs de votre maturation. Vous nous avez tous surpris.

Je n'aurais pas parié sur vous, le premier jour, et regardez où vous en êtes.

— Oh… Merci.

— Videz votre sac, s'il vous plaît. Désolée, vous connaissez les règles.

— Pas de souci.

Je renverse le contenu de mon sac à dos sur le lit : cachets, inhalateur, tee-shirts et caleçons. À cet instant, je sens que la radio glisse le long de ma jambe pour s'arrêter au niveau de ma cheville.

Bordel !

J'hésite.

La poisse.

— Tout va bien ?

— Oui, oui.

Je me redresse, tandis que Jane fouille mes affaires, puis vais me percher sur le bord de la méridienne, sous l'œil vigilant de Misty, qui m'observe depuis la fenêtre. Le pager forme un rectangle sous l'élastique de mon jogging, en bas.

— C'est bon, annonce Jane à sa collègue. Merci, Sebastian.

— Je vous en prie.

Ça roule.

— Sebastian ? m'interpelle Misty.

Elle me scrute sans parler. Bien que j'aie envie de détourner les yeux, je soutiens son regard.

— Oui ?

— J'ai remarqué que vous boitiez.

— Je me suis blessé à la jambe pendant la Traque.

— Vous permettez que je vérifie ?

— Inutile. Ce n'est qu'une égratignure.

Fichez le camp, par pitié.

— Vous êtes plus dur que vous donnez à voir, hein ? commente-t-elle, songeuse.

Drôle de remarque.

— Euh… Faut croire, oui.

— En tout cas, intervient Jane, vous êtes solide. Vous l'avez prouvé.

— Merci.

Misty continue de me dévisager.

— Si vous avez quelque chose à nous dire, Sebastian, n'hésitez pas. Nous ne voudrions pas nous inquiéter à votre sujet.

La radio appuie sur mon mollet.

— Ce n'est pas nécessaire, je réponds.

— Sûr ?

— Sûr.

— Tant mieux. Vous n'allez pas nous lâcher, hein ?

— Certainement pas.

— C'est ce que je pensais.

Bon Dieu, qu'est-ce qu'elle est curieuse !

— Parfait, dit Jane. Chambre suivante. Désolées de vous avoir dérangé, Sebastian, mais vous serez content d'apprendre que nous avons prévu quelque chose de différent pour aujourd'hui. Une récompense.

— Génial.

Toutes deux hochent la tête et se dirigent vers la porte.

— J'espère que vous avez trouvé le coupable, je lâche.

Elles se retournent.

— Pardon ? s'étonne Misty.

— Celui qui est entré dans le bureau. Il mérite d'être puni.

— Merci, Seb, soufflent-elles en se détendant.

— Je tiens à vous dire que j'ai l'impression d'avoir développé ma personnalité, à Objectif Bonheur. Je regrette juste que ça doive se terminer bientôt. Je crois que je commence à découvrir qui je suis vraiment.

— Exactement notre but, acquiesce Jane.

— Je sais.

Elles s'en vont.

Je pousse un soupir, consulte le réveil.

Nous vous avons concocté quelque chose
de particulier, aujourd'hui. Un cadeau.
Un rendez-vous amoureux. Avec Eleanor.
N'est-ce pas formidable ?
Vous deux avez tellement bien joué le jeu, Sebastian.
Vous le méritez.
Mme Manning est très fière de vous.
Retrouvez Eleanor sur la piste de course près du terrain
de sport à midi.
☺

C'est maintenant que se met en branle le plan de Mark.

Je planque ma chaussette dans le réservoir des toilettes.

On frappe.

Monsieur Muscles, armé d'une housse à vêtement sur son cintre.

— Il est l'heure de vous préparer. Enfilez ça.

— C'est quoi ?

— Ce dont vous avez besoin pour votre rancard.

Marche dans leur combine, Seb. Comme si tout était normal.

— Vous vous appelez comment ? je demande, plus confiant que d'ordinaire.

— Pardon ?

— Je ne connais pas votre nom.

Il réfléchit quelques secondes, croise les bras.

— Sean.

— Merci, Sean, je dis en ouvrant la housse.

J'en tire un costume noir avec une chemise blanche et une cravate noire.

— Mettez-le. Je vous donne une minute.

— D'accord.

Il ressort. Je m'habille. Les fringues sentent le frais, la lavande. Il y a aussi des chaussures en cuir.

Mon Dieu !

Je délaisse la cravate, car je n'ai jamais su comment en nouer une. Et puis Eleanor me trouvera peut-être cool avec mon col déboutonné, genre rebelle en costard.

Je m'inspecte dans le miroir de la salle de bains. Je me reconnais à peine.

Concentre-toi. Tom Jarrow. Whitehall.

Je cache la radio dans la poche intérieure de ma veste, avec mes cachets et mon inhalateur. C'est la dernière fois que je vois cette chambre.

J'espère.

La dernière fois que je suis dans ce foutu bâtiment.

Sean toque.

— Prêt ?

Je lui ouvre.

— Je crois, oui.

— Tenez, dit-il en me tendant une rose, que j'accepte. Et votre cravate ?

— Je ne…

— Vous ne pouvez pas aller à un rendez-vous sans, Sebastian.

Il la récupère sur le lit, la passe autour de mon cou. J'ai l'impression que c'est ma première rentrée scolaire.

— Et voilà. Impeccable. Profitez bien de cette journée. Elle promet d'être très spéciale.

Je patiente sur la piste de course, près de cinq fourgonnettes, en compagnie de neuf autres mecs en costume et de dix nanas en robe. Des tenues à fleurs, très estivales. Heureusement, ce matin, le froid est moins mordant. Une vague tiédeur flotte même dans l'air. Je ne connais pas tout le monde, mais il y a Raheem et Lucy, Matthew Parry-Brokingstock, les jumelles introuvables, Garçon à Chignon, Armoire à Glace, l'adepte d'ayahuasca. Et Eleanor. Ses cheveux défaits tombent sur ses épaules et s'agitent doucement dans la brise.

Une Salopette me mène jusqu'à elle.

Elle paraît différente. Décontractée.

Elle me sourit.

Elle attrape ma main, et je lui retourne son sourire avant de déposer un baiser sur sa joue.

— Tu es superbe, je dis en lui remettant la rose.

— Oh, c'est adorable.

Elle est maquillée.

Les dix couples sont formés, et si certains participants ont l'air surpris par le conjoint qui leur est attribué, d'autres se réjouissent. Lucy et Raheem. Matthew et l'adepte de l'ayahuasca. Jamie avec une des jumelles, Garçon à Chignon avec sa sœur. Nous nous alignons, non sans nous soupeser du regard.

Soudain, Manning descend d'un des véhicules garés sur le bitume. Elle porte ses lunettes de soleil et un gilet bleu marine à boutons dorés, est coiffée d'une grande capeline à rayures bleues et blanches. Très bord de mer. Elle est suivie de dix Salopettes, dont Mark, qui sourit comme si tout allait bien. Elle nous salue de sa main gantée de blanc.

— Non mais regardez-moi comme vous êtes beaux ! s'exclame-t-elle (son rouge à lèvres ressemble à un pétale de rose sur sa peau pâle). Et heureux ! Votre récompense, c'est une journée à la plage.

Il y a des « oh » et des « ah », une des filles applaudit.

— Comme c'est romantique ! pépie-t-elle.

— Ne vous inquiétez pas, aucune épreuve n'est prévue. Vous n'aurez qu'à vous reposer, car d'autres seront également présents pour vous assister.

Elle désigne le terrain de sport. Dix nouvelles personnes sont apparues. Tête basse, yeux baissés, silencieuses. En rang, tels des criminels arrêtés par la police. Tous ont l'air épuisés et crasseux, mal fagotés dans leurs survêtements sales. Le numéro de leur chambre a été collé sur leur sweat-shirt.

J'identifie Finn.

Betty.

Jennifer Beale.

C'est donc ça, la fameuse lie ?

Une sorte de malaise s'empare de moi. Auquel se mêle de la colère.

Je la ravale.

— Chaque couple va choisir quelqu'un pour le seconder. Rappelez-vous d'être bons avec nos amis, car il leur a été extrêmement dur d'adhérer à notre programme. J'aimerais leur donner une occasion de continuer leurs efforts. Afin qu'ils prouvent leur engagement, malgré leurs difficultés. Afin de leur confier des responsabilités qui leur permettront de prendre conscience de leur valeur. Qu'ils soient incapables de la voir, qu'ils se débattent aussi vainement me brise le cœur.

La voix de Manning s'étrangle à point nommé. Quelle actrice !

— Mais c'est pour ça que nous sommes là, pour nous entraider ! Approchez, s'il vous plaît.

Je constate qu'une lueur de compassion traverse les yeux d'Eleanor quand elle contemple les malheureux. C'est nouveau. Durant un instant, elle semble déboussolée, bouleversée. Puis, s'apercevant que je l'observe, elle se tourne vers moi et reprend son allure revêche ordinaire.

— À leur place, j'aurais honte, murmure-t-elle.

— Moi aussi, j'acquiesce, les mains moites.

Manning commence à circuler entre nos deux groupes. De temps en temps, elle s'arrête pour nous examiner, hochant la tête comme si nous faisions partie d'un projet incroyablement important.

— Un observateur sera assigné à chaque couple, afin de veiller au respect des procédures.

Les Salopettes s'alignent derrière nous. Mark s'approche d'Eleanor et moi. Se positionne dans notre dos.

— L'un après l'autre, les couples vont sélectionner l'un des moins chanceux parmi vous pour les accompagner dans notre petite expédition.

« Les moins chanceux. »

— Lucy et Raheem ? Merci d'avancer.

Ils s'exécutent.

Les Salopettes se mettent à applaudir. Quelqu'un pousse un hourra.

Flattée, Lucy rougit. Raheem brandit son poing avec fierté.

Les félicitations fusent, que Manning réduit au silence en levant la main.

— L'heure de la célébration n'a pas encore sonné. À présent, choisissez celui ou celle qui vous escortera aujourd'hui. Quelqu'un à qui vous seriez susceptibles de servir de modèle dans la quête du bonheur.

Je fixe « les moins chanceux ». Doigts croisés devant eux, ils ne nous regardent pas.

Raheem et Lucy échangent quelques chuchotements avec des airs de conspirateurs, puis elle annonce :

— Nous prenons le numéro 93. Betty.

Cette dernière relève la tête. Elle est terrifiée.

— Je vous en prie, Betty, rejoignez votre couple.

Elle obéit d'un pas traînant, aussi vidée et hagarde que Finn hier soir. Lucy pose une main sur son épaule.

— À votre tour, Sebastian et Eleanor.

— Bravo, Sebeanor ! crie quelqu'un.

Matthew, je crois. J'ai tout à coup envie de me mettre la tête dans un four. J'essaie de sourire à Eleanor, qui a sursauté. J'ai envie de lui demander pardon.

— Merci de désigner la personne qui vous accompagnera à la plage.

— Qu'en penses-tu ? me souffle Eleanor à l'oreille.

Elle s'est ressaisie. Je devine le regard de Mark vrillé sur nous. Il faut que ce soit Finn.

— Et si… je commence.

— Je penche pour une fille.

Eh merde !

— Mais… Quelqu'un qu'on connaît, ce ne serait pas mieux ? On arriverait sûrement à l'influencer plus facilement ?

— Hum. Finneas, alors ?

— Ma foi, s'il accepte de jouer le jeu…

— On devrait réussir à lui compliquer la tâche, ricane-t-elle, les yeux éclairés par un éclat sadique. Histoire de nous venger de ses tentatives pour tout gâcher.

Sans attendre mon avis, elle tend l'index en direction de Finn.

— Nous optons pour le numéro 94, Finneas Blake.

Je me retourne vers Mark.

Bingo !

Il n'y en a plus pour longtemps, Finn. On sera bientôt loin d'ici.

Libres.

Nous sommes assis à l'arrière d'un des fourgons. Mark conduit, Finn sur le siège passager. Tête basse.

Eleanor n'arrête pas de tendre le doigt par la vitre en s'extasiant avec exagération sur la beauté des paysages. J'évite de mentionner que je les ai déjà vus, bien qu'il ait fait nuit noire alors et que nous ayons été en train de courir pour échapper aux chiens. Je ne montre pas non plus l'emplacement de notre campement.

Là où, pour la première fois…

Nous traversons les vallées et les champs que Finn et moi avons parcourus à pied et à vélo. La clôture est omniprésente, au loin.

Et maintenant ? C'est quoi, la suite ?

Au bout d'une quinzaine de minutes, la mer surgit derrière un virage. Immense. Une plage. Je reconnais les lieux. Il s'agit de la crique que j'ai contemplée avant de tomber de la falaise.

Sur le rivage, à la lisière de l'eau, dix barques. Avec des parasols à leur poupe, de grands parasols jaunes qui reproduisent le sourire d'Objectif Bonheur. Une couverture écossaise couvre le banc du milieu, prête à accueillir un pique-nique. La mer est beaucoup plus calme, aujourd'hui. Et la clôture qui émerge de l'étendue bleue, sur notre gauche, semble bien plus haute que dans mon souvenir.

Mais pas aussi longue. Dans les trois cents mètres maxi.

Une bouffée d'espoir m'envahit.

— On y est, annonce Mark.

Il descend et nous ouvre la portière. Eleanor le remercie. Nous sortons, à l'instant où les autres arrivent. Chaque couple et son moins chanceux se rassemblent autour de la crique sablonneuse. Manning y est déjà avec un groupe de Salopettes. Elle s'adresse à nous à travers un mégaphone jaune :

— N'est-ce pas tout bonnement merveilleux ? Que l'un des membres de chaque couple vienne chercher un panier. Nous les avons personnalisés pour qu'ils contiennent votre nourriture préférée.

Eleanor me dévisage.

— Eleanor ? lance Mark.

Elle fronce les sourcils. Je m'attends à ce qu'elle objecte, mais elle se reprend.

— Avec plaisir, répond-elle.

Sur ce, elle se traîne en direction de sa tante. Finn, Mark et moi attendons qu'elle se soit éloignée.

— La barque ? je demande.

Finn plisse les yeux, tandis que Mark opine.

— Vous maîtriserez Eleanor, murmure-t-il. Je tomberai à l'eau avec elle, comme s'il s'agissait d'un accident. Nous regagnerons la côte à la nage, pendant que vous franchirez la clôture.

Puis nous disparaîtrons dans la nature écossaise avant qu'ils aient le temps de nous rattraper.

L'avantage de la nature écossaise, c'est qu'elle est vaste.

Ensuite, nous nous débrouillerons pour gagner Londres et dénicher Tom Jarrow.

Nous finirons par mettre un terme à cette entreprise sinistre.

Aux manigances de Manning.

Nous serons libres.

Oui. C'est jouable.

Eleanor revient en sautillant presque.

— Ils nous ont donné du gâteau au chocolat ! se réjouit-elle en me régalant d'un clin d'œil puis d'un bisou sur la joue.

— Miam ! je dis mollement.

Un gramophone antique joue de la musique classique depuis une estrade. Avant de s'asseoir sur une couverture en vichy, Manning nous invite à la rejoindre. Son mégaphone crachote. Le soleil se reflète sur les vagues, derrière elle. Elle s'exprime avec un calme inquiétant.

— Approchez, approchez ! Bienvenue à votre premier rendez-vous galant. Juste quelques mots avant que vous partiez vous amuser. Je suis proprement ravie d'être ici en votre compagnie. Je vous suis à tous extrêmement reconnaissante, même si cela peut vous sembler étrange. Je suis si contente d'avoir fait votre connaissance. Vous avez mis en pratique ce dont le Dr Stone (ici, sa voix tremblote, encore une fois, juste au moment adéquat) et moi rêvions avec tant de force. Nombreux sont ceux qui ont douté de nous mais, grâce à vous, nous avons prouvé que notre projet visionnaire fonctionne. Qu'il existe, dans ce pays, des adolescents capables d'être forts et heureux. En pleine forme. Vous représentez notre avenir. (Elle s'interrompt et ôte sa capeline, sous les applaudissements des Salopettes.) Assez parlé ! Votre cadeau, c'est une heure en mer pour vous détendre. Et être servis par le camarade que vous avez choisi. Qui, souhaitons-le, apprendra à votre contact. Profitez-en. Vous le méritez. En cas de besoin, adressez-vous à votre observateur. Ce qui ne devrait pas être nécessaire, car même le soleil nous sourit, aujourd'hui ! Que les observateurs installent les rameurs.

Mark attrape Finn par le bras et le mène à l'une des embarcations. Ses collègues font de même avec les autres. Jennifer tente de résister, elle est vite calmée par un léger coup de matraque. Les autres se laissent conduire sans résister, le visage dénué de toute expression. Betty a l'air d'une coquille vide.

Ce n'est pas grave.

Pas du tout.

Puisque nous allons faire cesser ce cirque.

Mark installe Finn sur le banc arrière et lui indique de s'emparer des rames. Il obéit.

Mon Dieu !

Et si je n'avais pas le cran ? S'ils nous arrêtaient avant que nous ayons pu contourner la clôture ? Ils risquent sûrement de patrouiller…

Respire, Seb.

Ça va marcher.

Je remarque que Manning m'observe.

Tu en es capable, Seb.

— À vous d'embarquer, chers couples ! braille le mégaphone.

L'un après l'autre, les heureux élus montent à bord des petits bateaux en bois. Raheem aide Lucy à s'asseoir sur un banc. Derrière eux, Betty pleure en silence. Lucy ne lui accorde pas la moindre attention.

— Qu'est-ce que tu attends ? m'apostrophe Eleanor en tirant sur ma manche.

Je me rends compte à quel point j'ai chaud. Une rigole de sueur coule derrière une de mes oreilles, et mon dos est trempé. Eleanor au bras, j'approche de l'eau. Ma compagne chantonne. Le soleil m'éblouit. Imitant Raheem, je tends ma main à Eleanor, qui s'en empare en roucoulant :

— Le parfait gentleman !

Au moment où je pose le pied dans la barque, celle-ci tangue violemment, et une bouffée de panique me submerge.

— Doucement ! me dit Eleanor.

Je me pose devant Finn, sans oser le regarder. Tapotant ma veste, je vérifie que la radio et le reste sont bien là.

On y est presque.

Quelque part vrombit un moteur.

Ouvrant le panier à pique-nique, Eleanor entreprend d'en dresser l'inventaire. Les autres font de même. Des verres, des fraises, une bouteille de jus de fruits pétillant…

— C'est adorable ! s'exclame Eleanor en repoussant une mèche de ses cheveux. Vise un peu, Sebby !

Le bruit de moteur approche.

— Qu'est-ce que… marmonne Eleanor. Dieu du ciel ! (Elle brandit une modeste brochure, de la taille d'une enveloppe.) Un album photo, Sebby !

— Tenez-vous prêts, rameurs ! lance Manning. Tout est en place, observateurs ? À mon signal…

— C'est trop ! s'extasie Eleanor. Regarde celle-là ! (Elle me montre le cliché sur lequel on me voit l'embrasser après le Cercle du partage.) OK, on n'est pas à notre avantage, là-dessus, poursuit-elle, mais c'était notre premier baiser, Sebby !

Dans son dos, sur la plage, un quad dévale le rivage.

Il y a un os.

Le véhicule s'arrête en dérapant. Trois personnes en descendent.

Jane.

Misty.

Sean.

— Tu as vu comme tu es beau, sur celle-là ?

Ça pue.

— Que se passe-t-il ? demande un des passagers sur la barque à notre gauche.

Eleanor se retourne et écarquille les yeux. Manning se lève.

— Juste à temps ! dit-elle dans son mégaphone. Veuillez tous m'écouter attentivement.

Nous la fixons avec surprise, tandis que Jane, Misty et Sean la rejoignent sur l'estrade, où elle les accueille avec un signe du menton.

— Allez-y, ajoute-t-elle en tendant le doigt.

Dans notre direction.

Celle de notre bateau.

Ils se mettent en ordre de marche.

— J'aimerais que vous sachiez que nous avons découvert qui vous a mis en danger, rugit Manning. La personne qui est entrée frauduleusement dans mon bureau.

Non !

Pitié, non !

Le nœud dans mon ventre n'a jamais été aussi serré. L'anxiété me coupe le souffle.

Derrière moi, Finn murmure lui aussi un « non », et je le regarde. Il est blême.

— Je tenais beaucoup à ce que votre groupe assiste à ceci. À ce que vous soyez témoins de ce qui arrive à ceux qui mettent en péril le reste de la communauté.

Sean, Misty et Jane ne sont plus qu'à quelques mètres.

Monsieur Muscles monte à bord. Attrape Finn par la capuche de son sweat-shirt.

— À ce que vous compreniez que votre sécurité nous tient à cœur par-dessus tout. À ce que vous sachiez que vous pouvez avoir confiance en nous.

— Non ! hurle Finn en se débattant.

Sean l'a tiré de la barque et jeté sur le sable.

— Du calme, ordonne-t-il.

Je note que sa poche renferme quelque chose dont la forme évoque celle… d'un pistolet.

Qu'il appuie contre le flanc de Finn.

— Cette fois, je vous tiens, marmonne-t-il.

Finn s'avachit sans plus résister. Il me dévisage.

Je vous en prie, arrêtez ça.

— Suivez-moi, lui intime Sean.

Il obéit.

Mark.

Je pivote vers lui, en quête de son secours, sauf que…

Misty et Jane sont auprès de lui.

Et l'obligent à débarquer.

— L'intrus a été aidé, reprend Manning.

Mark est entraîné vers le quad. Il se débat, puis cesse après que Misty lui a chuchoté quelques mots à l'oreille.

— Il est indispensable d'éradiquer le manque de loyauté.

Impuissant, je regarde Mark et Finn être emmenés sur le véhicule dans un nuage de poussière.

Quand ce dernier retombe, ils ont disparu.

Je cligne des paupières.

J'ai l'esprit vide.

Je ne peux…

Comment ?

Ma vision se trouble.

— La bonne nouvelle, enchaîne Manning, c'est que nous ne risquons plus rien, à présent.

Applaudissements.

Eleanor applaudit.

Les autres aussi.

Matthew. Armoire à Glace. Lucy.

Manning s'approche de nous en accueillant ces félicitations par des saluts de la tête.

Notre barque tangue de nouveau.

Manning est à bord.

— Alors, dit-elle en nous fixant, Eleanor et moi, ce petit pique-nique en mer ? C'est moi qui ramerai pour vous, aujourd'hui. Ça va être *génial* ! C'est parti !

Eleanor sirote un verre de jus de fruits.

— Tu sais, me lance-t-elle, j'ai deviné dès le premier jour qu'un lien particulier nous unissait, toi et moi.

Nous sommes à quelques encâblures au large, non loin de l'endroit où s'interrompt la clôture. Manning a cessé de ramer et nous observe en grignotant une fraise. Sa nièce et elle se ressemblent comme deux gouttes d'eau. Même regard froid. Même dureté des traits.

Même petit secret familial.

— Oui, j'acquiesce d'une voix que je m'efforce de garder neutre. Moi aussi, j'ai souvent pensé qu'il y avait quelque chose. Entre nous.

— Je suis si contente que nous soyons sur la même longueur d'onde ! Quand tu m'as embrassée, je n'ai plus eu l'ombre d'un doute.

Elle s'empare de ma main.

— C'est clair.

Rien qu'à m'entendre, j'ai envie de vomir.

C'est l'enfer.

Je suis en enfer.

Je voudrais attraper une des rames et m'en frapper jusqu'à ce qu'il ne reste plus rien de moi.

Je suis tellement désolé. J'aimerais le lui dire.

Je lui ai demandé de me faire confiance, mais il avait raison. Nous aurions dû fuir tout de suite.

— Un chocolat chaud ? me propose Eleanor en remplissant une tasse. N'oublie pas de goûter à ces gâteaux. Ils sont végans.

Je hoche la tête machinalement. En souriant, elle écarte ma frange de mon front.

— Tu es un vrai romantique, hein ?

Rien ne pourrait être pire que ce moment.

Rien.

— Il m'arrive de l'être.

— J'ai deviné que tu avais le cœur tendre, me souffle-t-elle.

Un glaïeul.

Je pose une paume sur son épaule.

Elle se penche.

Je sens le chocolat dans son haleine.

Elle colle ses lèvres aux miennes.

J'attends que ça passe.

Tout en pensant à lui. À lui dans la forêt, avec ses hématomes et ses mains abîmées. Aux tatouages de ses bras et de son dos. À ses prunelles. Je songe aussi que, à cette heure, nous aurions dû être partis. Ensemble…

Lorsqu'elle en a terminé, elle recule et essuie ma bouche.

— Désolée, rigole-t-elle, tu as du rouge à lèvres partout ! Parlons de quelque chose d'intéressant. Tu veux des enfants ?

Je rêve ou quoi ?

— C'est effectivement un sujet très intéressant, intervient Manning.

Puis elle nous sourit et mime le geste de se coudre la bouche.

C'est intolérable.

— Je n'y ai pas vraiment réfléchi, je réponds. Des enfants. Oui. Pourquoi pas ? Je ne sais pas. J'ai le temps.

Je ris, même s'il n'y a franchement pas de quoi.

— Hum, marmonne Eleanor.

— Pourquoi me demandes-tu ça ? je lâche d'un ton faussement décontracté.

Je pressens l'attention que Manning porte à mes paroles.

— Juste pour savoir si nous sommes raccord. Sur les valeurs familiales. J'y suis très attachée. Je rêve d'une famille extrêmement traditionnelle. Pas tout de suite, bien sûr…

Elle a une moue charmante, rejette une mèche en arrière.

— Ça compte également beaucoup pour moi.

— Tant mieux.

La sueur me coule dans les yeux.

Elle attend. Je le devine.

Je me penche vers elle.

Cette fois, elle y met la langue. Pareille à une grosse huître.

Quand ce baiser s'achève, elle pousse un petit soupir extasié.

— C'est si joli, ici, dit-elle.

« Joli. »

— Oui.

Manning gigote, la barque bouge.

— Je souhaite vous révéler un petit secret, nous lance-t-elle.

— Ah oui ? sursaute Eleanor.

Bon Dieu, qu'on en finisse !

— Nous avons un projet très particulier vous concernant, tous les deux. Nous avons noté vos qualités de leaders et estimons que, ensemble, vous êtes susceptibles de constituer une force non négligeable. Nous avons donc décidé que votre séjour au sein d'Objectif Bonheur ne s'arrêterait pas là. Vous allez… progresser. Vous avez été recrutés pour participer à un entraînement plus poussé.

Le regard d'Eleanor s'éclaire, tandis que mon visage semble se vider de son sang.

— Nous en avons informé vos parents, qui, naturellement, ont pris cette nouvelle avec joie.

— Je n'en reviens pas ! s'émerveille Eleanor en prenant ma main.

— Moi non plus, j'opine avant d'afficher un grand sourire puisé au plus profond de ma volonté et d'ajouter : Je suis vraiment heureux.

— Bon, il est tard, rentrons. Merci de garder ma confidence pour vous. Il serait idiot de déclencher la jalousie de vos camarades.

— Ça va de soi ! s'écrie Eleanor, qui serre mes doigts. Je suis drôlement fière de nous, Sebby !

Tandis que nous commençons à nous éloigner de l'extrémité de la clôture, je suis obsédé par son image, ses cheveux noirs en désordre.

Il me semble que je pleure.

Je tourne le visage en direction du vent, de la mer, pour qu'on ne remarque pas les larmes sur mes joues.

29

CHAPE DE PLOMB

J'ai beau tenter de raffermir la main qui tient ma fourchette, je n'arrête pas de trembler.

Je contemple mon poulet rôti. Depuis…

Quelle heure est-il ?

22 h 36.

Depuis un sacré moment.

Je n'ai aucun appétit. Je repose ma fourchette, me lève et me rends à la salle de bains.

C'est comme si je n'étais plus là, que je n'occupais plus mon propre corps. Que je me voyais d'en haut alors que je me déshabille. Le sang a transpercé la bande qui enserre mon tibia. Quand j'entre sous la douche, je m'efforce de me tenir en équilibre pour ne pas mouiller le pansement.

En vain.

Je finis par m'asseoir, jambes tendues devant moi.

La chaleur de l'eau m'est indifférente. Je vire au rose. Au rouge. Avec des taches mauves.

Mes muscles brûlent.

Attendre.

Attendre.

Il a dit…

Qu'a-t-il dit ?

« Si ça tourne mal, on se retrouve ici demain soir. »

La sortie de secours.

Il faut que j'essaie.

Il pourrait…

Même endroit, même heure.

Il y sera. Forcément.

Alors, nous partirons. Fuirons. Courrons.

S'il ne vient pas, je me sauverai tout seul.

Il avait raison depuis le début.

J'exhale.

Je patiente. Je guette la même heure qu'hier soir.

Minuit.

Je me faufile dans le couloir. Les escaliers. Mes chaussures claquent sur le béton nu.

Faites qu'il soit là, Seigneur.

Le glougloutement de la tuyauterie.

Je tripote la radio dans ma poche.

Il a lâché son bout de verre par terre. On n'aura qu'à l'utiliser. Pour extirper nos puces.

Ça vaut la peine de tenter le coup.

Nous n'avons pas le choix.

Un bruit en haut.

Mon cœur tressaille.

Continue.

Descends. Descends.

La lueur verte de la veilleuse.

Allez. Allez.

J'entends quelque chose.

Quelqu'un.

En bas.

Oui !

Je me mets à courir.

Je tourne dans la dernière volée de marches.

— Finn !

Je l'ai appelé tout fort, incapable de me contrôler. Tellement content de le revoir, de le retrouver, de lui sauter dessus, de l'enlacer, de l'embrasser…

Mais.

Une minute.

Non.

Non !

Sous la veilleuse verte.

Devant la barre de sécurité.

Me fixant.

Avec des yeux pleins de colère.

Eleanor.

— Tu cherches quelqu'un ? croasse-t-elle.

— Quoi ? je halète.

— Je savais que tu reviendrais.

Pardon ?

— Je t'ai vu avec lui hier, poursuit-elle en croisant les bras.

Soudain, son visage affiche le dégoût. Hier. Le bruit de pas derrière nous.

— Qu'est-ce que tu fiches ici ?

La seule question que je parviens à lui poser.

— J'en étais sûre. Sûre et certaine ! Ta façon de le regarder, aujourd'hui sur la plage.

Où est-il ? Il devrait être ici.

— Comment as-tu osé ? fulmine-t-elle. Comment as-tu pu être aussi égoïste ?

Mon Dieu. Brusquement, je comprends.

— C'est toi qui…

Je sens la chaleur de la rage monter en moi. Elle avance d'un pas, inhumaine dans la lumière verte.

— Il fallait qu'ils sachent que c'était lui, l'intrus. Je l'ai fait pour nous tous. Pour notre sécurité.

— Comment l'as-tu découvert ?

— J'ai entendu la fin de votre… conversation. Puis je l'ai dénoncé. Ainsi que Mark.

Un éclat sur le sol attire mon œil. Le bout de verre de Finn. Je le ramasse, l'agite sous son nez.

— Tu as eu tort.

— On joue les durs, Sebby ? Ne te ridiculise pas.

Le tesson tremble entre mes doigts.

Que vont-ils lui faire ? Nous faire ?

— Pourquoi… Pourquoi ne m'as-tu pas balancé ?

Elle se rapproche, guère impressionnée par mon morceau de verre sale.

— Tu me crois assez idiote pour nuire à mes propres intérêts ?

— Comment ça ?

— J'ai besoin de toi, Seb. Pas question que je laisse ta toquade foutre en l'air mon avenir. Pigé ? Alors, soit tu te charcutes, tu fiches le camp, tu es rattrapé avant même d'atteindre la forêt, et je n'ose pas imaginer ce qu'elle t'infligera. Soit tu m'écoutes. (De nouveau, elle avance.) À moins que tu me tues, mais toi comme moi sommes à peu près certains que ça n'arrivera pas.

— La ferme, Eleanor.

— Il n'est pas celui que tu crois, Seb.

— Qu'est-ce que tu en sais ?

— J'en sais bien plus que tu le penses.

Je me raidis.

— Et toi, demande-t-elle, tête inclinée, que sais-tu de son passé ?

— Je…

— Du contrat qu'il a accepté pour venir ici ? Oh, il ne t'a rien dit ? Pourtant, ça lui ressemble si peu de mentir. Finneas est venu à Objectif Bonheur au lieu de purger une peine de prison.

Quoi ? Non !

— Ce n'est pas…

— Vrai ? Si, Seb, ça l'est. Il est temps d'ouvrir les yeux.

— Comment…

— J'ai lu son dossier. Si tu savais ce qu'il a fait ! Tu n'en reviendrais pas.

— Mais…

— As-tu songé, ne serait-ce qu'une minute, que j'essayais de te protéger ?

Je…

Une chape de plomb m'est tombée dessus.

Pourquoi ne m'a-t-il pas confié ça ?

— Ils sont au courant ? Pour lui et moi ?

— Bien sûr que non. Ça signerait notre fin, à toi et moi. D'ailleurs, on doit garder ça secret. Compris ?

Je lâche mon éclat de verre.

— À demain, Seb. J'ai hâte de continuer l'aventure avec toi.

Je me suis efforcé d'oublier. Ce qui s'est passé après que Lily m'a surpris en train d'embrasser Oliver quand j'avais quinze ans. Ce qu'elle a fait.

Contrairement à ce que je redoutais, elle n'en a pas parlé à mes parents.

Elle en a parlé à toute l'école. *Toute.*

Oliver a d'abord cru que c'était moi. Parce que j'avais adoré ça. Du coup, il a raconté qu'il avait cédé à mes avances par gentillesse, parce que je lui courais après depuis des années.

Il m'a attendu à l'arrêt de bus après les cours. M'a dit qu'il souhaitait en discuter, histoire de calmer le jeu. J'ai accepté, tout en précisant que je ne voulais pas rater le bus. Il m'a assuré que ce ne serait pas long.

— Où ? ai-je demandé.

— Suis-moi.

Il m'a entraîné à l'arrière de l'établissement, au-delà des salles de science, de l'abri à vélo et de l'entrepôt des équipements sportifs, jusqu'à la roselière, près de l'étang.

— Qu'est-ce qu'on fabrique ici ? me suis-je étonné.

— Je veux te donner quelque chose. Tends les mains.

J'ai obéi. Il a brandi une corde et m'a attaché les poignets. J'ai essayé de lui échapper. Vraiment. Sauf que, tout à coup, d'autres gars ont surgi. Ils m'ont jeté par terre, m'ont ligoté les jambes aussi. Ils riaient comme des bossus.

Ils m'ont jeté à l'eau.

Elle était froide.

Très froide, même, pour la saison.

Mais ce qui m'a surtout affolé, c'est la profondeur de l'étang.

J'ai coulé.

Comme un poids mort.

J'étais immobilisé par la corde.

Eux se sont enfuis.

Je ne me rappelle plus grand-chose, sinon que j'ai repris conscience à l'hôpital. Apparemment, le prof de dessin, M. Baxter, en venant chercher son vélo, m'a aperçu en train de gigoter.

De me débattre. D'étouffer.

La police m'a demandé si je souhaitais porter plainte.

J'ai refusé, évidemment.

Fin de l'histoire.

Personne n'a jamais su qui étaient les coupables.

Certains ont prétendu que j'avais agi seul pour m'attirer la compassion. Ce qui m'a agacé, car j'en attendais un peu, en effet. Lorsque j'ai interrogé Lily pour qu'elle m'explique pourquoi elle avait craché le morceau à tout le monde, elle a rétorqué qu'elle me rendait service. Qu'elle avait voulu que je fasse mon coming out, parce que les homos ne devraient pas se cacher. Surtout à notre époque, où les gens sont bien plus tolérants. Qu'elle avait pensé que ça m'aiderait à être heureux, parce que je ne l'avais jamais été, et qu'il était temps que ça change.

Pour ça, les choses ont changé.

Je me suis juré de ne plus embrasser de garçon, puisque ça semblait ne déboucher que sur de graves ennuis.

30

LES DIX

On frappe brutalement.

05 h 30.

Pas de chanson, aujourd'hui.

Pas de gens heureux et étincelants.

Pas d'ABBA.

Juste un coup sec.

— Numéro 3 ? lance la voix de Misty. Sebastian ?

— Entrez !

Je me redresse dans mon lit. Elle apparaît. Pour une fois, elle ne sourit pas.

— Habillez-vous et suivez-moi.

— Euh…

— Maintenant !

— Où va-t-on ?

— Dans la salle de réunion. Pour une annonce spéciale.

À mon arrivée, l'atmosphère semble différente.

Le silence. Un silence trop énorme.

— Je vous laisse, me dit Misty devant la porte.

— Entendu.

— Bonne chance, Sebastian.

— Un instant ! Je… J'ai besoin de quelque chose ?

— Non, pas aujourd'hui.

Elle file. Heureusement que j'ai pensé à fourrer le pager dans ma poche.

Je tire le battant. Les lampes n'ont pas été allumées. La seule source de lumière provient du couloir, dans mon dos. Les chaises sont vides.

— Il y a quelqu'un ?

Ma voix résonne. J'entre, la porte se referme en claquant.

La salle est si vaste. Si bizarrement inutile.

Je perçois le bourdonnement de la climatisation.

Quelque chose cloche.

Soudain, je les aperçois. Un petit groupe de camarades en vert. Où sont les autres ?

Ils se retournent comme un seul homme.

— Seb ! me lance Raheem en agitant le bras. Tu sais ce qui se passe ?

Les couples de la plage. Lucy, Jamie, Garçon à Chignon, Matthew Parry-Brokingstock, Jing, Li et l'adepte d'ayahuasca.

Eleanor.

Qui se jette sur moi.

— Salut ! Heureuse de te voir.

Elle prend ma main dans la sienne et m'entraîne vers nos pairs.

— Qu'est-ce qu'on fiche ici ?

— Aucune idée.

Nous scrutons la pénombre, comme si la réponse à la question risquait d'en surgir à tout instant.

— C'est une évaluation ? je demande.

Un bruit sourd se produit du côté du plafond.

Nous levons les yeux. Au-dessus de l'estrade, un écran descend lentement.

S'allume.

Un mot s'inscrit dessus.

Direct.

Pourquoi me sens-je aussi mal ?

Un visage surgit.

Stone.

Qui n'a pas la même tête. Elle a l'air en bonne santé. Son visage rayonne. Ses cheveux ont été lavés et rassemblés en un chignon bas, sur sa nuque. Elle a des boucles d'oreilles, un collier, des lunettes de luxe. Elle ne tremble plus. Elle est calme, posée, forte. Elle se tient devant une grande cheminée, les mains soigneusement croisées sur son ventre.

Elle sourit. D'un sourire que je ne reconnais pas.

— Bonjour à tous, dit-elle. L'engagement, le développement, la reconnaissance et l'obéissance mènent au bonheur. Répétez, s'il vous plaît.

L'obéissance.

Une vague de peur m'envahit.

— L'engagement, le développement, la reconnaissance et l'obéissance mènent au bonheur, ânonnons-nous.

— Je suis ravie de vous revoir. Vous me paraissez en forme. Désolée de vous avoir fait défaut, mais sachez que je vais beaucoup mieux maintenant. Je suis redevable à ma merveilleuse amie Mme Manning qui a pris la relève et a veillé à ce que tout se déroule bien pendant mon absence.

Elle hoche la tête, et Manning apparaît dans le champ.

Non. Non.

C'est impossible…

— Nous ne pouvons que nous réjouir de votre rétablissement, docteur, déclare Manning, qui ajoute à notre intention : Avant de vous expliquer la raison de votre présence ici, nous aimerions vous montrer une petite vidéo.

Ont-ils retourné Stone ? Est-elle dans leur camp, désormais ? Mes camarades ont les yeux rivés sur l'écran. Une musique s'enclenche. « Shiny Happy People ».

Vues du bâtiment d'Objectif Bonheur. Manning serre la main de participants aux traits tirés qui grimpent à bord de cars. Ils regagnent la réalité. Ils se ruent vers leurs familles. Les embrassent. Pleurent des larmes de joie. Anoushka étreint ses parents. Son pin's luit dans la lumière du soleil.

Des adultes expriment leur fierté et leur satisfaction après avoir constaté à quel point leurs enfants ont changé. En mieux.

Ash.

Elle agite un diplôme d'Objectif Bonheur. Mentionne qu'on lui offre une place à l'université de son choix. Sa mère l'enlace, son père rayonne.

Autres clichés de réunions familiales. Des rires. Une photo de groupe. Tout le monde pousse des hourras.

Je scrute les visages. Où est Finn ?

Je ne repère pas Betty non plus.

Ni Jennifer.

Où sont-ils, les vaincus ? La lie ?

Que leur ont-ils fait ?

Le film s'arrête. Retour à Stone et Manning, qui sont à présent flanquées de Fernsby et Lindström. La première sourit.

— Vos amis sont rentrés sans encombre chez eux. Prêts à affronter le monde. Heureux.

Un grand froid m'engourdit.

— Vous, en revanche, poursuit-elle, ne réintégrerez pas votre foyer aujourd'hui.

— Quoi ? chuchote Jamie.

— Pardon ? feule une des jumelles.

— J'ai l'immense joie de vous annoncer que vous avez été sélectionnés pour continuer votre développement, intervient

Manning. Vous allez être transférés dans un endroit formidable.

L'écran montre des prises aériennes d'une île perdue au milieu de la mer.

« Voici Eynhallow, narre une voix off à l'accent américain. Votre prochain lieu d'accueil. Vous êtes sur le point d'embarquer pour accomplir le voyage le plus important de votre vie. Vous avez été choisis pour devenir des leaders. Les champions de ce programme. »

Les drones continuent de filmer. L'océan. Des chalets çà et là sur l'île. Un bâtiment en pierre au milieu. Des ruines. Le vert et le brun des champs se fondent dans le bleu foncé de l'eau.

De nouveau, des parents.

Les nôtres. Qui nous saluent et applaudissent.

— Bravo, Raheem !

— Nous sommes tellement fiers, Matty !

— Bonne chance, Lucy !

Les miens, les yeux humides :

— Bien joué, Seb !

Je crois que je vais m'évanouir.

Eleanor serre mes doigts.

Près de moi, les autres ont plaqué une main stupéfaite sur leur bouche.

« Le reste de votre vie va débuter. Il est temps de nous suivre. Merci de vous retourner. »

L'écran s'éteint.

Je pense à Finn. Qui m'embrasse. Attrape mon visage.

Nous nous retournons.

Des gens nous ont rejoints dans la salle.

Une demi-douzaine d'hommes en noir.

Qui patientent au fond.

Ils ont l'air d'officiels. Costumes. Cravates.

On s'est promis de veiller l'un sur l'autre.

— Par ici, nous ordonne sèchement l'un des types.

Où est-il ? Où l'ont-ils emmené ?

Des murmures parcourent notre groupe, mais nous sommes rapidement cernés.

— Suivez-nous, s'il vous plaît.

Nous obtempérons.

Dehors.

Un car.

Des passagers qui en descendent.

Des personnes nouvelles. Étincelantes.

Qui viennent à nous. Qui contemplent le bâtiment.

Excitées. Impressionnées.

— Seb ! crie quelqu'un. Seb !

Shelly. *Ma* Shelly.

Qui se dirige vers le sas d'entrée.

— Oh, Seb, me lance-t-elle. C'est géant ! Trop cool !

— Non, Shelly, attends !

— Qu'est-ce que tu dis ?

Une main sur mon épaule.

Brutale.

Dure.

Je suis entraîné vers le terrain de sport. Avant que j'aie le temps d'appeler Shelly, elle a disparu à l'intérieur.

— Par ici. Avancez.

Un autre car.

La porte s'ouvre.

On m'attribue un siège.

Eleanor est installée à l'avant, près du chauffeur.

— Tout va bien, Sebby ? me demande-t-elle en souriant. Tu es tout pâle.

Je ne peux pas…

Je ne sais pas.

Légère vibration dans ma poche.

Le pager.

— Tout va bien, je réponds.

— Tant mieux.

Lorsque Eleanor se retourne, je tire la radio de ma poche en prenant soin de la dissimuler entre mes cuisses.

`1 nouveau message.`

J'appuie sur le bouton OK.

L'écran s'allume.

```
Sebastian.
On se voit à Eynhallow.
Soyez fort.
Stone
```

Les pneus crissent sur le gravier. Nous démarrons.

JOSH SILVER SE DÉVOILE

Parlez-nous un peu de votre vie

Je suis né à Southampton puis j'ai déménagé dans le Lake District avant ma scolarité. Ensuite, ça a été Salford, dans la région de Manchester. Attiré par les arts, j'ai voulu devenir acteur. À dix-sept ans, j'ai été admis à la Royal Academy of Dramatic Art. Mes études achevées, j'ai joué dans plusieurs pièces de théâtre. Au Donmar Warehouse et au Globe, à Londres. À Broadway, dans *Wolf Hall*. J'ai donné la réplique à Nicole Kidman dans *Photograph 51* (le pinacle pour moi, vu que j'avais, adolescent, dansé en collant sur la bande-son de *Moulin Rouge*.) J'ai également participé à une adaptation de *The Moonstone* par la BBC et décroché plusieurs rôles de moindre importance dans diverses séries télévisées.

Ayant décidé de changer de vie, je suis devenu, à trente ans, infirmier en psychiatrie. En fait, je viens tout juste d'avoir mon diplôme. Pendant ma formation, j'ai travaillé au sein de différents services hospitaliers, urgences, unités de soins pour adolescents et enfants.

Quelle est la genèse d'Objectif Bonheur ?

Le monde actuel semble un peu obsédé par le bien-être. *Objectif Bonheur* est né quand j'ai commencé à m'interroger sur les aspects obscurs que cette culture du bien-être pouvait éventuellement receler. Était-il envisageable qu'on l'utilise sous couvert de buts bien plus sinistres ? Vu la confiance que nous accordons aux autorités constituées, jusqu'où serions-nous prêts à aller pour obtenir ce qu'on nous présente comme la récompense suprême ?

J'ai commencé à écrire alors que je travaillais dans une unité psychiatrique. J'observais des patients en plein exercice thérapeutique quand l'un d'eux m'a regardé, l'air de dire : « Est-ce que je vais aller mieux après ça ? » J'ai soutenu que oui, parce que c'est ce qu'on m'avait appris à répondre. Que ça faisait partie du traitement, que son état s'améliorerait.

Cet épisode m'a amené à réfléchir à la confiance que nous avons dans tous nos systèmes. Et si ces derniers étaient manipulés pour amener les gens à faire à peu près n'importe quoi, dans l'espoir de décrocher la timbale ? Le bonheur, par exemple. Ces systèmes ne sont-ils déjà pas à l'œuvre, d'ailleurs ?

Le bonheur ne serait qu'une illusion ?

Mon boulot en psychiatrie m'a énormément appris et a fourni de nombreux éléments à mon livre. Les gens prétendent souvent qu'ils veulent juste être heureux. Bien que ça semble légitime, je me suis demandé ce qu'il fallait entendre par là. Le bonheur est-il universel ? Accessible ? Réel ? Peut-être pas quand c'est quelqu'un d'autre qui vous explique à quoi il ressemble.

Nous sommes abreuvés par l'idée de bonheur. Elle est partout. Ainsi, les réseaux sociaux m'encouragent à me préparer des tonnes de smoothies et à me filmer en train de les boire. Les influenceurs ont l'air heureux. Ou alors, on m'oblige à danser sur une musique que je déteste pour qu'on me like et me suive. Ces décharges de dopamine sont censées m'aider. J'ai le droit de me soucier du climat et autres sujets importants, mais je dois avant tout penser à être séduisant quand je manifeste. Puis poster mes agissements. Soyez homo si ça vous chante, mais soyez un homo cool. Un homo qui n'en a pas bavé. Pour qui tout a été facile.

Qu'avez-vous pensé du travail d'écriture ?

Ayant cessé d'être acteur, je cherchais un moyen d'exprimer ma créativité. C'est comme ça que j'ai commencé à écrire, ce que je n'avais encore jamais fait. J'ai adoré ça. J'ai lu un jour une phrase de George Orwell qui, grosso modo, affirmait que l'écriture s'apparente à une lutte épuisante et horrible ou à un long et douloureux combat contre la maladie. Aimant beaucoup Orwell, je me préparais à tomber dans des abysses de désespoir. J'ai même averti mon petit ami de se blinder : j'allais devenir un foutu cauchemar.

Sauf que ça ne s'est pas passé comme ça pour moi. Je traquais les moments où écrire, avant le boulot, pendant le boulot, les pauses du service de nuit, dans ma voiture, le boui-boui local bien crado, pendant que je promenais le chien… Ces instants constituaient une incroyable échappatoire. J'étais accro. J'adorais cet univers de personnages fictifs. Je m'éclatais.

À votre avis, qu'est-ce que votre roman a de particulier ?

Il remet en question les notions sociétales obligatoires de bonheur, de bien-être et de succès.

Que signifient vraiment ces mots ? Qu'est-ce qui, au bout du compte, est réellement important ? Être soi-même ou essayer de correspondre à ce que les autres attendent de nous ?

Ces dernières années, la santé mentale est devenue un sujet de discussion essentiel. Les livres évoquant les LGBTQ+ gagnent en audience. Mon livre aborde les deux thèmes dans un environnement étrange et terrifiant où la quête du bonheur aboutit à de sinistres vérités. Bien que l'histoire d'amour LGBTQ+ soit au centre du roman, je n'ai pas souhaité en faire l'essentiel non plus. J'ai toujours rêvé d'un héros gay.

Avez-vous puisé dans votre propre expérience d'adolescent pour créer le personnage de Seb ?

Plus jeune, j'avais un réel besoin d'être apprécié. Ce qui caractérise également Seb. Comme lui, je lutte avec ma santé mentale depuis mon adolescence. Comme lui, j'ai pris divers traitements depuis mes seize ans. On m'a toujours traité de garçon sensible. De « rabat-joie ». J'ai eu des difficultés avec la réalité. J'étais à fleur de peau. Je réfléchissais trop.

Grandir en étant homo n'a pas été aisé. J'ai beaucoup regretté de l'être, beaucoup fait semblant de ne pas l'être. Contrairement à ce que propose Objectif Bonheur, mon adolescence n'a pas été marquée par le « bien-être ». J'ai malheureusement choisi d'abuser de substances illicites pour tenir le coup, de mes quatorze à mes vingt-sept ans. Ça ne m'a pas franchement réussi. Puis j'ai entamé une thérapie. Qui s'est révélée bien plus efficace. Voilà un moment que je suis sevré, même s'il m'arrive de fumer de la nicotine, parce qu'une tisane ne suffit pas.

J'ai toujours eu le sentiment que je devais faire mes preuves auprès des autres. J'accordais pas mal d'importance à leur opinion, j'ai cru que devenir acteur leur donnerait le sentiment que je faisais un métier passionnant. Lorsque j'ai décidé de changer de carrière, ma mère m'a conseillé d'arrêter de répondre aux attentes d'autrui. Je ne l'oublierai jamais.

Qu'est-ce que le bonheur signifie pour vous, maintenant ?

J'ai grandi dans un monde où la notion de bonheur était clairement définie. Elle l'est encore pour nombre de personnes. Je me souviens que, vers mes douze ans, j'ai dressé la liste de tout ce que j'espérais ne jamais être. Chômeur, alcoolique, drogué, homo, tout le bataclan. Au fur et à mesure que j'ai coché toutes les cases de ces options, j'ai cru que j'étais définitivement voué à l'échec et au malheur. Ces deux concepts ont parfois le même sens à mes yeux.

J'ai fini par trouver le chemin qui me permet d'être moi-même et d'adopter (depuis récemment) des stratégies de survie plus saines. L'écriture en est une. Mon cerveau fonctionne à plein régime. Il arrive que ça soit comme dévaler une colline à bord d'un Caddy. Chaotique. Je suis obsédé, je lutte pour me calmer, ce qui peut se révéler utile quand on écrit. Le travail de rédaction est pour moi un exutoire de l'énergie dont j'ai besoin pour fonctionner dans notre société sans devenir complètement dingue. J'ai adoré écrire ce livre. J'ai l'impression qu'il y a un peu de moi dans chacun de ses personnages. Je déteste ce monde, mais l'aborder par les mots a été extrêmement thérapeutique.

Pour l'éditeur, le principe est d'utiliser des papiers composés de fibres naturelles, renouvelables, recyclables et fabriquées à partir de bois issus de forêts qui adoptent un système d'aménagement durable. En outre, l'éditeur attend de ses fournisseurs de papier qu'ils s'inscrivent dans une démarche de certification environnementale reconnue.

Composition et mise en pages : Nord Compo

PAPIER À BASE DE FIBRES CERTIFIÉES

hachette s'engage pour l'environnement en réduisant l'empreinte carbone de ses livres. Celle de cet exemplaire est de : **450 g éq. CO_2** Rendez-vous sur www.hachette-durable.fr

Achevé d'imprimer sur Roto-Page en France
par l'Imprimerie Floch à Mayenne
Dépôt légal 1re publication : septembre 2023
61.7872.6 – ISBN : 978-2-01-722139-5
Édition : 01 – Dépôt légal : septembre 2023
N° d'impression : 103087